AF509038

Tc 121 39

F. 3212
3.e.

OBSERVATIONS

SUR LES

ACCOUCHEMENS.

OBSERVATIONS

SUR LES

ACCOUCHEMENS,

OU SUITE

DE LA

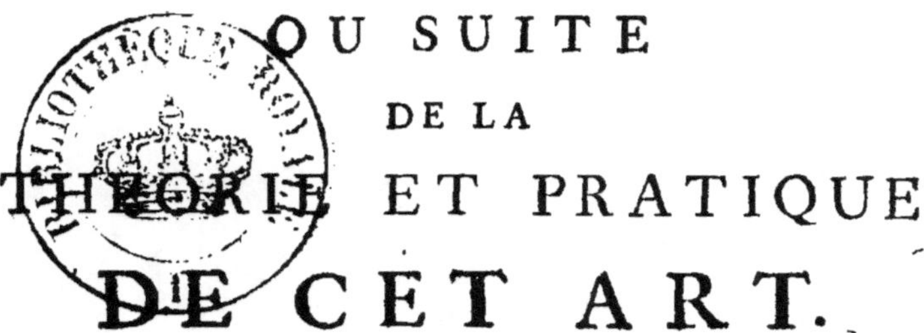

THEORIE ET PRATIQUE

DE CET ART.

Traduites de l'Anglois de M. SMELLIE,
D. M. *par* M. *de* PREVILLE, M.

TOME II.

A PARIS;

Chez DELAGUETTE, Imprimeur du Collége & de
l'Académie Royale de Chirurgie, rue
Saint Jacques, à l'Olivier.

———————————————

M. DCC. LVI.
Avec Approbation & Privilége du Roy.

8 Te 111 39. (2)

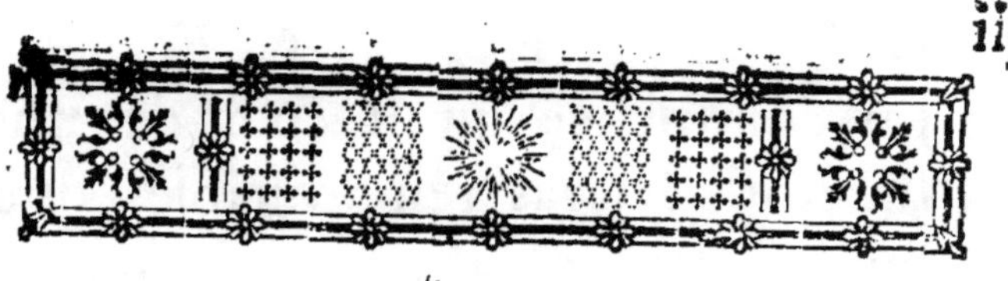

PRÉFACE

'Ai rassemblé les Observations suivantes pour confirmer & appuyer la méthode que j'ai recommandée dans mon Traité sur la théorie & la pratique des Accouchemens dont ce Recueil est la suite : en conséquence, j'ai observé de placer ces Observations relativement à l'ordre que j'ai suivi dans ce Traité avec lequel elles ont un rapport mutuel. Ce même ordre répond aussi à celui des Planches que j'ai fait graver au nombre de trente-neuf, afin de démontrer & d'expliquer par ce moyen des difficultés, qui sans un pareil secours ne seroient pas si aisées à comprendre.

Pendant que j'ai pratiqué à la campagne depuis 1722 jusqu'en 1739

j'ai commencé un Recueil de notes
fur tous les cas remarquables qui fe
font préfentés dans ma pratique relativement aux Accouchemens : mais
depuis 1740 que j'ai demeuré à Londres je me fuis confacré plus férieu-
fement à cette partie , & je me fuis
attaché avec beaucoup plus de foin à
groffir le Recueil que j'avois ainfi
commencé , dans les vûes d'en faire
part au Public.

Par ce moyen je me fuis trouvé en
état de choifir parmi un grand nombre d'exemples fur chaque matiere ,
ceux qui m'ont paru les plus impor-
tans, & qui ont en même-tems un
rapport plus intime à la nature de mon
plan. J'ai crû devoir me prefcrire de
pareilles bornes , plûtôt que d'expofer
mes Lecteurs à l'ennui d'une longue
fuite d'Hiftoires dans lefquelles ils
n'auroient rien trouvé d'effentiel, après
celles que j'ai rapportées.

Pour rendre ce Recueil plus com-

plet j'ai emprunté quelques exemples
extraordinaires & rares en même-
tems , tant des Transactions Philofophiques que de quelques autres Ouvrages également approuvés, & des
Ecrits de ceux qui fe font le plus dif-
tingués parmi les Modernes.

Les exemples que je rapporte fur
les Accouchemens naturels & longs
pourront apprendre aux jeunes Praticiens comment ils doivent fe comporter en pareil cas. Ils ferviront encore entr'autre à les rendre plus pôfés
& à les empêcher d'en venir à des fecours trop précipités pendant que la
nature peut elle-même faire les frais
de l'Accouchement.

Parmi les cas qui ont rapport aux
Accouchemens laborieux, l'on trouvera une variété d'exemples propres à
faire connoître les différentes circonf-
tantes dans lefquelles où il eft abfolument néceffaire de fe fervir des Fcr-
ceps. Il eft vrai que dans le cours de

ma pratique, j'ai rarement eu befoin
de recourir à cet Inftrument ni à aucun autre ; cependant j'ai été fort
fouvent appellé par d'autres Accoucheurs dans des cas où j'ai eu occafion
de m'en fervir avec fuccès.

On a inventé les Forceps & le Fil-
let dans les vûes de fauver l'Enfant,
moyennant qu'ils aident à délivrer la
tête dans certains cas extraordinaires
où la Nature fe trouve trop foible;
& pour éviter autant qu'il eft poffible
de fe fervir d'Inftrumens plus meur-
triers, lorfque l'on voit la vie de la
Mere en danger. Mais lorfque l'on a
recours à ces fortes d'Inftrumens de
trop bonne heure, & dans un tems
où la nature des circonftances n'exige
pas abfolument une pareille affiftance,
les inconvéniens qui peuvent en ré-
fulter l'emportent fouvent fur les
avantages que l'on fe promet de leur
ufage. Ça été en plus grande partie
pour prévenir contre de femblables

inconvéniens, que je me fuis déterminé de publier ce fecond Volume.

Dans mon premier Volume, à
l'occafion des changemens & des corrections des Forceps, j'ai parlé d'une
efpéce en particulier, faite exprès plus
longue que les autres & courbée d'un
côté, que j'ai inventée il y a plufieurs
années, pour fervir dans les cas où il
peut être befoin de gagner une meilleure prife fur la tête de l'Enfant dans
le Baffin, & lorfqu'elle eft accrochée
au-deffus de fon bord ; mais je n'en
ai point recommandé l'ufage, parce
que j'ai craint que des jeunes Praticiens ne priffent de là occafion d'employer plus de forces qu'il ne peut en
être befoin, & de précipiter trop leurs
fecours. Je dois cependant avoüer que
dans ces derniers tems ils m'ont fervi
fort avantageufement pour faire defcendre la tête de l'Enfant dans des
d'Accouchemens contre nature, où
le corps & les bras de l'Enfant étoient

defcendus, & où l'on ne pouvoit néanmoins efpérer de le délivrer fans courir les rifques de le faire périr, à caufe
de la grande force qu'il auroit fallu
employer fur le col & fur la machoire.

En effet, dans des cas de cette ef-
pèce, les Forceps longs dont je viens
de parler l'emportent fur de plus courts
& de plus étroits, en ce qu'ils ont une
prife plus ferme, à proportion de ce
qu'elle eft plus étenduë, comme l'on
pourra aifément s'en convaincre en
jettant les yeux fur la Planche XXXV.
& dans le Recueil XXXIV. Volume
III. On peut encore fe fervir de ces
mêmes Forceps avec beaucoup d'a-
vantage dans des Accouchemens laborieux où l'Enfant préfente la tête.
Cependant je trouve qu'il eft plus aifé
d'appliquer les courts, (voyez Planche XV. &c.) d'un autre côté, comme je ne me fers guères de Forceps fi
ce n'eft dans les cas où la tête fe trou-

-ve avancée dans le Baſſin, ou pour me ſervir des termes de l'Art, lorſ-que la tête eſt enclavée, je me ſers pour l'ordinaire dans ces cas là des Forceps cours.

Voyant mon Recueil aſſez groſſi pour fournir deux autres Volumes de la forme du premier, j'ai pris le parti de publier tout de ſuite celui-ci, dans lequel on trouvera des exemples des différentes méthodes qu'il convient de ſuivre dans les Accouchemens longs & laborieux; cas qui ſe rencontrent bien plus ſouvent que les Accouche-mens contre nature, & qui peuvent embarraſſer bien davantage les jeunes Praticiens. J'ai cru devoir hâter l'exé-cution de ce nouveau projet, d'au-tant qu'il m'a paru qu'un pareil Abregé pourroit être fort utile pour rafraîchir la mémoire de ceux qui ont écouté mes leçons, & pour leur ſervir de modèle dans leur pratique.

J'ai inféré dans ce Recueil les Hiſtoires de quelques Accouchemens dont l'événement a été malheureux ou funeste, telles quelles m'ont été communiquées par des Praticiens dont on ne doit pas exiger que j'euffe publié les noms, je les ai inférés, dis-je, pour fervir d'exemple aux autres, & pour empêcher que dans des cas femblables on ne foit encore expofé à commettre de pareilles fautes. Quand à la vérité des faits que j'avance fous mon nom, je n'ai d'autre caution à en donner que la confiance du Public. Du refte je n'ai pas cru que pour la mériter davange, il m'eût fallu nommer les Femmes que j'ai accouchées & citer l'endroit de leur demeure non plus que le tems précis de leur accouchement.

Nota. Un troifième Volume paroîtra inceffamment. Il contiendra les Planches que M. Smellie a fait graver en grand, & qui feront pour la commodité du Public réduites à la forme de cet Ouvrage.

OBSERVATION
SUR
LES ACCOUCHEMENS.

RECUEIL I.

De la Séparation, de l'étroitesse & de la mauvaise Conformation des Os du Bassin; de l'Ossification du Coccix, &c.

[*Voyez* Vol. I. Liv. 1. Chap. 1.]

ARTICLE PREMIER.

De la séparation des Os.

OBSERVATION PREMIERE.

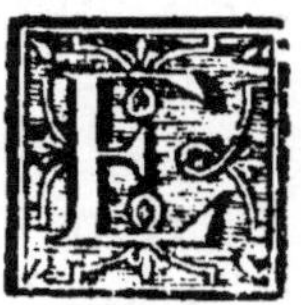EN 1736. une femme âgée d'environ trente-cinq ans, en travail de son premier enfant, sentit une violente douleur dans l'endroit de l'articulation de l'os *ilium* avec l'os *sacrum* du côté gauche; dans le tems de ses

plus fortes douleurs, il lui fembloit que ces os étoient violemment écartés les uns des autres. Elle n'avoit pas encore auprès d'elle la Sage-femme qui l'accoucha enfuite, après un travail affez long, quoique naturel, & néanmoins la douleur qu'elle avoit fenti dans les os du baffin fubfiftoit encore après fon Accouchement, & la tourmentoit plus que tous fes autres maux. Je fus appellé le cinquiéme jour, & m'étant rendu chez elle je lui trouvai le pouls vîte, plein & dur; elle avoit la peau chaude & féche, fes lochies étoient arrêtées, fa refpiration étoit gênée, elle fe plaignoit auffi d'une forte de douleur dans une des mammelles qui étoit devenue plus dure que dans l'état naturel; mais fur-tout cette peine qu'elle fentoit dans cet endroit du baffin, l'empêchoit tout-à-fait de prendre aucun repos. Je lui fis tirer fur le champ douze onces de fang du bras, & j'ordonnai en même-tems qu'on lui donnât un lavement émollient qui procura une évacuation copieufe de matiéres très-dures. Cette évacuation calma un peu les douleurs dont elle fe plaignoit dans le dos, & à la tête, elle lui rendit auffi la refpiration un peu plus libre; mais comme fes premieres douleurs perfiftoient toujours dans les os du baffin, je fis appliquer fur les hanches des étoupes chaudes, je lui fis tenir les pieds chaudement, moyennant des bouteilles pleines d'eau chaude, & lui ordonnai de boire copieufement & toujours chaud, d'une décoction d'orge. Ces remédes la firent fuer confidérablement, elle dormit bien la nuit fuivante, & le lendemain la fiévre étoit tombée. Pour lors les écoulemens ordinaires reprirent leur cours & fe continuerent très-bien ; la douleur & la dureté du fein diminuerent auffi beaucoup, & dès-lors les mammelles commencérent à fournir du lait, de maniere que l'enfant qui précédemment avóit toujours fait des efforts inutiles lorfqu'on lui avoit préfenté le fein de fa mere, y trouvoit à fon aife de quoi fatisfaire fes befoins. Enfin il n'y avoit plus qu'une feule chofe qui s'oppofoit à fon repos & à l'évacuation des fueurs, c'étoit cette premiere douleur toujours exiftante dans le baffin ; pour y remédier plus efficacement, j'ordonnai une embrocation de baume tranquille, & l'ufage du bol fuivant.

℞ *Pilules de* MATTHIEU STARKEI. ℥r. VIII.

Blanc de Baleine. Ɉ j.

Syrop de Diacode. q. f. f.

un bol pour prendre le foir. Elle fut obligée de réitérer l'ufage de ce bol tous les foirs & quelquefois plus fouvent, pour se procurer un peu de repos & pour maintenir l'ouverture des pores de la peau. Elle fut aussi obligée de recourir aux lavemens de trois jours en trois jours. Avec toutes ces précautions on fut dix jours sans pouvoir la tirer de son lit, & il s'en passa vingt tout entiers avant qu'elle pût se tenir à son aise sur une chaise. Pour peu qu'on vînt à lui remuer la jambe droite, elle se plaignoit d'un sentiment aussi vif entre l'os *sacrum* & l'*ilium* de ce côté là, que si on lui avoit déchiré ces parties, & en appliquant la main sur la région de ces os, j'y appercevois en effet un mouvement sensible. Cette femme ne put encore ni marcher, ni se tenir debout de plus d'un mois, à moins qu'elle ne fût soutenue pardessous les aisselles du côté droit ; soit que pour cet effet elle s'appuyât sur le bras de quelqu'un ou sur une béquille ; enfin elle demeura dans cette triste situation pendant cinq ou six mois, après quoi elle prit les bains froids, qui lui furent si salutaires qu'elle pouvoit ensuite marcher appuyée seulement sur une cane. Cette même femme a eu depuis plusieurs enfans, dont elle est accouchée assez heureusement; mais pour l'ordinaire ses travaux affectoient toujours davantage cette partie, qui n'a jamais repris sa premiere force ni son ancienne fermeté.

OBSERVATION II.

Communiquée par le Docteur SMOLLETT.

EN 1748 , une Dame âgée d'environ vingt - sept ans , d'une compléxion foible & fluette , & d'un tissu assez lâche , étant au huitiéme mois de sa grossesse , se trouva incommodée en marchant d'une sorte de douleur accompagnée de craquement vers les os *pubis*. Je fus appellé pour sçavoir ce qui pouvoit en être la cause, & en la cherchant je sentis un relâchement extraordinaire dans le ligament qui maintient ensemble les os *pubis*. Ce relâchement étoit en effet si considérable, que quand la malade étoit couchée sur un côté, je pouvois fort aisément mouvoir ces os , de maniere qu'ils paroissoient se chevaucher & se croiser l'un par-dessus l'autre. L'allongement de ce ligament tout contre nature qu'il étoit , n'a cependant pas été d'un grand préjudice ; au contraire, il devoit certainement augmenter la capacité du bassin, de maniere que l'enfant a dû le traverser plus à son aise. Après l'Accouchement les parties ont repris insensiblement leur *tonus* , de maniere qu'en deux mois de tems les os pubis étoient réunis enfemble auffi fermement qu'ils l'euffent jamais été.

Je n'ai jamais rencontré moi-même un pareil écartement de ces os dans des femmes vivantes. Mais le Docteur *Lawrence* m'a fait voir le baffin d'une femme morte peu de tems après fon Accouchement, dont les trois os qui concourent à la formation du baffin de chaque côté étoient écartés les uns des autres prefque d'un pouce. J'ai encore vû ce même phénomène dans un baffin que M. *Hunter* confervoit. *Spigelius* rapporte dans fon Anatomie Lib. 11. cap. 24. qu'il a vû un relâchement de cette nature; mais il a foin d'obferver que ce cas eft très-rare. M. *Monro* qui cite cet Auteur & qui fait auffi mention de quelques autres dans fon Oftéologie, M. *Monro*, dis-je, avoue que ni dans le cours de fa pratique, ni parmi le grand nombre de femmes qu'il a difféquées, il n'a jamais vû une féparation auffi marquée; cependant il a cru devoir foupçonner le relâchement des ligamens qui affujettiffent enfemble les os innominés & l'os *facrum*, particuliérement dans les femmes de foible compléxion, lorfqu'à la fuite d'un travail pénible, elles reffentent dans ces parties une forte de douleur, de foibleffe & de mouvement; & lorfqu'elles font plufieurs mois fans

pouvoir demeurer debout ni affifes, quoiqu'à bien examiner ces parties l'on ne puiffe rien y appercevoir au toucher ; il arrive
même quelquefois que cette foibleffe dure
pendant bien plus long-tems, & que pendant tout ce tems ces malades s'imaginent
toujours qu'elles vont tomber pour ainfi
dire, entre leurs hanches.

ARTICLE II.

*De l'offification du Coccix & de fa courbure
en dedans.*

OBSERVATION I.

J'ai eu occafion depuis peu d'examiner
en particulier le coccix dans des Accouchemens difficiles, & dans des femmes
âgées de plus de trente ans lors de leurs
premieres couches. Je l'ai trouvé offifié
dans deux femmes, dont la premiere avoit
plus de quarante ans & l'autre environ tren-
te-trois ; mais je n'ai point apperçu que ni
l'une ni l'autre ayent fouffert aucun retardement dans leur couche, qu'on eut pû
attribuer à l'offification de cette piece. En
effet, dans l'une & dans l'autre, lorfque la
tête de l'enfant fut defcendue jufqu'à l'o-
rifice externe, elle continua fon trajet &

ces deux femmes ont accouché avec autant
de facilité que celles dont le coccix est encore mobile. J'obfervai cependant que
leurs enfans étoient d'une groffeur ordinaire. Comme le coccix & les os *ifchion*
font de beaucoup plus bas que les os *pubis*,
il arrive pour l'ordinaire, que la partie poftérieure de la tête eft pouffée extérieurement par-deffous l'arcade que forment ces
derniers, en même-tems que le front eft
pouffé contre le coccix. En effet, à mefurer depuis le bord du baffin dans tous les
points de fa circonférence, on trouve que
cette cavité ayant beaucoup moins de pro-
fondeur dans l'endroit des os pubis, que
vers les autres, ces os permettent plus librement le paffage à la furface de la tête
la plus large, lorfqu'elle eft fituée entre
l'os *facrum* & les os *pubis*.

ARTICLE III.

De l'étroiteffe & de la diftorfion du Baffin.

Quoi qu'il foit très-ordinaire de rencontrer des obfervations de cette nature dans
les Ouvrages qui traitent des Accouchemens, je ne laifferai pas d'en rapporter ici
quelques-unes, ne fût-ce que pour remplir
plus exactement l'ordre que je me fuis pro-
pofé.

De tous les vices de conformation du baffin qui peuvent rendre l'Accouchement fâcheux & plus difficile, il n'y en a point de plus ordinaire que celui qui vient de la protrufion ou de cette faillie que fait en avant le corps de la derniere vertébre des lombes, avec le bord fupérieur de l'os *facrum* fur lequel elle eft appuyée. Il arrive auffi quelquefois que deux ou trois des fauffes vertébres qui compofent ce dernier os , font une pareille faillie en avant.

J'ai rencontré quelque cas de cette efpéce, & j'ai été appellé en particulier auprès de trois femmes, chez lefquelles l'ouverture du baffin s'eft trouvée fi étroite, qu'il ne pouvoit pas y avoir plus de deux pouces & demi de diftance entre la vertébre inférieure des lombes & les os *pubis*. J'ai accouché moi-même la premiere quatre fois; mais je n'ai jamais pû fauver qu'un de fes enfans, qui étoit très-petit, encore eut il une épaule difloquée dans le cours du travail. *Voyez* Recueil XXXIV.

La feconde a eu auffi plufieurs enfans. Un autre Accoucheur l'a délivrée trois fois, & trois autres fois j'ai été appellé pour lui rendre le même office; mais on n'a pû fauver qu'un de fes enfans , qui eft venu avant terme, & dès le huitiéme mois, encore étoit-il auffi très-petit. Ces deux femmes étoient d'une petite taille & avoient toutes les deux l'épine torfe.

La troifiéme étoit affez haute, mais elle avoit été rachitique dans fes deux ou trois premieres années, je l'ai accouchée trois fois toujours avec beaucoup de peine fans pouvoir fauver aucun de fes enfans , parce qu'ils étoient gros ; mais depuis elle en a eu un en vie qui eft venu au bout de fept mois. *Voyez* Recueil xxxv. J'ai été appellé au fecoursde plufieurs autres femmes dont le baffin paroiffoit n'avoir pas plus de trois pouces ou trois pouces & demi d'ouverture dans le même endroit. Toutes les fois que les enfans étoient gros, il m'a toujours été impoffible de les fauver, foit que pour cet effet j'aie eu recours au Forceps ou que je les aye retournés ; mais toutes les fois que j'ai été appellé affez à tems , & que leurs enfans étoient petits ou feulement d'une taille moyenne, je fuis ordinairement venu à bout de bien délivrer la mere en fuivant l'une ou l'autre de ces méthodes , lorfque le travail n'étoit pas fuffifant par lui-même.

J'ai été plufieurs fois requis d'affifter à de premieres couches, par des parens qui appréhendoient un Accouchement difficile ou dangereux , parce que ces femmes avoient quelque entorfe à l'épine. En 1748.

j'ai accouché huit femmes ainſi mal con-
formées, parmi leſquelles ſix ont accouché
naturellement & avec aſſez de facilité : les
deux autres ont eu plus de peine , mais
cette peine ne venoit que de la groſſeur
extraordinaire des enfans par proportion à
la petiteſſe de la mere.

J'ai trouvé quelquefois une ou deux des
fauſſes vertébres ſupérieures qui entrent
dans la compoſition de l'os *ſacrum* déjet-
tées en avant , de maniere que la tête de
l'enfant avoit beaucoup de peine à paſſer.
Dans deux de ces circonſtances j'ai été obligé d'ouvrir les os du crâne , d'autant que
les extrêmités de l'os *iſchium* de chaque côté étoient à peine éloignées de trois pouces
l'une de l'autre.

RECUEIL II.

*Opérations faites ſur les parties extérieures
de la Génération.*

Voyez Vol. I. Liv. 1. Chap. 2. Sect. 1.

De l'allongement contre-nature des Nymphes.

OBSERVATION I.

Au mois d'Avril 1733. je fus appellé
pour une jeune fille qui s'étoit bleſſée
les grandes lévres en tombant d'un grenier
à foin , ſur un pilier qui ſe trouva dans l'en-

droit de fa chûte. Il furvint en conféquence une inflammation dans ces parties : de
plus , il fe forma une excroiffance fi extraordinaire dans une des nymphes qu'elle
excédoit , & pendoit de trois pouces au-
deffous des grandes lévres. La mere fut
bien furprife de voir une excroiffance fi
prodigieufe dont fa fille lui avoit caché la
connoiffance , & quand l'inflammation fut
paffée, elle me pria de remédier à cet inconvénient s'il étoit poffible , d'autant
qu'elle fe difpofoit à la marier dans peu.
En conféquence je me difpofai à en faire
l'extirpation qui fut affez facile, & je l'emportai jufques contre les grandes lévres.
La malade ne fçavoit à quoi attribuer cette
excroiffance, & ne put rien alléguer fur
quoi l'on dût en déterminer la caufe, feulement elle dit qu'elle s'en étoit apperçue
pour la premiere fois vers l'âge de 16 ans,
que depuis ce tems-là elle s'étoit accrue
par degrés, & lui avoit fouvent caufé de
grandes démangeaifons, & même des pico-
temens auxquels cette partie étoit par-là
devenue fort fujette. Cette excroiffance
avoit environ un pouce d'épaiffeur dans fon
bord extérieur & à fon extrêmité, & deux
pouces d'étendue depuis fa partie fupérieure jufqu'à l'inférieure. Il ne m'a point paru
qu'il y eut rien de vénérien dans cette jeu-

ne perfonne, à quoi l'on pût attribuer la caufe de ce mal, qui n'étoit qu'un pur gonflement des glandes de cette partie.

OBSERVATION II.

EN 1722. j'affiftai à une opération où il fut queftion d'extirper les nymphes devenues d'un volume & d'une longueur extraordinaire. La malade confeffa que ce défordre étoit la fuite d'un levain vérolique pour lequel elle avoit paffé précédemment par les remédes.

MAURICEAU dans fon traité des Accouchemens Obf. 174. dit qu'il a fait avec les cizeaux, l'opération du retranchement des deux nymphes à une femme qui les avoit fort allongées & très - grandes. La malade ne perdit pas beaucoup de fang d'abord, mais au bout de cinq ou fix heures elle fe trouva en avoir perdu plus de douze palettes, il y remédia néanmoins de maniere. qu'elle n'en perdit plus depuis ce tems - là.

Pour prévenir un pareil accident à la fuite d'une opération à peu près femblable, dans laquelle il avoit à retrancher le fuperflu d'une caroncule myrtiforme, où il étoit furvenu un allongement confidérable à la fuite d'une couche, par le mauvais traitement de la Sage- femme, il eut recours à une ligature , & réuffi de maniere que la malade fut parfaitement guérie en cinq à fix jours. *Voy.* Obf. 313.

OBSERVATION III.

EN 1727. une femme vint de la campagne me confulter fur l'état de fa fille qu'elle avoit amenée avec elle. Cette fille étoit mariée depuis un an : en conféquence elle s'imaginoit être groffe , & au huitiéme mois de fa groffeffe , quoique fes régles ne manquaffent jamais de paroître auffi exactement qu'à l'ordinaire. Pour confirmer fon opinion , elle affura qu'elle avoit fouvent fenti remuer fon enfant ; que d'un autre côté elle étoit devenue de beaucoup plus groffe qu'à fon ordinaire. Avec toute l'attention que j'apportai à lui examiner le bas-ventre , il ne me fut pas poffible de fentir la tumeur circonfcrite que la matrice auroit dû former s'il en avoit été ainfi : enfin elle n'étoit groffe qu'à caufe de fon embonpoint , de maniere que fon ventre avoit affez de furface , du refte il étoit très-mou. Pour mieux conftater le fait , je la fis s'appuyer en devant fur le doffier d'une chaife. Je m'affis derriere elle , & dans cette pofition je voulus effayer d'examiner la matrice au travers du vagin , mais j'en trouvai l'entrée fermée.

Sa mere la difpofa à me laiffer examiner les chofes de plus près ; pour cet effet, je la fis coucher fur un lit, j'écartai les grandes lévres, & pour lors j'apperçus l'hymen en forme de croiffant, du milieu duquel partoit une efpéce de ligament qui alloit s'inférer au-deffous du meat urinaire. Ce ligament laiffoit une ouverture de chaque côté, au travers de laquelle on auroit pû introduire une fonde dans le vagin. Ces deux ouvertures donnoient encore une iffue affez libre au fang menftruel ; mais il n'y avoit point du tout de place pour l'introduction de la verge. Je coupai ce ligament, enfuite j'introduifis mon doigt dans le vagin, & je fentis la matrice qui fe retiroit à mefure que j'avançois mon doigt, comme c'eft l'ordinaire hors les cas de groffeffe. Je ne reconnus point non plus que ce vifcére eut acquis aucun poids ni aucune dilatation fenfible. Toutes ces circonftances me déterminérent à certifier à la malade qu'elle n'étoit point groffe. Par rapport à l'opération que je venois de faire, j'introduifis dans le vagin une tente d'une groffeur convenable que j'avois imbibée de vin rouge & j'eus foin de l'affujettir au moyen d'un bandage propre à cet effet. Cette femme conçut peu de tems après cette opération, & depuis elle a eu le bonheur de mettre plufieurs enfans au monde.

OBSERVATION IV.

EN Janvier 1754. on m'amena une petite fille âgée de cinq à six ans dont l'hymen étoit imperforé ; il avoit cependant été ouvert deux fois par un Chirurgien, mais les lévres de l'incifion qu'il y avoit faite s'étoient réunies toutes les deux fois.

Je fis une nouvelle ouverture dans le même endroit avec un biftouri, enfuite je la dilatai par degrés d'abord avec mon petit doigt, puis avec le doigt indice que j'introduifis dans le vagin jufqu'à l'orifice de la matrice. Pour lors j'emportai avec des cizeaux une petite portion de l'hymen qui laiffoit encore une bride près du frein, enfuite j'introduifis une tente d'une groffeur proportionnée au diamétre de l'ouverture, & j'eus foin de l'affujettir en place par des compreffes & un bandage convenable.

HILDANUS rapporte trois obfervations qui fourniffent autant d'exemples de l'occlufion du vagin, par une pareille membrane. *Voy. Centur. 3. Obfervat. 60.*

La premiere, au fujet d'une jeune fille de feize ans, qui tous les mois fouffroit pendant quelques jours de très-grandes douleurs dans le ventre, qui étoit agitée

de

de fyncopes , de vertiges & quelquefois d'accès épileptiques. Ces fymptômes cédoient à une hémorragie copieufe par le nez, & ce calme duroit jufqu'au mois fuivant.

Cette fille avoit refufé plufieurs bons partis à caufe de fes infirmités fur lefquelles on confulta notre Auteur. Il fit l'examen des parties, & trouvant le vagin fermé par une forte membrane , il confeilla de l'incifer ; mais la malade eut une fi grande frayeur du biftouri, qu'elle refufa conflamment de fe foumettre à l'opération.

La feconde Obfervation parle d'une jeune femme de Paris, qui étant mariée ne pouvoit recevoir les embraffemens de fon mari ; en conféquence il penfa aux moyens de faire caffer juridiquement fon mariage. Sur ces entrefaites cette femme eut quelques foupçons de groffeffe , elle fut examinée par plufieurs des Chirurgiens les plus renommés de ce tems-là qui trouverent l'entrée du vagin fermée par une membrane forte & calleufe, percée de petites ouvertures fuffifantes feulement pour laiffer couler les évacuations menftruelles.

On incifa cette membrane, & on y entretint une ouverture convenable au moyen de peffaires & d'autres remédes appropriés, dont le fuccès procura au mari les moyens

Tome II.   B

de mieux confommer fon mariage , & fix mois après la femme accoucha d'un enfant tout-à-fait à terme.

Mauriceau dans fon obfervation 489. donne l'hiftoire de l'Accouchement d'une femme qui avoit conçu fans l'introduction du membre viril, comme il paroiffoit manifeftement à fon hymen , qui étoit encore tout entier.

La troifiéme obfervation rapportée dans Hildanus a beaucoup de rapport avec la fuivante, communiquée par le Docteur Monro.

OBSERVATION V.

Une jeune fille âgée de 15 ans, avoit réguliérement chaque mois tous les fymptômes qui accompagnent l'évacuation menftruelle ; cependant il ne fortoit jamais rien de la matrice. Cette jeune fille fut périodiquement dans le même état jufqu'à l'âge de dix-neuf ans ; pour lors elle s'apperçu que fon ventre étoit confidérablement enflé, elle fentit en même tems dans fes parties baffes une tumeur dont le volume extraordinaire l'inquiéta. La malade dans cet état fit connoître fa fituation à fon pere , qui n'eut pas de peine à s'appercevoir que ce mal venoit de l'occlufion de l'hymen. Auffi-tôt il en fit l'ouverture avec une lancette, & dans le même moment il en fortit.

environ trois pintes & demie de sang de même confiftence que du lait de beurre & de couleur de fang caillé, mais fans la moindre odeur. La malade évacua encore pendant la nuit environ une demie pinte de la même matiére, & elle s'eft bien portée depuis.

OBSERVATION VI.

Communiquée par le Docteur GEORGE MACAULAY, *Médecin de l Hôpital des Accouchées, in* BRONWNLOW-STREET.

IL y a environ fept ans qu'on me pria de voir une fille pour lors âgée de dix-neuf ans à peu près. Je la pris pour une jeune femme, d'autant qu'elle étoit très-bien fournie & qu'elle paroiffoit avoir les mammelles fort gonflées ; elle fe plaignoit de fouffrir confidérablement, & ne pouvoit du tout rendre fes urines. Comme elle avoit le ventre fort gros, le pouls fiévreux, & que les douleurs dont elle fe plaignoit, reffembloient exactement à celles des femmes en travail d'enfant ; j'ordonnai qu'on la faignât, qu'on lui donnât un lavement, & j'ajoutai quelques autres remédes encore relatifs à la fituation où je la croyois. Le lendemain matin fa mere me mit mieux au fait de l'état de fa maladie, & me dit

que depuis quelques mois cette jeune fille
fe plaignoit, mais davantage cependant par
intervalles : elle ajouta que pour le préfent
il fe manifeftoit quelque chofe vers les
parties baffes qui paroiffoit chercher une
iffue. Sur cette information j'examinai fu-
perficiellement la malade, parce que dans
ce moment même on m'attendoit avec im-
patience auprès d'un autre malade où j'allois pour lors, & pour lequel on m'étoit
venu chercher avec toutes les inftances
poffibles. Je trouvai le ventre fort diftendu, & voulant pouffer mes recherches
plus loin, j'effayai d'introduire un doigt
dans le vagin, mais j'y trouvai une réfiftance que la précipitation avec laquelle je
me livrois à ces recherches, me fit prendre pour les membranes d'un enfant, remplies de leurs eaux qui me parurent affez
avancées.

Cette méprife qui confirmoit encore
mes premieres idées, me fit prononcer que
la malade étoit en travail d'enfant; enfin je
la quittai pour l'heure, en difant à fa mere
qu'en peu de tems la nature détermineroit
probablement l'état de la maladie de fa fille.
Revenant de l'endroit où je m'étois rendu
à la fortie de chez elle, j'y rentrai, je trouvai cette malade à l'agonie, & précifément dans le même état, par rapport à la

càufe de fa maladie que je l'avois laiffée en fortant le matin , c'eft-à-dire, que rien n'avoit avancé pendant mon abfence, quoi qu'elle eût été de trois heures.

En réfléchiffant fur la trifte fituation de cette jeune malade, il me vint en penfée de demander fi elle avoit toujours été bien ou mal réglée. La réponfe fut pour la négative, fur quoi j'en revins à l'examen; mais avec plus d'attention que la premiere fois, & pour lors je reconnus que ce que j'avois pris pour les enveloppes ordinaires d'un enfant dans le ventre de fa mere, n'étoit autre chofe que les membranes de l'hymen, imperforées & chaffées par la compreffion du fluide qu'elles retenoient, jufqu'en dehors des grandes lévres.

M'étant ainfi mieux affuré de l'état des chofes & de leur nature, j'indiquai à la malade & à fa mere le feul moyen que l'Art nous offre pour y remédier , & les ayant déterminées à l'opération que je propofois, j'incifai cette membrane avec un biftouri, après quoi la malade évacua autant que j'en puis conjecturer environ deux pintes d'un fang noir & épais. A mefure que ce fang fortoit, & que par ce moyen il déchargeoit le col de la veffie, l'urine reprenoit en même-tems fon cours , ce qui fit dire à cette pauvre malade qu'elle ne s'étoit jamais trouvée tant à son aise.

Peu de tems après elle fut prise d'une espéce de frisson & tomba en foiblesse, ce qui me détermina à lui ordonner des cordiaux & l'usage du quinquina, d'autant que je craignois que les parties qui avoient souffert une pression continuelle pendant si long-tems, n'eussent acquis par-là quelque disposition à tomber en pourriture.

Cette opération fut suivie d'un prompt rétablissement, & six mois après elle fut mariée.

R U Y S C H, tom. 1. obs. 22. dit qu'il fut appellé au secours d'une femme en travail d'enfant dont l'hymen étoit encore tout entier, & s'opposoit à la sortie de l'enfant qui le distendoit avec sa tête : après y avoir fait une incision avec les précautions requises, il apperçut plus loin dans le vagin une autre membrane épaisse qu'il incisa encore, après quoi la femme fut heureusement délivrée.

S A V I A R D, observ. 1 v. donne l'histoire d'une jeune Demoiselle qui vint de Normandie à Paris, pour demander avis sur une incommodité qui en imposa aux Consultans pour une suppression de régles, elle fut traitée d'abord en conséquence ; mais sur les plaintes particuliéres qu'elle fit à son Chirurgien ordinaire de quelques symp-

tômes de fon mal, il reconnut en la touchant que cette prétendue fuppreffion venoit de la cloture de la vulve , où il trouva
une groffe tumeur dont l'ouverture donna
iffue à une quantité confidérable de matiére, qui fe trouva de la couleur & d'une
confiftence femblable à celle de la lie de
vin, laquelle étant mefurée fe trouva être
de plus de deux pintes, & d'une telle puanteur que la plûpart des affiftans fe retire-
rent, n'en pouvant pas fupporter la mauvaife
odeur.

Ce même Auteur parle dans un autre
endroit, obf. XXXII. d'une cohérence de
la vulve, ou du retréciffement de l'entrée
du vagin, dont l'ouverture ne pouvoit qu'à
peine admettre l'extrêmité de fon ftilet.
Deux ans auparavant M. Saviard avoit eu
occafion de traiter une autre femme qui
s'étoit attirée une incommodité femblable,
en fe fervant avec indifcrétion de remédes
aftringens, dans l'intention d'étrécir fa vulve, qui avoit été fort dilatée par un Accouchement laborieux.

Or, comme il ne douta point que la prétendue fille qui imploroit pour lors fon
fecours, ne fe fût fervie de femblables aftringens pour réparer les bréches de fa vir-
ginité, il fe propofa d'employer à fon égard
les mêmes moyens qui lui avoient heureu-

fement réuffi, pour détruire les cohérences
& callofités que des aftringens trop efficaces avoient occafionnées à l'orifice de la
vulve de la premiere malade.

Ces moyens furent d'ouvrir avec la
lancette le petit trou qui reftoit à la vulve,
autant qu'il falloit pour que la fonde creufe
y pût entrer; cette fonde étant introduite
jufqu'au fond du vagin, à la faveur de cette
premiere dilatation, il gliffa un biftouri un
peu courbe dans fa rainure, avec lequel il
incifa haut & bas les cohérences & les duretés qu'il enleva enfuite, de telle forte
qu'il lui fit une ouverture vaginale, capable
de recevoir une tente d'un pouce & demi
de circonférence ; elle fut chargée d'un
onguent digeftif, & elle fervit dans la fuite
du traitement à entretenir l'ouverture jufqu'à la guérifon parfaite.

RECUEIL III.

*De l'épaiffeur de la Matrice, relativement
aux différens tems de la groffeffe.*

EN 1747. & depuis ce tems-là, *voy.*
vol. III. recueil XXXIX. obferv. 1, 2. j'ai
eu occafion d'ouvrir deux femmes arrivées
au terme de leur groffeffe, & que des pertes trop confidérables avoient épuifées &

fait mourir avant qu'on eût eu le tems de les fecourir & de les délivrer. Dans ces deux femmes les membranes étoient encore entiéres, & la grande quantité d'eau qui y étoit contenue, avoit maintenu la matrice dans toute fon extenfion. Lorfque je vins à en faire l'ouverture , dans les vûes de fauver l'enfant s'il étoit poffible , je les trouvai l'une comme l'autre de l'épaiffeur de trois lignes ou d'un quart de pouce. Telle eft encore l'épaiffeur d'une matrice que je conferve & que j'ai eue d'une femme morte dans le huitiéme mois de fa grof-feffe , avant que les membranes fuffent rompues.

Je me fuis trouvé à l'ouverture de plufieurs femmes, mortes après leur Accouchement , à caufe de la foibleffe exceffive où elles avoient été réduites , & des violentes pertes qu'elles avoient fouffertes. Lorfque la mort les avoit furprifes avant que la matrice eût eu le tems de fe contracter , ou dans le tems qu'elle ne l'étoit pas encore beaucoup, elle n'étoit pas beaucoup plus épaiffe que celle dont j'ai parlé ci-deffus : mais lorfque ces femmes n'étoient morte que quelques jours après leur Accouchement, à caufe de l'obftruction des lochies, ou de la fiévre, &c. la matrice s'étoit refferrée fous un très - petit volume,

& pour lors je l'ai trouvée en général depuis un jusqu'à deux pouces d'épaiſſeur. Je dois cependant rapporter ici une obſervation qui ſort de cette régie faite en 1752. ſur une femme qui paroiſſoit avoir porté ſon enfant juſqu'au ſeptiéme ou au huitiéme mois ; néanmoins la matrice s'étoit reſſerrée ſous un très-petit volume, quoique dans le tems de ſa dilatation elle n'eut pas plus de la huitiéme ou de la dixiéme partie d'un pouce d'épaiſſeur dans ſon fond. *Voy.* auſſi la lettre du Docteur GARROW, recueil XIII. n°. 1.

RECUEIL IV.

De l'obſtruction des Régles, de leur cours immodéré & des fleurs Blanches.

ARTICLE PREMIER.

De l'obſtruction des Régles.

OBSERVATION I.

EN 1724. une D^lle. d'environ vingt ans, qui juſqu'alors s'étoit toujours bien portée, & dont les régles avoient toujours coulé en bon ordre, eut le malheur de tomber de ſon cheval dans une Riviére dans un tems fort froid & pendant qu'elle avoit

fes régles. Elle fut enfuite obligée de remonter fur fon cheval & de faire plus d'un
quart de lieue avant que d'arriver chez elle.
Cet accident fupprima tout d'un coup l'é-
coulement. On m'envoya chercher pour
donner mon confeil & pour remédier aux
accidens de cette chûte. Il y avoit déja
quelques heures qu'elle s'étoit mife au lit
lorfque j'arrivai chez elle , & elle fe plaignoit de douleurs violentes à la tête & au
dos. Je lui trouvai le pouls vîte , la refpiration un peu gênée', & elle me parut avoir
tant foit peu la tête prife. Je fus quelque
tems fans fçavoir qu'elle avoit fes régles
dans le tems même qu'elle étoit tombée dans
l'eau ; j'ignorois conféquemment qu'il dut
être queftion d'une pareille obftruction. Je
lui fis tirer fur le champ 12 onces de fang du
bras , & ne fe trouvant aucunement foula-
gée de cette évacuation , j'en fis tirer huit
autres , de maniere qu'elle tomba en foibleffe. Ses douleurs fe calmérent cependant , la refpiration reprit auffi plus d'ai-
fance , & dans cet état il lui furvint des
fueurs très-abondantes. Pour les foutenir
j'ordonnai qu'on la fit boire fréquemment du petit lait coupé avec un peu
de vin blanc ; par ce moyen fon pouls
fe rallentit & fe rétablit en bon ordre ,
le délire la quitta peu à peu , enfin

elle s'endormit peu à peu, & le lendemain elle paroiſſoit jouir d'une parfaite ſanté.

Ce fut alors que j'appris les premieres nouvelles de la ſuppreſſion de ſes régles ; d'un autre côté, comme elle n'avoit pas le ventre libre, je lui ordonnai un lavement qui fit un très-bon effet. J'ordonnai un bain particulier pour les pieds le ſoir, & je recommandai qu'elle fût aſſiſe deſſus, de maniere que la vapeur de ce bain ſe trouvât dirigée vers ſes parties baſſes, & qu'elle pût y ſervir de fomentation.

Le lendemain elle prit une infuſion de ſenné avec de la manne, dont elle fut légerement purgée ; mais ſes régles ne reparurent point pour cette fois, elle ſe trouvoit cependant très-bien & ſans aucune douleur, ſi ce n'eſt que les ſaignées l'avoient un peu affoiblie. Je lui recommandai de ſe tenir chaudement, de faire un peu d'exercice & de ne manger rien qui ne fût aiſé à digérer, eſpérant que comme elle étoit d'un bon tempérament, la nature toute ſeule rétabliroit un bon ordre chez elle. L'événement répondit à mon attente : quatre ſemaines après cet accident, ſes régles reprirent leur cours ordinaire. Cette Demoiſelle s'eſt mariée peu de tems après, & depuis elle n'a plus été ſujette à aucune obſtruction.

Il seroit ennuyeux & même inutile de rapporter ici un plus grand nombre d'exemples de cette nature, quoiqu'il s'en soit assez souvent rencontré dans le cours de ma Pratique. J'observerai seulement que dans les quatre ou cinq premiers mois, de légeres évacuations, un exercice modéré & une diéte un peu ménagée, suffisent ordinairement pour lever ces sortes d'obstructions; & à moins que les fluides n'ayent contracté une fausse route, & ne se portent de quelqu'autre côté, comme quand il survient des hémorragies, soit par les veines hémorroïdales, soit par l'estomach, par les poulmons, par le nez, soit même au travers du cuir chevelu, de la peau des jambes ou des autres parties, quoique ces derniers cas se rencontrent rarement; à moins, je le répéte, que les fluides n'ayent pris leur cours par des hémorragies contre nature de cette espéce, les régles se rétablissent communément dans leur premier ordre, autremént la malade a quelque indisposition qui vient de la foiblesse & de la lenteur de la circulation des fluides. Dans ce dernier cas, il y a quelque chose à changer à la méthode que je viens d'indiquer; en effet, il faut pour lors combattre l'obstruction par des remédes propres à ranimer la circulation du sang, tels que sont de légers émétiques, des infusions améres & aromatiques, les préparations martiales, les eaux minérales ferrugineuses, l'exercice à cheval & un bon régime. En deux mots, toutes les fois qu'une pareille obstruction vient de pléthore, de la trop grande rigidité ou de la tension des parties solides, il faut évacuer : au contraire, lorsqu'elle vient de la foiblesse & du relâchement universel de toute la machine, il n'y a point de meilleur reméde que de bien nourrir & de fortifier. Il faut apporter par conséquent beaucoup d'attention pour ne pas se méprendre sur les causes; il faut en même-tems beaucoup d'expérience pour bien juger des indications qui se présentent à remplir, d'autant plus que la plûpart des maladies ordinaires au sexe & particuliérement aux jeunes filles, viennent du désordre & du cours irrégulier de cette évacuation.

Tant que j'ai pratiqué à la campagne, toutes les fois que j'ai été consulté pour quelques personnes du sexe, soit qu'il y eut obstruction de régles, soit que leurs régles eussent un cours immodéré ou irrégulier, particuliérement lorsque le mal avoit duré long-tems; la pratique qui m'a toujours le mieux réussi, étoit celle du sçavant Docteur Freind. C'est pourquoi j'insérerai ici un précis de ses Observations, tant par rapport au mal en lui-même, que par rapport aux moyens qu'il employoit pour y remédier ; du reste, je renvoye le lecteur à son Emménologie, pour ce qui concerne la théorie de ces maladies.

Extrait de l'Emmenologie de Freind, de methodo in suppressis mensibus therapeutica. Voy. hist. 1. &c.

OBSERVATION PREMIERE.

LE 26 Octobre 1700. une jeune fille âgée de dix-huit ans & qui n'avoit point encore eu ses régles, se plaignoit de vives douleurs dans la région des lombes, aux genoux & aux chevilles des pieds : elle avoit aussi de la peine à respirer, des nau-sées & des coliques d'estomach ; au moindre mouvement qu'elle faisoit, elle étoit attaquée de palpitations de cœur. D'un autre côté elle avoit le visage assez vermeil, mais le pouls foible & lent. Il y avoit environ six mois que cette jeune fille étoit en proye à ces symptômes.

M. FREIND attribuant la cause de ce désordre au rallentissement de la circulation, prescrivit d'abord le cathartique suivant pour rompre la cohésion des humeurs, & pour faciliter le passage du sang dans les petits vaisseaux capillaires.

℞ *Mercure doux.* Ɔ j.
    Résine de jalap. ℈r. v.
    Tartre vitriolé. ℈r. iv. *m. f. une*

poudre à prendre le matin dans de la conserve de roses.

Après l'effet de ce reméde, pour ranimer davantage le cours de la circulation,
& pour mieux augmenter le *momentum* du
sang, M. FREIND ordonna l'usage de l'électuaire & de l'infusion suivante.

    ℞ *Conserve d'absinthe romaine.* ℥ iij.
      Æthiops minéral. ℥ ij.
      Racine de gentiane.   } réduites en poud.
         de curcuma.   }   ana ʒ ij.

Syrop d'œillets, q. s. m. pour en faire
un électuaire dont la malade prendra trois
fois par jour aux heures médicinales, la
grosseur d'une noix muscade chaque fois :
elle avalera par – dessus cinq cuillerées
de l'infusion suivante.

    ℞ *Limaille d'acier* ℥ j ß. faites infuser
pendant trois jours dans trois livres de petite bierre, ajoutez ensuite :
      Racine de gentiane coupée menu. ℥ ß.
        de garance.)
        de curcuma. } ana ʒij.
      Sommités d'absinthe.
        de petite centaurée. } ana m. j.
      Bayes de geniévre. ℥ ß.
      Semences de Cardamomum. }
        de cubebes. } ana ʒj.
mêlez, & faites infuser pendant un jour.

Dans chaque prise de la colature on
                        ajoutera

ajoutera vingt grains du mélange fuivant :

℞ *Efprit de fel ammoniac:* ⎫
⠀⠀*Elixir de propriété.*⠀⠀⎭ *ana* ℥ij. *m.*

M. Freind avertit ici que dans ce cas il ne voulut point faire faigner la malade, en partie parce qu'il craignoit qu'une évacuation auffi prompte ne lui fût préjudiciable à caufe de fa grande foibleffe , & en partie parce qu'il craignoit d'un autre côté que l'ouverture de la veine ne ralentît encore le cours du fang , plûtôt que de l'augmenter.

Le 28 Octobre fur le foir ; la malade fouffroit moins de fon eftomach. D'un autre côté, elle avoit le pouls plus fort, elle avoit auffi repris beaucoup de force.

Le 30 Octobre, les régles parurent & d'une belle couleur. Elles furent le terme des douleurs qui tourmentoient depuis fi long-tems cette malade dans la région des lombes & dans l'articulation du pied avec la jambe : cet écoulement fe continua pendant huit jours, & pendant tout ce tems-là M. Freind lui fit difcontinuer l'ufage des remédes indiqués ci-deffus ; mais la feconde femaine après elle s'y foumit de nouveau ; par ce moyen fes régles parurent en bon ordre le mois fuivant ; & la malade a enfin recouvré entiérement fa fanté.

Tome II.⠀⠀⠀⠀⠀⠀⠀⠀⠀⠀C

Observation II.

Le 31 Octobre 1700. une femme âgée d'environ trente ans consulta M. Freind sur l'obstruction de ses régles qui avoient entiérement disparu pendant deux ans. Depuis cette suppression la malade avoit été vivement tourmentée d'une toux séche, de difficulté de respirer, de palpitations de cœur, de maux de tête & de vertiges; son appetit s'étoit aussi diminué, encore digéroit-elle mal ; elle se plaignoit aussi de crudités, & d'avoir souvent l'estomach gonflé, quelquefois même elle vomissoit : enfin elle sentoit ses forces diminuer de plus en plus, les nuits elle fondoit en sueurs, elle étoit dans une alternative continuelle de chaud & de froid, quelquefois même elle trembloit. Elle avoit plusieurs fois saigné du nez, & elle avoit le pouls très-foible.

M. Freind se proposa dans cette maladie, trois indications à remplir.

1°. De rétablir les forces de l'estomach, & le bon ordre des digestions.

2°. D'augmenter l'impulsion du sang.

3°. De relâcher les vaisseaux utérins.

Pour remédier aux douleurs & à la foiblesse, il eut recours au mélange suivant.

℞ *Esprit de sel ammoniac.*
  Teinture de safran. } ana ʒj mélez.
  Laudanum liquide.

La dose de ce mélange étoit de vingt gouttes à la fois dans quelque véhicule convenable, en réitérant souvent.

Moyennant l'usage de ces gouttes, les douleurs se calmèrent, & les forces se rétablirent.

Le 2 Novembre, M. Freind ordonna à la malade le même cathartique indiqué dans l'observation précédente, au moyen duquel elle fut six fois à la selle, & elle reprit un peu plus de facilité à respirer.

Le lendemain, il lui prescrivit l'usage de l'électuaire & de l'infusion aussi indiqués ci-devant, sans que pour cela elle discontinuât de prendre des gouttes indiquées ci-dessus.

Afin de relâcher les vaisseaux de la matrice, il ordonna en même-tems des fomentations émollientes sur la région de l'*uterus*, avec la liqueur suivante.

℞ *Racines de guimauve.*
  Oignons de lys blancs. } ana ℥ ij.
  Semences de lin.
       de fœnugrec. } ana ʒ iij.
  Fleurs de camomille.
          d'aneth. } ana une pinc.
  Marjolaine une poignée. Faites

bouillir dans parties égales d'eau & de vin, & de cette liqueur tiéde on en fomentera les parties deux fois par jour.

Le 8 Nov. le pouls étoit devenu tant soit peu plus fort; du reste, il y avoit à peine aucune diminution sensible dans les symptômes.

Le 15 du même mois, point encore de changement, si ce n'est que l'appétit paroissoit un peu meilleur, & que les sueurs nocturnes n'étoient plus si considérables.

Le 22 Nov. la matrice commença à fournir une humeur blanchâtre, dont l'écoulement ne s'arrêta que cinq jours après.

M. Freind pense qu'on doit prendre pour de vrayes régles un pareil écoulement, tout blanc qu'il puisse être. La raison qu'il en donne, c'est que cet écoulement dura à peu près un tems convenable, & qu'il cessa de lui-même sans le secours d'aucun reméde; que d'un autre côté cette évacuation procura un mieux de plus en plus sensible dans tous les symptômes qui auroient dû empirer au contraire, si cet écoulement avoit été de la nature de ce qu'on appelle fleurs blanches. Enfin il ajoute que les Auteurs parlent souvent des régles blanches ou de ces écoulemens en blanc.

Le premier Décembre, quoiqu'il y eut alors un grand amendement dans tous les symptômes, cependant ils n'étoient pas encore tout-à-fait dissipés.

M. Freind ordonna le cathartique fuivant.

℞ *Pilules de* RUFFUS. ʒ ß.
  Réfine de jalap. ℈r. iij.·
  Huile de faffafras ℈r. j.
  Baume du Perou. q. f. m.

faites des pilules d'une groffeur médiocre.

Il lui fit auffi reprendre l'ufage de l'é-lectuaire, de l'infufion & du mélange fuf-dits, au moyen defquels fon pouls fe for-tifia de plus en plus, & fes forces fe ré-tablirent.

Le 19 Décembre les régles parurent, & affez bien fleuries. Elles continuerent de couler pendant trois jours. Du moment qu'elles fe firent jour, il furvint un fi heu-reux changement dans les fymptômes, que la malade ne fe plaignit plus que d'une lé-gere difficulté de refpirer & de quelques douleurs de tête ; mais moyennant qu'elle réitéra encore l'ufage de fon infufion , fes régles reparurent à la fin du mois , & furent pour elle l'époque d'une parfaite fanté.

OBSERVATION III.

EN 1702. une jeune blanchiffeufe âgée de 24 ans d'un tempérament fanguin , s'étant mife à l'eau dans le tems de fes ré-gles s'enrhuma ; elle avoit auffi lavé fes cuiffes dans l'eau froide, de forte que fes régles fe fupprimerent tout-à-coup , & elle

fut pendant un an entier privée du fecours
de cette évacuation, fans néanmoins qu'il
en réfultât une altération confidérable dans
fa fanté.

M. Freind penfe qu'elle ne fupporta cette fuppreffion auffi impunément pendant
tout ce tems, qu'à caufe de la dureté de
fon travail & des exercices violens auxquels elle étoit accoutumée ; cependant
au bout d'un an elle fe vit en proye aux
mêmes fymptômes à peu près, que cette
femme dont il a été queftion dans l'obfervation précédente. Il lui furvint de plus une
tumeur fur le *tibia*, fi dure qu'il n'y eut pas
moyen de l'amollir, ni de la faire abcéder
ni par les cataplafmes ni par les emplâtres ;
du refte, comme la maladie étoit à peu près
la même, M. Freind fe propofa les mêmes
indications, & par rapport à cette tumeur,
il ordonna une faignée du bras le 20 Octobre ; mais il n'en obtint pas le fuccès qu'il
en attendoit : en conféquence il attaqua
cette tumeur & la fuppreffion tout à la fois
par un cathartique compofé avec les pilules
fuivantes qu'elle prit deux jours après.

℞ *Pilules cochées maj.* ℥ ß.
  Mercure doux. ℈j.
  Réfine de jalap. ℈r. 6.
  Syrop chalibé. q. f. m. p.

La malade ne fut pas feulement une fois
à la felle le jour qu'elle prit cette médecine ;

mais elle évacua copieufement par deux fois le lendemain matin ; & comme il n'y avoit encore qu'un foible amendement, afin de ranimer davantage le *momentum* du fang, il ordonna ce même jour l'infufion fuivante.

℞ *Limaille d'acier.* ℥ j ß.
Racine de Zedoaire. ℥ j.
Feuilles d'abfinthe.
de petite centaurée. } *ana* m. j.

Faites infufer pendant trois jours fur les cendres chaudes dans trois livres de petite bierre ; ajoutez à la colature

Teinture de fafran. ℥ ij.

La malade en prendra trois petits verres par jour.

Il lui ordonna auffi l'ufage de la fomentation indiquée dans l'obfervation précédente.

Le 28 Octobre la malade fe fentoit tant foit peu plus de force ; du refte, les fymptómes étoient toujours les mêmes , mais il fit réitérer la purgation , & par ce moyen la tumeur devint un peu plus molle.

Le 6 Novembre fon pouls & fes forces étoient en meilleur état, & afin de provoquer les régles en déterminant davantage le fang vers les vaiffeaux utérins, il ordonna une faignée du pied.

Le 11ᵉ. du même mois, les régles parurent, à la vérité en petite quantité ; mais la couleur vermeille que reprit enfuite cette jeune fille, la réfolution de fa tumeur & la diffipation de tous les autres fymptômes font de fûrs garans que tout s'eft paffé depuis en bon ordre.

M. Freind rapporte tout de fuite trois autres obfervations fur le même fujet. Les deux premieres fur l'irrégularité & fur la diminution des régles ; dans la troifiéme, il parle d'une jeune femme de vingt-cinq ans, dont les régles avoient coulé affez réguliérement, mais en moindre quantité pendant près d'une année entiére, & s'étoient enfin fupprimées tout-à-fait depuis trois mois. M. Freind traita ces différentes malades, conformément aux différentes indications que préfentoient les maladies de chacune, mais c'étoit principalement au moyen des martiaux qu'il comptoit venir à bout de rétablir le bon ordre.

J'ai vû plufieurs malades auxquelles on a adminiftré envain tous les remédes imaginables pour rétablir le cours de leurs régles, & qui ne pouvoient concevoir, parce que leurs régles étant fupprimées, il leur étoit furvenu quelques autres évacuations de quelque nature qu'elles fuffent, par d'autres parties du corps ; foit que ces autres évacuations fuffent feulement périodiques, ou qu'elles fuffent continues.

Lorfque des évacuations de cette efpéce venoient des poulmons, de l'eftomach, ou de quelque autre vifcére, pour l'ordinaire elles devenoient fatales à la malade : lorf-qu'elles venoient des parties extérieures, telles que font les hémorragies du nez, cel-les qui fe font au travers du cuir chevelu, de la peau des jambes, ou par les autres ouvertures qui fe trouvent en d'autres par-ties ; celles-là, dis-je, quoi qu'elles empê-chent en partie qu'on ne puiffe lever l'obf-truction, laiffent cependant les malades dans un état paffable de fanté. En effet, Sckenckius dans fes Obfervations de Mé-decine, *Obfervationum Medicinalium lib.* IV. *de conceptione*, rapporte d'après différens Auteurs, plufieurs exemples de femmes qui ont conçu avant que d'avoir jamais eu leurs régles, & de quelques autres qui ont eu plufieurs enfans, & qui n'ont jamais été fujettes à cette forte d'évacuation.

M. Pearce dans les Mémoires de Bath chap. XIX. depuis la pag. 187. jufqu'à la 190ᵉ. donne des exemples de quatre jeunes filles attaquées de pâles cou-leurs, qui après avoir effayé envain de tou-tes fortes de remédes, fe font guéries en faifant ufage des eaux de Bath, & en s'y baignant fouvent.

Article II.

Du cours immodéré des Régles.

OBSERVATION PREMIERE.

En 1732. je fus appellé auprès d'une jeune fille âgée d'environ dix - huit ans, qui étoit pour ainsi dire épuisée par le cours immodéré de ses régles. Cette jeune personne s'étoit fort bien portée & avoit vû couler ses régles très - réguliérement & en bon ordre pendant l'espace d'une année entiére ; pour lors s'étant trop échauffée à danser dans le tems même de ses régles, elles se déborderent & se changerent en un flux si considérable qu'elle en tomba en foiblesse, de maniere qu'on fut obligé de la reporter chez elle & de la mettre au lit, où on la soutint au moyen d'un régime nourrissant, & au bout de dix jours cette évacuation cessa. Il y avoit six mois que cet accident lui étoit arrivé lorsqu'on vint me prier de l'aller voir : depuis ce tems - là elle retomboit de la même maniere, réguliérement de trois semaines en trois semaines ; les accidens étoient cependant un peu moins violens, mais à chaque fois elle se trouvoit mal pendant le même espace de tems. Des évacuations si fréquentes & si démesurées, ne pouvoient manquer de réduire fa fanté & fes forces à un état de langueur & de foibleffe, dont les progrès étoient marqués par la pâleur qui effaçoit infenfiblement les couleurs de fon vifage. Enfin quand j'entrai chez elle, elle étoit dans une de ces fyncopes qui étoient les fuites ordinaires de fes grandes évacuations, & fon pouls qui étoit devenu habituellement foible, étoit pour lors fi petit que je pus à peine le fentir. Dès que je la vis en état de prendre quelque chofe, je lui fis avaller un petit verre de vin & d'eau, dans lequel je fis délayer quinze gouttes de *laudanum* liquide ; on la remit enfuite au lit, & dans l'efpace d'une demie heure fes évacuations perdirent confidérablement de leur violence. Pour lors j'introduifis dans le vagin, un morceau d'éponge imbibée d'une folution d'alun dans un mélange de vin & d'eau. Ayant examiné la nature de fon mal pendant ce tems, je lui ordonnai de prendre deux cuillerées du mélange fuivant, chaque fois que fes grandes évacuations voudroient recommencer.

℞ *Infufion de rofes rouges.* ℥vj.
Elixir de vitriol.
Laudanum liquide. } *ana gut.* xv.m.

J'ordonnai de plus, qu'on continuât l'application des éponges lorfqu'il en feroit befoin, & qu'on eût foin de les imbiber fouvent de la décoction fuivante.

℞ *Ecorces de grenade.*
         de chêne.
  Fleurs   de balauſtes.   } *ana* ʒij.
         de roſes rouges.

faites cuire le tout dans ſix onces d'eau de
fontaine, & délayez dans la colature:
     Alun ʒ ß. *ajoutez enſuite,*
     Vin rouge. ℨ ij.

Le lendemain la malade alloit beaucoup
mieux, l'évacuation étoit pour lors beaucoup diminuée, & les matiéres qui ſor-
toient encore, étoient d'une couleur pâle.
Je lui ordonnai pour boiſſon l'eau de
poulet farci de ris & le lait d'âneſſe à
prendre le matin & le ſoir. Je réglai auſſi
ſon régime pour lequel je lui permis l'uſage du veau, du poulet & du poudin fait
avec la mie de pain & des blancs d'œuf. Je
conſeillai encore, qu'en cas qu'elle voulût
varier ſa boiſſon, on lui préparât une eau
d'orge, dans laquelle on feroit diſſoudre
de la gomme arabique; ou une décoction
de gruau avec des œufs délayés dedans.
Cette méthode pût bien lui donner plus de
force; mais elle ne prévint point encore le
retour des mêmes évacuations qui reparurent au bout de trois ſemaines ſeulement,
elles ne furent ni auſſi conſidérables, ni
d'auſſi longue durée. En conſéquence j'in-
ſiſtai ſur le même régime, je lui conſeillai
d'y ajouter un peu d'exercice à proportion

de fes forces ; & après deux ou trois périodes de cette nature, allant toujours de mieux en mieux , cette malade recouvra enfin une parfaite fanté , & reprit fes premieres couleurs.

La même méthode m'a réuffi également bien pour quantité d'autres malades , tant filles que femmes. Seulement j'avöis foin de varier les remédes & le régime , relativement à la violence du mal & au tempérament des malades. Quelquefois auffi felon le befoin, j'ordonnois le quinquina, les pilules gommeufes, les eaux de *Spa*, celles de *Bath* & de *Briftol*; de ces deux dernieres entr'autres, j'en prefcrivois l'ufage fur les lieux.

Les femmes épuifées par des pertes, foit qu'elles foient furvenues dans le cours de leur groffeffe, ou pendant & à la fuite de leur travail; ces femmes, dis - je , font quelquefois fujettes à des écoulemens très-abondans, lors des deux ou trois premiers périodes qui fuivent cet accident. Les moyens que j'ai indiqués précédemment font en pareil cas , d'une très - grande efficacité.

Les obfervations fuivantes font de M. Freind. *Voyez* fon Emmenologie , chap. XIII. *De methodo in fluxu menfium immodico therapeuticâ , &c.*

Observation Premiere.

Février 1702.

Une femme à la suite d'une couche devint sujette à un écoulement de régles immodéré, qui dura pendant six ans. Les deux dernieres années, cet écoulement dégénéra en un flux de sang presque journalier, & elle rendoit chaque jour des caillots de sang aussi gros que des œufs. Dans cet état elle étoit fort altérée & fort affoiblie, elle avoit aussi quelquefois de la fiévre. Elle se plaignoit d'une douleur des plus violentes & continuelle dans le bas - ventre & dans la région de la matrice. Elle avoit le cœur ferré, quelquefois aussi elle tomboit en syncope. Son pouls étoit à peine sensible.

L'indication curative paroissoit demander qu'on calmât d'abord ce flux, afin de rétablir les forces languissantes.

Or, pour arrêter ce flux, M. Freind n'ayant pas jugé à propos de recourir aux révulsifs, d'autant que l'extrême foiblesse de la malade paroissoit en interdire l'usage, il eut recours uniquement aux astringens, qu'il fit administrer intérieurement & extérieurement.

♃ Ecorce de grenade. ℥ ß.
   Racines de tormentille. ℥ j.
   Fleurs de roses rouges. ⎱
      de balaustes.   ⎰ ana m. j.

Faites cuire dans trois livres d'eau jusqu'à réduction d'une livre. On se servira de la colature pour faire deux fois par jour des fomentations tiédes sur les parties.

Pour boisson ordinaire, il ordonna que dans deux livres de décoction blanche, on feroit bouillir deux gros de canelle.

Il prescrivit en même - tems cette teinture antiphthisique si vantée par Etmuller, composée avec le *sucre de Saturne*, le *vitriol de mars* & *l'esprit de vin*. La malade en prenoit plusieurs fois par jour, vingt gouttes à la fois dans de l'eau de plantain.

Lorsque les douleurs étoient trop vives, ou les veilles trop longues, on lui faisoit prendre vingt gouttes de *laudanum* liquide.

Le 3 Février le flux s'arréta, & pour ne pas courir les risques de le voir revénir, on continua tous les jours l'usage de la fomentation susdite jusqu'au six.

Ce flux ainsi arrêté, il parut à M. Freind que la douleur & la foiblesse méritoient tous ses soins, en conséquence il ordonna d'un côté des bouillons & de bons alimens, de l'autre, le mélange suivant.

℞ *Teinture de fafran.*
Laudanum liquide de Sydenham. } ana ʒij.
Camphre ʒj. *diffoud dans une de-*
mie once d'efprit de vin.

faites un mélange dont la malade prendra 30 gouttes 6 fois par jour, dans un autre mélange fait avec parties égales d'eau de canelle compofée, & d'eau d'orge. L'ufage de ce reméde reftaura confidérablement les forces de la malade, & calma fes douleurs.

Le 8 Février, il fe préfenta à l'orifice du vagin une efpéce de fac membraneux qui étoit cependant encore fi étroitement adhérent à la matrice, qu'il n'y eût pas moyen de le faire fortir du vagin. Il étoit d'une puanteur infupportable. On auroit cru au premier coup d'œil, que c'étoit la membrane interne du vagin qui étoit ainfi tombée. M. Freind penfoit d'autant moins que ce fût les reftes d'un *Placenta*, que cette femme difoit n'avoir point conçu depuis fix ans : mais en faifant attention à la puanteur de ce corps & aux douleurs qu'il caufoit à la malade, il lui vint quelques foupçons que ce pouvoit en être un, & il jugea qu'il falloit examiner cette affaire de plus loin. En conféquence il demanda à la malade fi elle n'avoit fait aucune fauffe couche depuis le tems qu'elle lui avoit marqué. Elle répondit qu'elle s'étoit trouvée

vée grosse il y avoit environ deux ans, qu'a-
lors s'étant trouvée par hazard hors de chez
elle & ayant à y revenir de nuit, elle avoit
été prise d'une si grande frayeur qu'elle avoit
fait une fausse couche dans son chemin, &
que quand elle avoit été arrivée chez elle,
elle n'avoit point envoyé chercher de Sage-
femme pour voir s'il lui étoit resté quelque
chose ou non dans la matrice. Enfin elle
ajouta que c'étoit depuis ce tems-là qu'elle
sentoit ses douleurs.

M. Freind s'étant ainsi mis au fait de
l'état de cette maladie, se proposa de
fortifier si bien la matrice & les muscles
abdominaux, qu'ils fussent par ce moyen
en état d'expulser les restes du *Placenta.*
Or comme le mêlange qu'il avoit ordonné
précédemment répondoit parfaitement bien
à cette indication, il lui en fit prendre
plusieurs fois chaque jour 40 gouttes à la
fois : au moyen de ce reméde, la malade
reprit tant de forces que le 10 Février il
sortit une petite portion du *Placenta,* non-
seulement très – fœtide, mais encore tout-
à fait pourrie.

Le 11 il en sortit une autre portion aussi
infecte que la premiere ; depuis ce tems-là,
il n'a plus paru dans le vagin aucune marque de cette substance membraneuse. Toutes les douleurs se font aussi dissipées dans
le même-tems.

Tome II.   'D

Le 13 Février, la malade avoit déja repris tant de force qu'elle pouvoit se soutenir assise pendant quelques heures, au lieu que jusqu'alors elle n'avoit pû quitter le lit depuis près d'un mois : il n'y avoit plus que la foiblesse qui la chagrinoit, & le défaut d'appétit ; mais elle continua toujours l'usage de son mélange qui lui fit un bien de plus en plus sensible.

Le 17 Février son flux la reprit, mais M. Freind ne jugea point à propos de l'arrêter, parce qu'il étoit très · médiocre, & que d'ailleurs il n'étoit accompagné d'aucun mauvais symptôme. En effet, il y avoit toute apparence que ce flux n'étoit que le retour naturel de ses régles. L'événement le confirma en ce qu'il se termina de lui-même au bout de quatre jours :

Le 23 Février, afin de favoriser davantage le retour des forces de la malade, M. Freind lui ordonna ce qui suit :

℞ *Teinture de quinquina,* (*dans du vin blanc.*) } ℔ j ß.

Teinture de safran. Specierum diambræ. } ana ʒ ß. *m.*

la malade en prendra six cuillerées trois fois par jour.

Le 25 Février l'appétit commença à revenir, il ne manquoit plus que des forces à cette malade pour achever le retour de sa santé ; mais après qu'elle eut reitéré deux fois la décoction fufdite, elle fe trouva enfin parfaitèment rétablie.

OBSERVATION II.

10 *Septembre* 1701.

Une femme d'un tempérament réplet, dont les régles avoient coutume de couler en grande quantité, fut prife d'un flux de fang exceffif à la fuite d'un exercice trop violent, de maniere que fes régles coulérent en très-grande abondance d'abord pendant fix jours de fuïte, puis pendant douze.

La malade fe trouva totalement épuifée après avoir paffé l'été dans cet état. Il lui furvenoit fouvent des fyncopes & des fpafmes, les pieds lui enfloient. Elle avoit une face prefque Hippocratique. Son fang qui étoit devenu très ténu, ne couloit plus goutte à goutte, il faifoit un jet pour ainfi dire continuel, & ce flux étoit à fon quatriéme jour lorfque M. Freind la vit pour la premiere fois.

L'indication qui fe préfentoit d'abord à remplir dans cette maladie, confiftoit à calmer tout de fuite cet écoulement; pour cet effet M. Freind ordonna la fomentation indiquée dans l'obfervation précédente, & à l'heure du fommeil, il lui fit prendre l'hypnotique fuivant:

D ij

℞ *Trochifques de Gordon.* з ß,
　　Laudanum de Londres. grains. ij.
　　Mucilage de gomme arabiq q. ſ. m.
pour en faire de petites pilules dont la malade prendra n°. iij.

Au moyen de ces pilules, la malade eut
un ſommeil aſſez tranquille.

Le 11ᵉ. Septembre, comme l'écoulement continuoit encore, il ordonna l'électuaire ſuivant :

℞ *Conferve de roſes rougcs.* ʒj.
　　Bol d'armenie.
　　Safran de mars aſtringent.　} *ana* зj.
　　Maſtic ,
　　Terre du Japon.　} *ana* Эij.
　　Specierum diatrion ſantal. Эiv.
　　Syrop de grande conſoude. q. ſ. m. ſ.
un électuaire dont la malade prendra gros
comme une noix muſcade de quatre heu-
res en quatre heures , buvant par - deſſus
cinq cuillerées du julep ſuivant :

℞ *Eau de frai de grenouilles.*
　　　de plantain.　} *ana* ℔ ß.
　　· *de canelle orgée.*
　　Sirop de corail. q. ſ. m. ſ. jul.
Il lui ordonna auſſi de prendre trois fois
par jour quarante gouttes d'eſprit de vitriol,
dans quelque véhicule convenable.

Enfin il fit réitérer la fomentation & les
pilules preſcrites ci - deſſus.

Le 13 Septembre ce flux subsistoit encore, mais il ne couloit plus que goutte à goutte, & il s'arrêta tout-à-fait le 15 du même mois, moyennant que la malade exécuta ponctuellement tout ce qui lui fut ordonné.

Cet écoulement une fois arrêté, M. Freind dirigea la cure de maniere à fortifier les vaisseaux, & à remédier à la trop grande raréfaction du sang. Pour satisfaire à cette premiere indication, il fit continuer tous les jours la fomentation. L'usage des agglutinans & des balsamiques lui parut le plus propre à remplir la seconde, ainsi à part les astringens, il employa la méthode suivante :

℞ *Décoction blanche.* ℔ ij.

Eau de canelle orgée. ℥ iij.

Sucre blanc. q. s. m.

la malade en prendra quatre onces, quatre fois par jour :

℞ *Baume de copahu.* } ana ℥ ij.
    polychreste. }

la malade en prendra 25 gouttes en se couchant avec s. q. de *conserve de roses rouges.*

Après que la malade eut fait usage de ces remédes pendant près de trois semaines, ses régles revinrent le 5 Octobre, & coulerent encore pendant six jours ; mais moyennant qu'elle continua l'usage des re-

médes indiqués en dernier lieu , le mois
fuivant fes régles fe terminérent au bout
de quatre jours ; depuis ce tems - là elles fe
font toujours arrêtées à ce terme , & cette
femme s'eft bien portée.

OBSERVATION III.

21 *Mai* 1703.

Une femme âgée de 36 ans, ayant eu le
malheur de faire une fauffe couche , fes régles coulerent pendant quatorze jours les 3
premiers périodes qui fuivirent cet accident.
Elles dégénérerent enfuite au point de couler tous les jours pendant trois autres mois.
La malade en étoit fi affoiblie qu'elle ne
pouvoit plus du tout marcher & qu'à peine elle pouvoit fe foutenir. Elle avoit auffi
tant de peine à refpirer qu'elle étoit en
danger de fuffoquer; quelquefois elle tomboit en fyncope, d'autrefois il lui furvenoit des vapeurs , de maniere qu'elle paffoit quelquefois une ou deux heures toutes
entiéres, comme fi elle avoit été morte.
De plus elle étoit maigre & auffi pâle que le
font les phthifiques. Son pouls étoit très-
foible & fouvent intermittent. Il parut à
M. Freind , que la premiere indication curative devoit être d'arrêter ce flux, après

quoi il pourroit plus efficacement travailler à rétablir ses forces.

En conséquence il lui ordonna l'usage de la fomentation indiquée dans l'*observation premiere*, qui a toujours fort bien répondu à son attente.

Pour l'usage intérieur, il ordonna une décoction de Torment lle, dans laquelle on lui feroit prendre quatre fois par jour vingt gouttes d'esprit de sel ducifié.

Le 25 Mai, l'écoulement étoit tant soit peu diminué; mais il revenoit encore tous les jours.

En place de sa boisson ordinaire, il ordonna l'émulsion suivan e :

℞ *Amandes douces mondées.* ʒj.

Des 4. *semenc. froides. maj. ana* ʒij.
faites un émulsion s. a. avec deux livres *d'eau d'orge*, ajoutez à la colature,

Sel de prunelle. ʒij.

Syrop de guimauve. q. s. m.

Le 30 Mai l'écoulement s'étoit arrêté, il revint cependant le lendemain au soir : Mais moyennant l'usage des remédes susdits, il se calma de maniere que du trois au neuf Juin, il n'en étoit plus question. Depuis ce tems-là, ses régles ont toujours suivi réguliérement leur cours ordinaire.

Cet écoulement étant arrêté & les vaisseaux ayant repris assez de force, M. Freind

se proposa de remplir la seconde indica=
tion de la maniere suivante :

　　♃ *Quinquina.* ℥j.
　　Racine de *Zedoaire.* ʒ ß.
　　Cochenille. ʒ ij.

faites infuser sur les cendres chaudes pendant trois jours dans deux livres de vin
blanc : filtrez la liqueur dont la malade
prendra trois fois par jour deux onces à la
fois, on ajoutera à chaque dose :

Teinture de serpentaire de virginie. gout. 20.

Comme la malade passoit souvent les nuits
sans dormir, & que quelquefois elle étoit
prise de vapeurs, M. Freind ordonna les
pilules paregoriques suivantes :

　　♃ *Galbanum.* ʒij.
　　Specierum diambræ.　⎫
　　Castoreum.　　　　　⎬ ana ℈ ß.
　　Camphre.　　　　　 ⎭

Laudanum de Londres. ℈j m. f. p. n°. 20,
la malade en prendra deux en se couchant.

M. Freind donna aussi ses soins à ce qu'elle
ne mangeât que des alimens bien nourrissans.

Le 19 Juillet, l'estomach qui jusqu'alors
avoit toujours été en mauvais état, se trouva beaucoup rétabli. La malade avoit aussi
reprit un peu de forces ; enfin en suivant la
méthode susdite, la malade fut parfaitement
rétablie au mois d'Août suivant.

FORESTUS parlant des maladies des femmes, Liv. XXVII. rapporte neuf obfervations fur le cours immodéré des régles.

Voyez Zacutus Lufitanus, tom. I. lib. III. *pag.* 479. & tom. II. lib. III. *pag.* 487.

Voyez l'obfervation communiquée par M. Slead, article fuivant.

ARTICLE III.

Des Fleurs blanches.

Comme Hoffman s'eft étendu fort au long fur cette maladie des femmes appellée fleurs blanches, j'ai cru ne pouvoir mieux faire que d'inférer ici un abrégé des Obfervations fuivantes, tirées de cette partie de fes Ouvrages, où il parle *de Cachexiâ Ulterinâ, five de fluore albo.*

OBSERVATION II.

UNE femme âgée d'environ trente ans d'un tempérament très-foible, qui demeuroit fur le bord de la Mer où elle menoit une vie fédentaire, & où elle vivoit d'alimens très-difficiles à digérer, tels que le poiffon de Mer, & en particulier les huitres; cette femme, dis-je, fut très-mal

réglée pendant une année entiere , encore
ses régles ne couloient - elles qu'en très-
petite quantité lorsqu'elles paroissoient. Elle
étoit fort incommodée des fleurs blanches.
Déja son visage devenoit pâle , & elle se
plaignoit d'une grande fatigue de corps &
d'esprit. M. Hoffman lui ordonna d'abord
de prendre deux fois la semaine un émétique préparé, avec un demi gros de *racine
d'Ipecacuanha* , & un demi scrupule de
tartre vitriolé, il ajouta qu'elle prendroit
ensuite une fois la semaine une dose de pilules apéritives, composées avec quelques
extraits amers, des gommes & la rhubarbe,
& dans les intervalles trois ou quatre onces tous les matins du vin stomachique
suivant :

℞ *Racines de Zedoaire.*
de calamus aromaticus. } ana ℥ß.
d'énula campana.
Feuilles d'absinthe.
de romarin.
de marrube blanc.
de menthe. } ana mj.
de sauge.
de petite centaurée.
Bayes de geniévre. ℥j.

faites infuser dans une pinte & demie de vin
de canarie. On passera la liqueur avant de
s'en servir , & on en réitérera l'usage pendant un mois.

M. *Hoffman* recommanda auffi beaucoup à la malade de prendre fouvent quelques légers exercices, de manger des chofes aifées à digérer, & d'éviter tout ce qui
pourroit fatiguer trop fon eftomach.

En fuivant cette méthode, M. *Hoffman*
a rendu la fanté à beaucoup de femmes dont
les incommodités étoient entretenues par
de mauvaifes digeftions, & n'étoient pas
fort invétérées, ou n'avoient pas encore
détruit leur tempérament.

OBSERVATION III.

UNE femme âgée de plus de trente ans,
d'une compléxion foible, fe trouva fort incommodée de fleurs blanches pendant plus
d'une année, après avoir fait trois fauffes
couches ; fes régles venoient fort irrégulié-
rement, & quelquefois en grande abondance. M. *Hoffman* lui ordonna quelques dofes
de pilules balfamiques & apéritives à prendre le foir pendant trois jours, & le matin
environ trois onces de vin apéritif. Le même
jour il lui ordonna un bain préparé avec des
herbes aftringentes, il ajouta que de ces
mêmes herbes on en feroit des fachets pour
lui appliquer fur les aînes. Au bout de trois
jours il fit recommencer la même chofe pendant le même efpace de tems, après quoi il fit

encore réitérer une troiſiéme fois de la même maniere , avec de nouvelles herbes à
chaque fois ; puis il fit faire des fumigations à la matrice avec de l'encens mâle ,
du maſtic & de l'ambre, recommandant ſoigneuſement à la malade de mener une vie
bien réglée. Par ce moyen non - ſeulement
les inteſtins , mais encore la matrice , ſe
trouvérent déchargés d'une grande quantité
d'humeurs.

M. *Hoffman* a guéri pluſieurs autres femmes de la même maladie , en leur faiſant
obſerver le même traitement. Il obſerve
encore qu'il faut non - ſeulement purger le
corps des ſéroſités peccantes, mais auſſi remédier au relâchement de la matrice , qui
en pareil cas eſt ſurchargée de ſéroſités ;
c'eſt dans cette vûe qu'il recommande les
bains ſuſdits, qui ſont d'autant plus efficaces qu'on y ajoute des herbes aromatiques
nervines. Et comme cette maladie eſt le
plus ſouvent cauſe de ſtérilité, la méthode
qu'il indique eſt un ſouverain moyen pour
y remédier.

Dans ſes Obſervations vol. III. *pag.*
356. il rapporte qu'une jeune femme de
vingt ans , fort délicate & qui menoit une
vie ſédentaire , fut priſe d'une douleur très-
aiguë après un travail laborieux , dans lequel on n'avoit pû la délivrer du *Placenta*

qu'en y employant beaucoup de force ; les
lochies ne coulerent pas avec autant de facilité qu'elles l'auroient dû, & depuis ce
tems il lui étoit furvenu des fleurs blanches
qui couloient en fi grande abondance qu'elle en étoit fort affoiblie. Elle dépériffoit
chaque jour à vûe d'œil, & fes jambes commençoient déja à s'enfler. M. *Hoffman* dit
qu'il a fouvent obfervé dans la Pratique
qu'un pareil traitement donne lieu à de
femblables maladies.

Il ordonna à la malade quelques remédes balfamiques & nitreux, & lui recommanda pour boiffon ordinaire une décoction de maftic avec de la canelle & un peu
de vin, il ordonna auffi des fumigations
pour les parties baffes, faites avec le fanda-
rac, le maftic, le benjoin & le cinnabre,
& des fomentations fréquentes fur la région
des aînes avec quelques plantes aromatiques bouillies dans du vin. Cette méthode
aidée d'une diéte exacte, produifit l'effet
qu'on en attendoit.

Obfervation de M. PEARCE. *Mémoire de*
BATH. *pag.* 219.

UNE femme mariée âgée de trente - fept
ans, incommodée depuis très - long - tems
des fleurs blanches, dont les premiers
écoulemens avoient été blancs feule-

ment , puis jaunes , puis verdâtres ,
puis d'une couleur tirant fur le noir , &
mêlée de ftries rouges , en fut guérie en
prenant les bains de Bath , buvant de ces
mêmes eaux , & faifant en même-tems ufage de quelques doux balfamiques aftringens. Elle injectoit auffi de ces mêmes eaux
avec du miel rofat dans fa matrice.

On trouve dans cette même fection trois
autres obfervations fur des femmes guéries
de la même maladie, en buvant de ces eaux
& en s'y baignant.

Vide foreftum de mulierum morbis lib.
XXVIII. où l on trouve cinq Obfervations
fur les fleurs blanches.

Vide Boneti fepulchretum de flore mulie-
bri lib. III. *fect.* 36.

Obfervation de M. SLEAD , *faite à l'Hôpital de Guy.*

UNE jeune fille d'un tempérament fanguin âgée d'onze ans , étoit réglée depuis
environ trois ans & demi. Ses régles avoient
coulé en petite quantité, affez bien fleuries,
& avoient continué de couler pendant plufieurs femaines de fuite, puis elles s'étoient
arrêtées & étoient enfuite revenues en bon
ordre une fois par mois, jufqu'à environ
trois femaines auparavant , pendant la plus

grande partie defquelles elle avoit eu une perte de fang. Deux ou trois jours après que fes régles fe furent arrêtées pour la premiere fois, on s'étoit apperçu qu'elle avoit les fleurs blanches dont elle avoit toujours été incommodée depuis. Cet écoulement en blanc étoit devenu fi tenu & fi cauftique qu'il lui avoit tout excorié les parties *intra labia*. On foupçonna cette jeune fille de quelque virus vérolique, mais elle & fa mere proteftérent qu'elle n'avoit jamais eu de commerce avec aucun homme, ce qui fe trouva confirmé par l'étroitefle extrême de l'orifice du vagin. On ne trouva aucune raifon à laquelle on pût attribuer l'écoulement de fes régles fi prématuré, fi ce n'eft que dans ce tems-là elle avoit beaucoup pleuré, ce qui avoit pû l'affoiblir, & qu'elle s'étoit donné un tour de rein, en portant fur fes bras de grands enfans très-pefans. Quelque tems avant & après qu'elle fût entrée dans l'Hôpital, elle fe plaignoit d'un malaife continuel, d'une douleur très-vive, & d'un fentiment de pefanteur vers le vagin & les parties baffes, dont elle étoit fi incommodée, qu'elle ne pouvoit ni marcher ni refter au lit, à moins qu'elle n'eût les jambes croifées, parce que cette pofition lui étoit la plus fupportable.

Elle avoit une grande foibleffe dans les

reins , elle étoit extrêmement altérée. Du reste elle alloit assez réguliérement à la selle. Dans ces circonstances , le Médecin lui ordonna ce qui suit :

℞ *Oliban.* ʒ ß.
    Miel. q. s. ajoutez à la solution.
    Eau de lait alexitére. ʒj ß.
    Eau admirable.
    Syrop balsamique.   } *ana* ʒij.

faites une potion à prendre soir & matin.

℞ *Décoction de deux onces de quinquina.*
    Elixir de vitriol vingt gouttes.

faites une potion à prendre tous les jours à dix heures du matin & le soir à cinq heures.

Quinze jours ou trois semaines après que la malade eût commencé ces remédes , elle devint tant soit peu paresseuse du ventre : on la purgea de la maniere suivante :

℞ *Infusion de senné.* ʒj ß.
    Manne. ʒ vj.
    Eau admirable. ʒ ij.

faites une potion dont on réitérera l'usage selon le besoin.

Tous ces remédes firent très-bien à la malade. On vint bien-tôt à bout d'arrêter l'écoulement de ses régles au moyen des astringens. On remédia aux ulcéres externes en les fomentant soir & matin avec du

lait

lait chaud , & en les oignant enfuite avec
le liniment fuivant.

    ♃ *Huile d'amandes douces.* ℥j.
       Blanc de baleine. ʒj ß.
       Cire blanche. ʒ ß *m. f. linimentum.*

On lui fit auffi prendre pendant deux
mois quelques remédes internes pour fes
fleurs blanches, après quoi on en vint aux
pilules fuivantes :

    ♃ *Pilules* de duobus. ℈r. XII.
       Aquila alba ℈r. iv. *f. p. n°.* ij,
à prendre deux fois la femaine, en gardant
une diéte légere.

    ♃ *Thérebentine de Venife.* ʒij.
       Poudre de regliffe. q. f.
faites de petites pilules dont la malade
en prendra quatre, trois fois par jour,
dans quelque véhicule convenable.

Les pilules purgatives opérerent médiocrement, on en continua l'ufage auffi bien
que des autres pendant environ deux mois,
& elles diminuérent peu à peu l'écoulement,
excepté pendant les trois dernieres femaines , pendant lefquelles elles parurent refter toujours dans le même état ; mais c'étoit
alors fi peu de chofe que le Médecin ju-
jea à propos de travailler à l'arrêter tout-à-
fait. Il y effaya & en vint à bout, en réitérant pendant cinq femaines la potion

Tome II.   E

avec l'oliban, indiquée ci-deſſus, après quoi
elle ſortit en bonne ſanté.

Il ſeroit inutile de rapporter un plus
grand nombre d'obſervations ſur cette ſorte de maladie. Je crois cependant qu'il ſera
bon de faire quelques obſervations géné-
rales ſur les différentes méthodes qui m'ont
réuſſi dans ma Pratique.

J'ai obſervé que cette évacuation étoit
ſalutaire aux femmes dont les régles étoient
ſupprimées & irréguliéres ; que l'avantage
qui leur en revient eſt plus ou moins conſidérable en raiſon de la quantité de cette
évacuation , & que tous les remédes auxquels on a communément recours pour lever les obſtructions , diminuent l'écoulement des fleurs blanches.

Il eſt vrai que quand cette maladie vient
de la foibleſſe & du relâchement de la fibre,
J'ai obſervé qu'on y remédioit en ſuivant
la méthode indiquée contre le cours immodéré des régles ; & quoique j'aye communément réuſſi de l'une & de l'autre maniére , j'ai cependant vû quelques malades
qu'on ne pouvoit venir à bout de guérir ra-
dicalement lorſqu'elles avoient traîné trop
long-tems cette maladie.

J'ai vû pluſieurs femmes chez leſquelles cette évacuation s'eſt ralentie lors de la
ceſſation de leurs régles , vers l'âge de 45

ou 50 ans, & elle s'eft entiérement arrêtée quelques années enfuite. J'en ai même vû quelques-unes qui n'avoient pû fouffrir l'approche de leur mari pendant des dix, quinze & vingt années, tant les parties en étoient gonflées, excoriées & ulcérées, & qui ne s'en plaignoient plus après cette ceffation. *Voy.* Vol. 1. Livre 1. Chap. 111. Sect. 1.

RECUEIL V.

De l'Accouchement fans avoir été précédé d'aucun mouvement fenfible de l'Enfant, & des Enfans conçus hors de la Matrice. Voy. Vol. 1. Liv. 1. Chap. 3.

ARTICLE PREMIER.

De l'Accouchement qui n'a pas été précédé du mouvement de l'Enfant.

EN 1728. une femme âgée de plus de trente ans, ayant eu précédemment trois enfans, & commençant pour lors à devenir plus replette, s'apperçut que fes régles étoient fupprimées ; mais bien loin d'en attribuer la fuppreffion à fa vraye caufe, elle imagina que ce devoit être une fuite de fon embonpoint, d'autant plus qu'elle n'a-

voit point du tout senti remuer son enfant.
Elle persévera toujours dans la même idée
jusqu'au septiéme mois de sa grossesse qu'elle me vint consulter sur les moyens de remédier à la suppression de ses régles, mais
sans me donner la liberté de l'examiner en
aucune maniere. Comme je la voyois en
bonne santé, quoique persuadée que sa grossesse venoit ou de sa réplétion, ou d'une hydropisie, & demandant toujours que je lui
prescrivisse les moyens de remédier à l'obstruction de ses régles, je lui ordonnai quelques légers apéritifs d'autant plus qu'elle
étoit constipée. Elle me consulta une seconde fois le huitiéme ou le dixiéme mois,
en m'assurant encore qu'elle n'avoit senti
rien de semblable au mouvement d'un enfant, ce qui la rendoit fort entêtée dans son
sentiment. Enfin on m'appella pour la secourir dans un accès prétendu de colique.
J'arrivai chez elle assez à tems pour recevoir son enfant : encore ne voulût-elle
convenir de la réalité de son état, que quand
elle entendit cet enfant crier, parce que,
disoit-elle, elle ne l'avoit jamais senti remuer, ni auparavant ni même dans le tems
de son travail. J'ai accouché plusieurs femmes, d'enfans forts & bien vivans, & qui
s'imaginoient que bien certainement leurs
enfans étoient morts, parce qu'elle les

avoient point du tout sentis remuer dans le tems du travail.

Dans certaines circonstances , j'ai cru que le travail commençoit par un pareil mouvement. Mais en général j'ai observé que les douleurs ne suivent point ce mouvement : & lorsqu'on étoit bien assuré que les enfans étoient morts, j'ai délivré quantité de femmes avec autant de facilité qu'on en peut avoir lorsqu'ils sont en vie. Les seuls obstacles que j'aye jamais trouvé à délivrer des enfans morts , étoient la tumefaction de leur ventre occasionnée par la raréfaction de l'air qui y est contenu, qui rendoit le travail un peu ennuyeux , & quelquefois la grosseur de la tête ou l'étroitesse du bassin, encore en pareil cas auroit-on eu les mêmes obstacles à surmonter, si les enfans avoient été en vie ou que le corps n'eut pas été tumefié.

ARTICLE II.

Des Fœtus conçus hors de la Matrice.

M. YOUNGE rapporte dans les transactions philosophiques des observations sur quelques *Fœtus* conçus hors de la matrice tant des hommes que des brutes. Par rapport aux hommes , il dit qu'on a quelquefois trouvé des embrions dans les femmes hors de leur matrice; mais que perfonne n'en avoit fait part au Public jufqu'au commencement du dernier fiécle. R I O L A N *le jeune*, parlant des trompes de *Falkope* dit qu'elles paroiffent être de la même nature, & compofées de la même fubftance que la matrice , *quia carnofa eft in quâ, quod eft mirabile, fœtum humanum concipi, fuit obfervatum.* Il donne enfuite l'hiftoire de quatre conceptions contre nature de cette efpéce.

Il obferve encore que depuis ce tems-là on en a vû dans fon pays des exemples plus étranges. VESALE en a trouvé un dans la trompe d'une femme, à Paris au mois de Janvier 1669. Ce fœtus avoit quatre mois, il étoit fi gros & la trompe étoit fi diftendue , qu'il prit cette trompe pour une feconde matrice, ce qui lui fit publier la differtation qu'il en donna fous le titre de *démonftration* d'une double matrice. *M. Oldenburgh* en a inféré un extrait dans les tranfactions philofophiques n°. 48. on l'a auffi publié dans les Journaux d'Allemagne, Vol. 1. Obferv. 110. Mais ni les uns ni les autres n'ont compris ce myftére, jufqu'à ce que de *Graaf* en ait fait une meilleure application, & qu'il ait eu recours à cette obfervation-là même pour éclaircir & confirmer en même-tems l'hypothèfe de *Ker-kringius*. Environ dix ans après on vit un autre exemple encore en France , beaucoup plus prodigieux & plus incroyable. Ce fait parut effectivement fi extraordinaire & fi inoui, qu'il devint le fujet d'une infinité de Lettres & de Relations différentes qui s'en répandoient de toutes parts , de maniere qu'on ne fçavoit prefque plus à quoi s'en tenir pour la plûpart des circonftances , jufqu'à ce que M. *Bayle* témoin du fait , & qui en a donné une hiftoire entiére & complette , en eût fait un extrait qui fut inféré dans le Journal des Sçavans de l'année 1678, tel qu'il fuit :

> *Extrait d'une Lettre écrite de Toloze le 22 du mois de Juin, à l'Auteur du Journal des Sçavans , par M. B A Y L E Docteur en Médecine , touchant un enfant qui a demeuré vingt-fix ans dans le ventre de fa mere.*

Marguerite Matthieu , femme de Jean Puget Tondeur de draps , étant enceinte en l'année 1652. fentit fur la fin du neuviéme mois de fa groffeffe les douleurs de l'enfantement, avec les efforts que les femmes font ordinairement quand elles font prêtes d'accoucher. Elle vuida les eaux , mais l'enfant ne fortit point. Pendant l'efpace de vingt ans, elle a fenti quelques mou-

vemens de cet enfant avec diverses incommodités , lesquelles l'obligeoient de tems
en tems suivant qu'elle en étoit pressée,
de prier son Chirurgien ordinaire d'ouvrir
son ventre pour tirer ce fardeau incommo-
de ; depuis les six dernieres années cette
femme n'a plus senti les mouvemens de cet
enfant ; mais se voyant au lit de la mort,
elle fit à son Chirurgien la priere qu'elle lui
avoit faite plusieurs fois de l'ouvrir dès
qu'elle seroit morte , pour tirer de son ventre l'enfant qu'elle y portoit.

Cette femme étant décédée le 18 Juin
de cette même année 1678 , son Cadavre
fut ouvert le lendemain dix - neuf du même
mois ; & on trouva dans le ventre hors de
la matrice l'enfant mort, sans aucune liaison
avec la matrice , la tête en bas , les fesses
pendant vers le côté gauche , &c.

Tout le derriere de cet enfant étoit couvert de l'épiploon qui étoit épais d'environ
deux doigts , & étoit fortement attaché en
divers endroits à ce corps , de façon qu'on
ne put l'en séparer qu'avec le scalpel , très-
peu de sang coulant quand on l'en séparoit.
Ce petit corps pesoit huit livres de seize
onzes chacune. Le crâne étoit fracassé en
plusieurs piéces. Le cerveau de la consistance & couleur de l'onguent rosat. Les
chairs étoient rouges à l'endroit qu'elles

étoient unies à l'épiploon, les autres étoient ou blanchâtres, ou jaunes, ou un peu livides, excepté la langue qui avoit la molleſſe & la couleur naturelle. Toutes les parties internes étoient flétries, de couleur noirâtre ſans aucune trace de ſang, excepté le cœur qui avoit conſervé quelque rougeur. Le front, les oreilles, les yeux, le nez, la bouche, étoient couverts d'une matiere calleuſe, de l'épaiſſeur d'un travers de doigt. Les gencives étant coupées, les dents ont paru de la grandeur qu'elles ſont aux adultes. Ce corps n'avoit aucune mauvaiſe odeur, bien qu'il y eut trois jours qu'il fut hors du ventre de ſa mere.

C'eſt une choſe bien ſinguliére que cet enfant ſe ſoit conſervé l'eſpace de 26 ans dans le ventre de la mere hors de la matrice, ſans aucune communication avec la matrice & ſans ſe pourrir. La hauteur de ce corps depuis les feſſes juſqu'au ſommet de la tête eſt d'environ onze pouces. La mere eſt morte environ la 64ᵉ. année de ſon âge.

M. *Oldenburg* a inféré cette même hiſtoire dans les tranſactions philoſophiques. *Voy.* n°. *39. p. 979.* & depuis elle a été publiée dans différens Ouvrages ſur le témoignage de notre Auteur.

M. Y O U N G E qui l'a auſſi tranſcrite, dit

qu'avant qu'on eût vû de pareils exemples en France, M. RHOONHUYS en avoit vû un en Hollande. Une femme groſſe & à terme de ſon premier enfant, fut pendant quatre jours en travail ſans qu'il fût poſſible de la délivrer, quoi qu'on eût appellé pluſieurs Sages-femmes à ſon ſecours. M. *Rhoonhuys* qui fut appellé en Décembre 1658, trouva l'orifice interne tout-à-fait fermé ſans aucun écoulement, ni aucun autre avant-coureur de l'Accouchement. Cet Auteur voyant les voyes ordinaires ſi exactement fermées, & une tumeur très-douloureuſe au-deſſus de l'ombilic propoſa l'opération Céſarienne. La malade inſtruite que cette opération s'étoit pratiquée à Paris, pria iſtamment M. *Rhoonhuys* de la délivrer par le même moyen; mais ayant voulu ſuivre quelques formalités, l'opération ſe trouva différée juſqu'après la mort de la femme, qu'on auroit pû ſauver avec ſon enfant ſelon le ſentiment de cet Auteur, ſi l'on avoit tenté cette opération dès la premiere fois qu'il vit la malade. A l'ouverture du bas-ventre M. *Rhoonhuys* trouva l'enfant parmi les autres viſcéres qui rempliſſent cette capacité. Son *Placenta* étoit attaché au colon & en partie au fond de la matrice. Il y avoit à la matrice une ouverture aſſez grande pour le paſſage de cet enfant dans la capacité du ventre.

L'année d'après que *Rhoonhuys* eût obfervé cet étrange phénomène THOMAS BARTHO-LIN trouva auffi un fœtus hors de la matrice, enveloppé dans une môle qui étoit dans le ventre de la femme, fur quoi cet Auteur dit, *non poffum aliud divinare, quam quod fœtus hic primo in tubis uteri conceptus.* G. *Horftius* fut le premier auquel BARTHOLIN en fit part. *Voy.* fa cinquante-huitiéme Epître. vol. IV. il l'inféra enfuite parmi fes Obfervations. *Voy.* la 92ᵉ. de fa fixiéme Centurie.

En 1662. dans la Ville d'Avranche, le Docteur *Baldwin* & M. *Delafort* trouvérent un enfant très-bien formé hors de la matri-ce. *Puellum egregium optimè formatum extra uterum.* SACHS a publié l'Hiftoire de cette découverte dans les *Mifcellanea naturæ curioforum.* Vol. I. Obferv. 100. A la fuite de cette Hiftoire, il en rapporte une autre encore plus furprenante que toutes celles que j'ai citées. On trouve cette même Hiftoire publiée bien long-tems auparavant dans la *chronique de Silefie*, où elle a été inférée par N. POLINUS, d'après lequel il s'explique en ces termes :

Une femme qui avoit mis au monde dix enfans dans l'efpace de quinze ans de mariage, conçut encore une fois, & fut délivrée au bout de son terme, par un abscès dans l'hypochondre gauche. *Ex qua infans boni habitûs extractus, qui baptisatus fuit, & annum unum cum dimidio supervixit; mater vero summis in doloribus tertio die obiit.* Plus haut, il dit qu'une servante ayant tué une brebis qu'on croyoit grasse, & lui ayant ouvert le ventre pour la vuider, elle trouva parmi les intestins un peloton de graisse qui lui parut également prodigieux & extraordinaire; cette masse étoit figurée à peu près comme une loupe, venant du milieu de l'*omentum*, e'le en fit l'ouverture, & il s'y trouva un petit agneau. Il dit encore que trente ans auparavant, il avoit vû la même chose dans une chienne. Enfin il ajoute qu'un Chasseur lui avoit dit qu'il avoit trouvé dans le ventre d'un liévre parmi les intestins, deux petits lévreaux; mais qu'ils y étoient à demi pourris, & que dans la matrice de ce même animal il s'étoit trouvé trois embrions qui n'étoient pas encore formés.

On trouve aussi dans les transactions philosophiques, une observation qui paroît avoir été publiée par deux différens Auteurs à peu près dans le même tems à Paris. Le premier est M. SAVIARD, n°. 222. *p.* 314. Le second est le Docteur FERN, n . 251. *pag.* 121. Je me suis attaché à ce dernier qui en donne le détail avec le plus d'étendue.

La femme d'un Orfévre, groffe de près de neuf mois de fon cinquiéme enfant, entra à l'Hôtel - Dieu le 20 Septembre 1696. pour y faire fes couches, elle étoit pour lors âgée d'environ trente - quatre ans & d'une complexion très - foible. Elle avoit eu précédemment quatre enfans qu'elle avoit tous très-bien portés ; mais elle avoit beaucoup fouffert dans cette derniere grof-feffe & elle avoit eu beaucoup de peine pendant tout fon cours. La Sage - femme qui l'examina, trouva près de l'ombilic du côté droit une tumeur qui reffembloit beaucoup à la faillie que pouvoit former la tête d'un enfant ; au - deffous, la groffeur du ventre ne gardoit plus aucune proportion, ni à celle de cet endroit, ni au tems où elle en étoit de fa groffeffe. Il ne fe trouva rien de remarquable du côté gauche. La Sage - femme crut fentir au travers du va-gin, une membrane épaiffe remplie & dif-tendue d'eaux ; elle crut auffi y trouver le talon d'un enfant replié vers la cuiffe ; mais il ne fut pas poffible de s'affurer fi cette partie étoit dans la matrice ou non, parce que l'orifice intérieur de la matrice étoit retiré fi haut au - deffous des os *pubis*, qu'elle avoit encore beaucoup de peine à y atteindre avec l'extrêmité de fon doigt. Au bout

de quelque tems elle recommença de nouvelles recherches ; mais elle ne put rien
reconnoître qu'elle dût juger appartenir à
un fœtus, comme elle avoit fait auparavant.

La malade lui dit que pendant les six
premieres semaines de sa grossesse, elle a-
voit continuellement senti de grandes douleurs qui portoient vers l'ombilic & s'y
terminoient ; ces douleurs persistérent jusqu'au troisiéme mois de sa grossesse. Depuis
ce tems jusqu'au cinquiéme mois elle avoit
eu de fréquentes convulsions, des attaques
d'apopléxie, & de violentes syncopes, de
maniere que ceux qui l'avoient assistée a-
voient souvent désespéré de sa vie. Du sixiéme au huitiéme mois, elle avoit joui d'une
bien meilleure santé, au moyen de laquelle
elle s'étoit en quelque sorte fortifiée, elle &
son enfant. Elle ajouta que les douleurs qu'elle avoit endurées depuis ce tems-là lui paroissoient comme des espéces de pulsations
qui venoient probablement des coups répé-
tés de la tête de son enfant, dans cet endroit
où les tégumens étoient si amincis à cause de
leur distension excessive, qu'on pouvoit aisément sentir au travers la dureté des os du
crâne. Tel étoit l'état déplorable de cette
pauvre malheureuse lorsqu'elle entra à l'Hôtel-Dieu, où ses maux augmentérent de

maniere qu'elle ne pouvoit plus rester cou-chée, ni sur les côtés ni sur le dos, de sor-te qu'elle étoit obligée ou de rester sur une chaise, ou de s'agenouiller dans son lit, la tête appuyée sur la poitrine. Ces symptô-mes également surprenans & incompré-hensibles, obligérent la Sage - femme à de-mander le conseil du Médecin & du Chi-rurgien Major de la Maison, qui penférent que le plus à propos étoit de tout aban-donner à la nature, & de disposer la malade à l'Accouchement par une faignée du pied. On eut la précaution d'ordonner cette fai-gnée légere, à cause de son extrême foi-blesse & de la délicatesse de son tempé-rament. Avec toutes ces précautions l'en-fant ne fit aucun effort, & la tumeur dif-parut; il n'y resta qu'une hydropisie qu'on pouvoit aisément reconnoître par la fluc-tuation des eaux. Il s'écoula pendant plusieurs jours une grande quantité d'eau par l'ouverture qu'on avoit faite pour la saigner, de maniere que cette femme qui paroissoit avoir le bas - ventre & les cuisses extrêmement distendus, se trouva fort amai-grie avant que de mourir.

Après sa mort M. *Joui* fit l'ouverture de son cadavre. Aussi-tôt qu'on eut percé les tégumens, il sortit deux ou trois pintes d'eau & de sang, & on apperçut ensuite la tête d'un enfant à nud. Après avoir mieux dégagé les parties, on trouva une petite fille toute entiere, enveloppée dans une espéce de sac qui lui servoit tout à la fois de matrice & de membrane. M. *Joui* tira du ventre de la mere l'enfant & le cordon ombilical, en conduisant le cordon jusqu'au *Placenta* où il alloit s'inférer : par ce moyen il trouva le *Placenta* qui lui parut sous la forme d'une grosse masse de chair ronde, qui étoit si étroitement adhérente au mesentere & au colon du côté gauche, qu'on eût beaucoup de peine à l'en séparer. A côté de cette masse il s'en trouva une moindre à peu près du volume d'un rein ; celle-ci étoit attachée principalement au mesentere, & recevoit plusieurs branches du cordon qui se perdoient dans sa substance. La grosse masse étoit d'une forme ronde, & étoit en plus grande partie adhérente à cette espéce de sac dans lequel l'enfant étoit enveloppé. Ce sac étoit en partie gangrèné & pourri, ce qui venoit probablement des coups réitérés qu'il avoit reçu de la tête de l'enfant. Il tiroit son origine des bords de la trompe, ou du morceau déchiré de l'ovaire du côté droit, qui étoit plus entier que celui du côté gauche, d'où il avançoit obliquement vers le côté gauche pour se terminer au fond du baslin.

Dans

Dans son trajet il fournissoit une petite portion qui s'étendoit entre la matrice & le *rectum*. La compression de ce sac sur les parties voisines, lui avoit fait gagner beaucoup d'espace dans cette cavité, de maniere que le corps de l'enfant étoit logé en plus grande partie dans son fond, où il étoit recourbé la tête en avant pour former cette saillie qu'on appercevoit près de l'ombilic. Ce sac ne paroissoit être autre chose qu'un allongement & une extension du tube, & une expansion ou une production du ligament large du côté droit, comme on le reconnoissoit évidemment par sa continuité avec ces parties, & par la distribution des vaisseaux spermatiques qui étoient plus gros qu'ils ne le font d'ordinaire, & qui alloient de l'extrêmité de la trompe à la grosse masse. La matrice étoit toute entiére & dans son état naturel, si ce n'est qu'elle avoit un peu plus de volume qu'à l'ordinaire, à peu près semblable à celui de la matrice d'une femme accouchée de dix jours ; du reste, elle n'avoit aucunes marques par lesquelles on pût juger que l'enfant y eût jamais été logé.

Lorsque M. Joui se fut ainsi assuré de l'état des choses, il jugea à propos d'en rester-là jusqu'à ce qu'il eût convoqué quelques-uns des Médecins & des Chirurgiens les plus renommés. Pour lors on disséqua soi-

Tome II. F

gneufement la matrice, & on convint una-
nimement que le fœtus n'y avoit jamais été
logé ; Ce viscére étant, comme je l'ai dit
précédemment, dans le même état que dans
les femmes qui ne font point enceintes, fi
ce n'eft qu'il avoit un peu plus de volume, ce qui pouvoit venir de la compreffion de fes vaiffeaux & des obftacles au
retour du fang, occafionnés par la pofition
contre - nature du fœtus. On prit une fonde
longue & menue qu'on infinua au travers
de la corne droite de la matrice; elle coula aifément dans la trompe du même côté
jufqu'à la diftance de trois travers de doigt,
mais il n'y eut pas moyen de la faire avancer plus avant, tant cette trompe étoit refferrée dans cet endroit. On ne pouvoit
diftinguer l'étendue de la trompe. Ses parois qui étoient étroitement adhérens au
chorion & à l'amnios, formoient avec ces
membranes le fac dans lequel l'enfant étoit
renfermé. Ce fac s'étendoit depuis la trompe du côté droit, jufqu'à celle du côté
gauche, & étoit collé avec les viscé-
res du bas-ventre, le *rectum* & la partie
poftérieure de la matrice, comme on l'a
reconnu par quelques - uns de fes frag-
mens, qui font reftés adhérens à ces parties, après qu'on l'en a eu féparé.

Histoire d'un Fœtus trouvé dans la corne droite de la Matrice , par le Docteur FERNE, nº. 251. *p.* 125.

EN disséquant le corps d'une femme qui se croyoit grosse de trois mois, j'ai trouvé la matrice très-petite & pas plus grande qu'elle ne l'est pour l'ordinaire dans les filles. J'ai trouvé une substance dure dans la corne droite, & après avoir fait l'ouverture de cette corne, j'ai reconnu que cette substance contenoit le squelette d'un enfant avec son cordon, recouvert d'une sorte de matiere à peu près semblable à du plâtre.

Dans les Transactions philosophiques on trouve au nº. 378. p. 387. l'Histoire d'un Fœtus contenu dans le bas-ventre hors de la Matrice, d'où il fut tiré au bout de cinq ans & demi, après la mort de sa mere : communiquée par le Docteur ROBERT HOUSTON, *Docteur en Médecine.*

'AU mois d'Août 1717. on m'envoya chercher, dit M. HOUSTON, pour voir une femme près de *Newport - Markel, à* Londres, qui avoit été mariée pendant dix-huit ans avec un Indien duquel elle avoit eu huit enfans, sans y compter deux fausses couches. Lorsquo'n m'envoya chercher elle étoit remariée en secondes nôces, avec un jeune homme fort & robuste, pour lequel elle étoit grosse; elle approchoit de son terme, & sentoit depuis plusieurs jours quelques douleurs qui revenoient par intervalles, d'où elle concluoit que c'étoient, comme à l'ordinaire, les avant-coureurs de son Accouchement. Sa mere & sa Sage-femme qui ne voyoient la dedans rien de sinistre, assuroient à tous ceux qui l'approchoient, qu'il ne falloit que du tems. Mais en examinant la matrice, je reconnus qu'elle n'avoit pas assez de volume pour contenir un enfant si près de son terme. Je reconnus en même-tems que le col de ce viscére qui étoit devenu d'une dureté extraordinaire, étoit fermé si étroitement qu'on n'auroit pû y introduire la plus petite sonde. D'après cet examen je prononçai qu'il étoit impossible qu'elle accouchât, parce que l'enfant n'étoit pas dans la matrice; mais entre la matrice & les intestins. J'ajoutai qu'on pourroit l'en tirer par une voye faite exprès, sans que la mere en souffrît beaucoup, ni qu'elle fût en danger. J'offris d'en faire l'opération, & j'assurai les parens qu'il n'y avoit point d'autre parti à prendre; j'ajoutai que si elle refusoit ce moyen, toutes les ressources de l'Art ne seroient plus capables dans la suite de lui donner aucun soulagement, & qu'elle traîneroit le reste de ses jours une vie languissante, à moins que par un heureux hazard, il ne lui survînt quelque accident extraordinaire. J'eus beau les rassurer sur les moyens que je leur indiquois, ils ne m'écoutérent qu'avec un mélange de défiance & de surprise, qui fit rejetter constamment les secours que je proposois. Il y a tout lieu de croire que dans ce tems-là l'opération auroit réussi d'autant mieux que cette femme avoit une taille menue & bien faite, se portoit bien, & que d'ailleurs elle étoit en très-bon état.

Un an après on vint me prier de retourner la voir, je la trouvai fort incommodée d'un abscès qui se formoit à son ventre. Je lui ordonnai quelques stomachiques cordiaux. Je lui fis prendre la casse & autres semblables doux laxatifs, dont le succès surpassa de beaucoup mon attente, de maniere qu'au moyen d'une diéte exacte & des soins que prenoit d'elle sa bonne mere qui depuis trente ans faisoit profession de garder des malades en ville, je vins à bout de rétablir ses forces à tel point qu'elle pouvoit sortir & reprendre le soin de son ménage.

Environ quinze mois après que je l'avois vûe pour la premiere fois, elle renvoya sa mere demander encore une fois mon assistance. Elle se plaignoit pour lors d'une grande douleur dans la partie inférieure du bas-ventre, & j'y trouvai une tumeur d'une forme conique qui failloit environ un pouce au-deſſous de l'ombilic. L'inflammation de cette tumeur, ſa tenſion & la fiévre dont elle étoit accompagnée, indiquoient ſi clairement la ſuppuration que je ne fus point du tout ſurpris d'apprendre quelques jours après que l'abſcès s'étoit ouvert, comme je le déſirois. Je propoſai de dilater l'ouverture, tant pour procurer une iſſue plus libre, que pour empêcher que l'ulcére ne devînt fiſtuleux ; mais elle craignoit toujours *que je ne lui ouvriſſe le ventre*, (ce ſont ſes termes,) de maniere que n'ayant pû l'y déterminer, je lui ordonnai un pot d'onguent & quelques emplâtres. Son ulcére ne tarda pas à devenir fiſtuleux, & le fut toujours juſqu'au tems de ſa mort qui arriva le 23 Avril 1723. Elle étoit pour lors âgée de 41 ans.

Pendant plus de cinq mois avant ſa mort, elle rendoit ſes excrémens par cette ouverture. Elle rendit par la même voye toutes les parties molles d'un fœtus avec quelques petits oſſelets des doigts ; mais le reſte du ſquelette demeura tout entier. Je le tirai du corps avec le vagin, la matrice & le *rectum*, &c. dont il étoit enveloppé, &c.

Etrait d'une Lettre de M. de Saint - Maurice Docteur en Médecine , sur la formation d'un Fœtus dans l'ovaire. Voy. transf. philosoph. n°. 150. pag. 285.

UNE Dame qui avoit eu huit enfans dont elle étoit accouchée fort heureusement, & qui après avoir demeuré cinq ans sans devenir grosse, croyoit être quitte de ces sortes de peines, craignit d'y être retombée environ trois mois avant de mourir, parce que n'ayant jamais manqué d'être bien réglée , & ne se sentant pas malade , elle fut plus d'un mois sans le secours de ses ordinaires ; mais comme dans cet état elle tomba dans une petite perte qui ne la quittoit quasi point pendant les deux derniers mois de sa vie , & qui couloit pourtant sans la fatiguer, elle crut être en sûreté du côté de la grossesse, lorsque le 22 du mois d'Avril 1682, après s'être levée le matin en fort bonne santé, elle tomba dans une foiblesse qui lui fit perdre absolument le pouls. Elle se plaignit ensuite d'une grande colique à la région de l'aîne droite, qui se terminoit aux reins. Un moment après elle sentit tous les préludes d'un Accouchement imminent. Elle appelle son Chirurgien & meurt entre ses bras, en disant, *j'acouche, j'acouche,* fans qu'il parût au dehors ni diftillation, ni aucune marque de tout ce défordre.

On fit ouvrir le cadavre, & dès que le Chirurgien eut ouvert les tégumens du ventre, l'on vit dans la partie épigaftrique tous les boyaux flottans dans le fang, dont on tira plus de deux livres avec une cuilliére pour ne changer pas la fituation des parties ; après quoi voyant qu'il en reftoit dans le flanc droit une quantité prodigieufe qui s'étoit caillé. M. de *Saint-Maurice* lui-même effaya de le tirer avec la main ; parmi les premiers caillots qu'il tira, il trouva un petit fœtus de la groffeur à peu près du pouce & un tiers moins long, tout bien diftinctement formé, & dans lequel on reconnoiffoit manifeftement fon fexe de garçon ; mais nud & fans enveloppe. A deux doigts de cet endroit, M. de *Saint-Maurice* trouva la corne droite de la matrice, & ce qui l'étonna davantage, il trouva un tefticule déchiré en long & par moitié du côté qui ne touche pas à la trompe, &c. Ce tefticule fe trouva du moins quatre fois plus gros que l'autre, fa groffeur approchant de celle d'un œuf de poule ; ce qui confirma notre Auteur dans l'idée où il étoit, que c'étoit le lieu où cet enfant s'étoit formé ; d'où il comprit qu'ayant acquis en cet endroit un accroiffement trop grand pour pouvoir tomber dans le tems, & ayant continué d'y croître, fans en pouvoir fortir, il avoit enfin rompu fa prifon à force de l'étendre ; en effet, le tefticule gauche n'étoit pas plus gros qu'une petite châtaigne, la trompe n'étoit aucunement dilatée, & il ne paroiffoit point que cet enfant y fût jamais entré, la matrice paroiffoit pourtant fans déchirure & dans un état purement naturel, feulement elle étoit un peu plus groffe & plus molle qu'on ne la trouve dans les femmes qui meurent fans être enceintes. Elle étoit toute faite comme *Harvée* la dépeint dans le premier mois de la groffeffe. Les vaiffeaux de la membrane intérieure me parurent pleins de fang & comme variqueux, dit M. de *Saint-Maurice*, à quoi il attribue la caufe de la petite perte dont il a été parlé au commencement de cette hiftoire.

M. de *Saint-Maurice* ajoute, que les Auteurs parlent bien de quelques fœtus trouvés dans les trompes, & d'autres qui fe font trouvés dans la capacité du ventre, fans que la matrice ni les trompes ayent fouffert aucune déchirure; mais il ne penfe pas qu'aucun avant lui ait pû démontrer que la conception fe fait dans les tefticules ou dans l'ovaire, comme il lui femble que le fait qui vient d'être expofé le démontre manifeftement, &c.

Dans les mêmes Tranfactions philofophiques n°. 367. p. 126. on trouve l'hiftoire d'un Fœtus qui a refté quarante-fix ans dans le ventre de fa mere, communiquée par M. STEIGERTHAL, Membre honoraire du Collége des Médecins, & de la Société Royale de Londres.

ANNE Muleen du village de Leinzelle près de *Gemund* en SUABE, d'un tempérament fec & maigre, mais d'ailleurs femme forte & robufte, mourut âgée de quatre-vingt-quatorze ans, après avoir été quarante ans veuve. Quarante-fix ans avant de mourir cette femme s'étoit dite groffe, elle avoit eu en effet toutes les marques ordinaires de la groffeffe. A la fin du terme ordinaire, les eaux s'écoulérent & elle entra dans un travail dont les douleurs furent continuelles pendant environ fept femaines, après quoi elles fe pafférent moyennant qu'elle fit ufage de quelques remédes que lui donna un Chirurgien. Quelque tems après elle fe trouva en affez bonne fanté, fi ce n'eft que fon ventre étoit toujours enflé, & que de tems en tems au moindre exercice qu'elle faifoit, elle fentoit une forte de mal-aife dans le bas-ventre. Après cet événement elle mit encore au monde deux enfans dont le premier étoit un garçon, qui eſt aujourd'hui Veneur à *Biſchoffshein*, puis d'une fille qui a épouſé un Soldat. Quoi qu'elle ſe ſoit bien délivrée de ces deux couches, elle a toujours demeuré fermement perſuadée qu'elle n'étoit point encore délivrée de ce qu'elle portoit dans ſa premiere groſſeſſe ; en conſéquence elle pria M. WOHNLIXE Médecin de *Gemund*, & M. KNAUSSEN, Chirurgien de *Heubach*, de vouloir bien ouvrir ſon corps après ſa mort. Cette femme mourut le 11e. Mars 1720. après quatre jours de maladie. Conformément à ſa requiſition M. *Knauſſen* ſe chargea de l'ouverture de ſon cadavre, parce que M. *Wohnlixe* étoit mort. Ce Chirurgien trouva dans ſon ventre une maſſe dure du volume & de la forme d'une groſſe boule à jouer aux quilles ; mais il n'obſerva point ſi cette maſſe étoit contenue dans la matrice ou non, & faute d'autres inſtrumens, il l'ouvrit d'un coup de hache.

On conſerve ces piéces dans le Cabinet de curioſités du Duc de WIRTEMBERG, & on en a fait graver la figure repréſentant cette maſſe & ce qu'elle contient, pour les tranſactions philoſophiques. Selon la deſcription de ces figures & ce qu'elles repréſentent, cette maſſe paroît avoir ſouffert une ſi grande compreſſion, que toutes les parties fe font confondues & confolidées enfemble, & que les tégumens fe font en quelque forte offifiés. On voit le nez retrouffé & applati & les yeux fermés; mais les oreilles & les bras, dont le droit eft le plus grand, & les articulations de chaque pouce, font tout-à-fait reconnoiffables.

Hiftoire d'un Enfant tiré du ventre de fa mere après y avoir refté plus de feize ans, pendant lequel tems fa mere mit au monde quatre autres Enfans, qui font tous nés vivans, par M. STARKEY Middlelon, D. M.

MESSIEURS,

LES actes de votre Société fourniffent plufieurs exemples de conceptions extra-utérines; j'ai eu l'honneur de vous en communiquer un le 28 Mars 1745, & j'ofe me flatter que celui dont il eft ici queftion, pourra encore mériter votre attention.

En Avril 1731. Madame Ball s'apperçu qu'elle étoit enceinte, par les fymptômes ordinaires de la groffeffe. Au mois d'Octobre fuivant, cette femme fe comptant pour lors au fixiéme mois de fa groffeffe, vit mourir fur fes genoux un de fes enfans attaqué de convulfions: la consternation dont elle fut faisie à la vûe d'un événement si lugubre, occasionna chez elle une grande émotion qui fut suivie d'un tressaillement sensible de son enfant; ce tressaillement fut à la vérité de plus en plus foible, mais il dura pendant six ou sept jours, après quoi elle ne le sentit plus du tout remuer; depuis ce tems-là elle fut sujette à des douleurs continuelles qui lui paroissoient semblables à celles de l'enfantement. Sa Sage-femme la soutint pendant plusieurs jours dans l'attente d'une fausse couche, mais voyant qu'elle y étoit trompée elle-même, elle conseilla à la malade d'implorer l'assistance du Docteur *Bamber*, dont l'expérience renommée, dans les différentes parties de la Médecine, jointe à celle qu'il a en particulier dans l'Art des Accouchemens, & aux profondes connoissances qu'il a de cette partie, le rendòient sans contredit le plus en état de lui donner les éclaircissemens dont elle avoit besoin dans sa maladie; d'autant plus que sa situation considérée dans toutes ses circonstances lui paroissoit des plus extraordinaires. Elle ajouta que la grande humanité de ce Docteur le rendoit toujours accessible aux pauvres dans leurs besoins. M. *Bamber* ayant bien examiné la situation de la malade, & y ayant reconnu des signes suffisans de la

mort de son enfant, lui ordonna quelques remédes ecboliques; lorsqu'elle en
eut usé trois fois, elle rendit quelque chose que les assistans prirent pour une portion
de l'arriére-faix accompagnée d'une petite
quantité d'eaux. Cette évacuation calma
ses douleurs, mais sans que son ventre
perdît aucunement de son volume. Quelques tems après elle eut encore recours à
notre Docteur, qui jugea à propos de lui interdire tout reméde, & d'abandonner à la
nature toute seule, le soin de sa guérison.
Elle passa ainsi environ vingt mois; sçavoir,
jusqu'au mois de Juillet 1733, ce qui faisoit en tout deux ans & deux mois, à
compter du tems qu'elle s'étoit crue grosse. Au bout de ce tems elle consulta pour
la troisiéme fois le Docteur *Bamber*, lui dit
qu'elle n'étoit point encore délivrée de la
grossesse sur laquelle elle l'avoit consulté
si long-tems auparavant, & que depuis peu
les douleurs l'avoient reprise & la tourmentoient sans aucun relâche. Ce Docteur
l'ayant examinée, jugea à propos de la renvoyer chez elle, & lui dit de travailler
incessamment à exciter ses douleurs par
un usage fréquent de quelque cordial
pris chaudement. L'usage qu'elle en fit
rendit ses douleurs plus réguliéres. Le
lendemain M. *Bamber* fut la voir, on lui

dit que la malade avoit rendu des eaux, mais rien de plus. Il l'examina pour lors avec une nouvelle attention, & il reconnut fenfiblement au travers des tégumens du bas-ventre qu'il y avoit un enfant de contenu ; mais il ne put donner aucun fecours à la malade.

Ce fut vers ce tems - là que M. *Bamber* me fit part de cet étrange événement, en me priant d'aider cette femme lorfque l'occafion pourroit le requérir. Il me pria en même - tems de l'informer de ce qui pourroit lui arriver , foit qu'elle accouchât ou qu'elle fe délivrât de fon fardeau par quelque autre événement remarquable. En conféquence je fus voir la malade , & après l'avoir duement examinée , je me trouvai convaincu moi - même de tout ce que M. *Bamber* m'avoit avancé fur fon compte. Ses douleurs commençoient pour lors à fe calmer , & par ce moyen elle devint affez tranquille. Mais fur la fin de Janvier 1734. elle devint groffe de nouveau , & le 28 d'Octobre fuivant , elle fut délivrée de cette feconde groffeffe par M. *Bamber*, qui m'envoya chercher pour l'accompagner dans cet Accouchement. Ce Doêteur l'eut bien - tôt accouchée d'un beau garçon , & après qu'il ·eut délivré le *Placenta* , il chercha cet autre enfant

qu'il avoit fenti long-tems auparavant au
travers des tégumens du bas-ventre. Mais
il reconnut que ce premier enfant étoit logé dans la capacité de l'abdomen, & qu'il
étoit par conféquent au-de-là de la portée
de l'Art d'en délivrer la mere. On notifia
le fait à tous ceux qui fe trouvérent préfens alors.

Le 22 Octobre 1735. on vint me chercher pour aller l'aider dans un fecond travail ; elle étoit accouchée d'un garçon
avant que j'euffe eu le tems de me rendre
chez elle. Je la délivrai cependant du
Placenta, d'où je pris occafion d'examiner
la fituation de fon premier enfant que je
trouvai précifément dans la même pofition
qu'il étoit, lors de fa premiere couche.

Le 9 Octobre 1738. on m'envoya encore chercher pour lui rendre le même
office, & je la trouvai encore accouchée
d'un garçon quand j'arrivai chez elle. J'e-
xaminai de nouveau la matrice & l'état du
bas-ventre, & l'enfant me parut toujours
dans le même état, fans aucun changement.

Le 17 Juin 1741. on vint me prier
d'aller à fon fecours dans un quatriéme travail; mais elle venoit d'accoucher d'une fille
au moment que j'entrai chez elle. J'examinai les parties, & je trouvai encore tout
dans

dans le même état qu'elle étoit auparavant.

Le 14 Octobre 1747, se trouvant tout-à-fait épuisée par la continuation & la longue durée de ses douleurs, &c. elle entra en qualité de malade *à l'Hôpital de Guy*, où elle mourut le 7 Novembre suivant, après avoir essuyé la peine & la fatigue de porter un enfant pendant plus de seize ans dans son ventre. Le lendemain de sa mort je fis l'ouverture de son cadavre en présence de Messieurs Nesbit, Nicholls & Laurence ; nous trouvâmes la matrice & les autres visceres du bas - ventre, à - peu-près dans leur état naturel. Mais en cherchant du côté droit dans la région *iliaque* nous apperçûmes un enfant attaché à *ilium*, & aux membranes circonvoisines, par une portion du péritoine dans lequel le morceau déchiré, & une partie de la trompe de Fallope du côté droit, paroissoient se perdre. Cet enfant ne nous parut point du tout corrompu, mais ses tégumens étoient devenus si calleux & étoient tellement changés de leur état naturel, que le tout ensemble ne paroissoit former qu'une masse cartilagineuse sans aucune forme. A la vérité, l'on pouvoit encore distinguer les jambes, mais elles étoient toutes défaites & toutes tortes. Après avoir enlevé les tégumens calleux qui recouvroient le crâne &

la face de cet enfant, nous apperçûmes les os parfaitement formés, fur lefquels nous obfervâmes quelques concrétions. Cette hiftoire peut fervir à combattre l'opinion de ceux qui prétendent que les garçons font engendrés du côté droit, & les filles du côté gauche; puifqu'après que la trompe de Fallope du côté droit a été privée de toute action, cette femme a mis au monde trois garçons & feulement une fille.

J'ai l'honneur d'être, &c.

S. MIDDLETON.

Dans les Mémoires de l'Académie des Sciences de Paris, année 1702, M. p. 234, &c. on trouve un mémoire fur un fœtus rendu par l'anus. Dans ceux de l'année 1722. H. p. 20, l'hiftoire d'un autre trouvé dans la trompe de Fallope.

Dans les Ephemerides d'Allemagne, *anno primo* Lib. III. Obf. 100, il eft fait mention d'un fœtus, logé entre la matrice & le *rectum*: & dans le Tome troifieme, Obf. 11, on lit la defcription d'un autre trouvé dans le bas-ventre d'une femme, où il avoit refté pendant plus de feize ans.

Le Docteur Gabriel King, Médecin à Armagh en Irlande, a donné dans les Effais de Médecine de la Société d'Edimbourg, l'hiftoire d'un enfant qu'on avoit tiré du ventre de fa mere, par une ouverture faite à l'abdomen, & d'une partie d'un autre qui étoit sorti par l'anus.

RECUEIL VI.

De la Superfœtation, ou de ce que les Anciens ont compris sous ce terme. Voyez Vol. I. Liv. I. Chap. 3.

OBSERVATION PREMIERE.

EN 1728, on vint me chercher pour aller secourir une femme de la campagne, à laquelle il étoit survenu une violente perte de sang dans le quatriéme mois de la grossesse : mais avant que j'eusse eu le tems de me rendre chez elle, environ à quatre milles de l'endroit où je demeurois, elle avoit fait une fausse couche, par laquelle elle s'étoit délivrée d'un petit fœtus & de son arriere-faix. Cette délivrance arrêta sa perte. Cependant comme on l'avoit délivrée précédemment de deux enfans à la fois dans trois couches différentes, je crus devoir examiner le vagin, & je trouvai l'orifice interne si contracté, que je pouvois à peine y introduire le bout de mon doigt. Le col de la matrice me paroissoit avoir environ un pouce de largeur. Immédiatement au-dessus, je sentois une dilatation de la matrice assez considérable, qui s'étendoit vers les côtés & sur le devant.

Comme cette femme n'avoit dormi que très-peu la nuit précédente, je lui ordonnai un mélange paregorique, dans lequel je fis entrer trente goutes de *laudanum* liquide, dont on lui fit prendre deux cuillerées de deux heures en deux heures, jusqu'à ce qu'elle fût débarrassée de quelques légeres douleurs qui la tourmentoient encore, & qu'elle se fût endormie. Au bout de deux jours cette femme se trouva tout-à-fait sans douleurs. Environ trois mois après, son mari vint avec elle me consulter chez moi ; elle me dit alors que depuis sa fausse couche elle n'avoit point été réglée du tout, & que son ventre étoit devenu très-gros, circonstance qu'elle attribuoit à une hydropisie, ou plutôt à une timpanite, ajoutant qu'elle sentoit très-souvent des vents se mouvoir dans son corps. En examinant le bas-ventre & le vagin de cette femme, je reconnus manifestement qu'elle étoit enceinte & au huitiéme mois de sa grossesse ; sur quoi je lui certifiai que les vents dont elle se plaignoit, n'étoient autre chose que le mouvement de son enfant ; lui faisant observer que selon toutes les apparences, elle avoit conçu deux enfans à la fois, comme cela lui étoit arrivé précédemment, & que quoiqu'elle eût fait une fausse couche d'un, cet incident n'avoit point empêché l'autre

de refter & de croître jufqu'au terme ordinaire. Au bout de neuf femaines environ,
mon prognoftic fe trouva confirmé par
fon heureux accouchement, & par la naiffance d'une fille qui vint parfaitement à
terme.

OBSERVATION II.

ENVIRON trois ans après cet événement,
on vint me prier d'aller au fecours d'une
femme qui avoit pareillement été prife d'une
perte, étant pour lors au fixiéme mois de
fa groffeffe : il eft vrai que cette perte n'é-
toit pas fort confidérable , mais elle duroit
depuis dix jours lorfqu'on envoya me chercher. Cette femme avoit auffi rendu quelques eaux fans douleurs, & elle exhaloit
une odeur cadavereufe. J'appris que le jour
précédent la malade avoit eu quelques légeres douleurs, & qu'elle avoit rendu par
le vagin quelques petits offelets ; en les
examinant je reconnus que c'étoient les os
des jambes & des bras d'un fœtus. Je pouvois à peine introduire le bout de mon doigt
dans l'orifice interne , cependant le col de
la matrice me paroiffoit plus dilaté qu'il
n'auroit dû l'être , & au-deffus de ce col
la matrice avoit affez de volume. Les linges dont on enveloppoit la malade, étoient
imbibés d'une évacuation féreufe, qui leur

donnoit une couleur brunâtre & une odeur putride. Cette femme se chagrinoit beaucoup, elle avoit les esprits abbatus, ne dormoit que très - peu ou point du tout depuis quelque tems, & avoit le ventre très-serré. J'ordonnai qu'on lui donnât sur le champ un lavement laxatif; que quand il auroit fait son effet on lui fît prendre dix grains de pilules de STARKEY; & que le lendemain on lui donnât de six heures en six heures quatre cuillerées du mêlange suivant :

    ℞ *Eau de pouliot.* ℥ vj.
      de bryoine composée. ℥ j.
      Teinture de castoreum *gutt. C.*
      Esprit de corne de cerf. gutt. L X.
      Syrop d'œillet. ℥ j. *m.*

J'ajoutai qu'on continuât de lui donner des lavemens tous les après-midi , & les pilules de STARKEY tous les soirs, en cas qu'elle en eût besoin. Par ce moyen elle devint tranquille, toutes ses douleurs se dissiperent, & j'appris le lendemain que pendant la nuit elle avoit évacué le restant des os & l'arriere-faix d'un fœtus. Je lui fis néanmoins garder la chambre & même le lit pendant quelques jours, & lui ordonnai un mêlange cordial, avec quelques doses de blanc de baleine, à la sollicitation de quelques femmes qui l'environnoient.

Environ deux mois après cette fausse

couche, on vint de nouveau me prier de
l'aller voir. Elle me dit qu'elle avoit l'estomac plein de vents, qu'elle étoit naturellement tourmentée d'une colique des plus
violentes, & que depuis trois jours elle n'a-
voit point du tout été à la selle. Cette femme
étoit assez fluette ; en lui tâtant le bas-ventre il me fut très-aisé d'appercevoir qu'elle
avoit la matrice fort distendue, & qu'elle
montoit jusqu'au-dessus du nombril. Ces
circonstances me firent naître l'envie de lui
examiner le vagin ; je la touchai, pour-lors
je sentis l'orifice interne amplement dilaté : les membranes étoient descendues avec
leurs eaux très-bien formées, & au travers
de ces eaux, j'appercevois sensiblement les
bras, les épaules & le cordon ombilical
d'un fœtus. Cette femme fut agréablement
surprise lorsqu'elle m'entendit dire qu'elle
étoit en travail d'enfant, & qu'elle alloit
accoucher, quoiqu'elle ne fût encore qu'au
septiéme ou huitiéme mois de sa grossesse.
J'ordonnai qu'on la mît au lit sur le champ.
On assembla en même tems toutes ses com-
meres, & à sa grande satisfaction je la délivrai d'un enfant mâle, qui étoit à la vérité
très-petit, mais qui néanmoins s'est assez
bien fait nourrir, en têtant d'abord une autre
femme, puis sa mere, qui avoit perdu précédemment deux enfans.

G iv

OBSERVATION III.

Communiquée par M. Campbell, *dans une Lettre écrite de* Poole, *le 25 Avril 1750.*

MONSIEUR,

Comme le fait que je vais avoir l'honneur de vous expofer m'a paru fort extraordinaire, je fuis bien aife de vous en faire part, pour avoir occafion de vous demander en même tems votre fentiment fur ce fujet.

Une femme de ce voifinage étoit accouchée de fon premier enfant, fon Accouchement a été fuivi de tranchées très-violentes, & cinq jours après ella a fait une fauffe couche, par laquelle elle s'eft délivrée d'un fœtus qui ne pouvoit pas avoir plus de quatre à cinq mois. Il ne paroiffoit dans cet enfant aucun figne de putréfaction quoiqu'il fût mort-né. Il n'avoit point encore de cheveux; enfin il n'avoit aucune marque par laquelle on pût reconnoître que fa conception pût être de plus longue datte. Je penfe qu'il n'eft point aifé de concilier ce fait avec la doctrine qui fe répand aujourd'hui fur le myftere de la génération.

Vous m'obligeriez, Monfieur, fi en me faifant part de vos lumieres fur ce prodigieux phénomène, il vous plaiſoit en même tems m'apprendre à connoître une obſtruction de régles d'avec une ſuppreſſion totale de cette évacuation chez les femmes, &c.

Voici quelle fut ma Réponſe à cette Lettre.

MONSIEUR,

LE phénomène que vous m'avez communiqué dans votre Lettre, me paroît plus à l'avantage des partiſans de la ſuperfœtation que tout ce que j'ai pû rencontrer dans ma pratique : au reſte, on ne manque point d'exemples de fœtus logés hors de la matrice, & qui ont paſſé des années entieres dans la capacité du bas-ventre ſans s'y putréfier. Quoiqu'il en ſoit, on voit arriver de tems à autre des prodiges dont on ne peut rendre raiſon, & qui néanmoins détruiſent les ſyſtêmes les mieux accrédités.

Pour l'ordinaire les femmes perdent tout-à-fait leurs régles entre quarante-cinq à cinquante ans : quelquefois elles les perdent plutôt ; par exemple lorſqu'une femme eſt graſſe & chargée d'embonpoint : lorſque dans ſa jeuneſſe ſes régles ont paru de bonne heure, ou qu'elle a eû pluſieurs enfans. Du reſte, que ce ſoit une obſtruction ou une ſuppreſſion entiere, lorſqu'il en arrive quelque défordre dans l'un comme dans l'autre cas, l'indication curative demande la faignée, qu'il faut réitérer felon le befoin, elle demande auffi de doux & légers purgatifs.

SCHENEKIUS *Lib.* iv. *de fuperfœtatione*, rapporte d'après différens Auteurs, plufieurs obfervations fur cette matiere.

Quelques modernes voulant prouver la poffibilité du fait, difent qu'on a vû en Amérique une Négreffe, qui venant de recevoir les embraffemens de fon mari, noir comme elle, & qui tout-de-fuite ayant eû affaire avec un blanc, accoucha de deux jumeaux, dont il y en avoit un noir & l'autre mulâtre. Ce fait eft encore confirmé par une pareille avanture arrivée en 1714, à une femme de *Charles-Town à la* CAROLINE, dont le Docteur *Parfons* a fait mention dans les Tranfactions Philofophiques, Octobre 1745. Cette femme accoucha pareillement de deux jumeaux, dont il y en avoit un blanc & l'autre mulâtre : fur quoi elle avoua qu'en l'abfence de fon mari qui venoit de la quitter, un de fes Négres l'ayant trouvée feule, l'avoit menacée de la mort fi elle refufoit de fe foumettte à fes défirs.

Dans les Mémoires de l'Académie des Sciences de Paris, H. année 1702 page 30, &c. on trouve l'hiftoire de la naiffance d'un enfant, dans le *placenta* duquel étoit une espece de vessie où étoit renfermée une petite fille, que l'on jugea avoir à-peu-près quatre ou cinq mois.

Dans le même ouvrage, H. année 1729, page 12 on trouve l'histoire de deux enfans délivrés un jour l'un après l'autre, dont l'un n'avoit que quarante jours, & l'autre étoit à terme.

RUYSCH, tom. I. obf. 14, parle de la femme d'un Chirurgien d'*Amſlerdam* qui accoucha en 1686. d'un enfant à terme & en vie ; & qui au bout de fix heures fut délivrée d'un petit embrion dont le cordon étoit plein d'hydatides, & le *placenta* aufſi gros & aufſi large que l'eſt pour l'ordinaire celui d'un enfant de trois mois. RUYSCH a donné dans ce même ouvrage la figure de ce phénoméne.

MAURICEAU dans la premiere de fes *dernieres Obſervations ſur les Groſſeſſes, &c.* dit avoir vû une jeune femme accouchée depuis trois femaines au terme de neuf mois de deux enfans mâles, dont l'un étoit vivant & avoit la proportion ordinaire aux enfans de neuf mois ; mais le fecond étoit mort & n'avoit que celle d'un enfant de trois ou quatre mois. Ces deux enfans n'avoient qu'un délivre commun. Pour rendre raifon de ce phénomène, M. Mauriceau dit qu'il falloit que ce dernier enfant eût été mort au ventre de fa mere durant plus de cinq mois, dont elle n'avoit néanmoins reçû aucune incommodité extraordinaire. La raifon de cet événement, ajoute-t-il, vient de ce que les enfans jumeaux qui n'ont qu'un délivre commun, font néanmoins féparés l'un de l'autre par leurs membranes & par leurs eaux particulieres qui les enveloppent, & qu'ils ont auffi leurs vaiffeaux particuliers qui leur fourniffent la nourriture fans fe communiquer de l'un à l'autre ; & lorfque les eaux des enfans avortons qui viennent à mourir prématurément au ventre de la mere, ne s'écoulent point par la rupture des membranes qui les contiennent, ils s'y peuvent encore conferver durant un long-tems, fans aucune corruption cadavéreufe ; ce qui eft caufe qu'ils ne paroiffent, au tems que la nature s'en délivre, que de la proportion qu'ils étoient lorfque le principe de vie a été détruit en eux.

RECUEIL VII.

Des femmes qui paffent le terme ordinaire de la groffeffe. Voy. Vol. I. Liv. I. Chap. 3.

OBSERVATION I.

EN 1743, je fus prié d'affifter dans fes couches une jeune femme groffe de fon premier enfant. Elle étoit au-deſſus de la moyenne taille pour une femme, & s'étoit toujours bien portée depuis ſon enfance. Elle s'étoit mariée au mois de Septembre, environ huit jours après l'écoulement de ſes régles, qui depuis ce tems-là n'avoient point reparû ; au lieu de cette évacuation elle ſe trouva attaquée des ſymptômes ordinaires que ſa mere prit pour des ſignes certains de groſſeſſe, & au lieu qu'elle ne comptoit aller que juſqu'au commencement de Juin elle n'accoucha qu'à la fin d'Août. Cette femme avoit eû ſes régles réguliérement tous les mois, avant que de ſe marier : & quoiqu'il ait bien pû arriver qu'elle n'ait pas conçû préciſément dès les premiers jours de ſon mariage, au moins eſt - il raiſonnable de croire qu'elle a paſſé le terme ordinaire de la groſſeſſe de quatre ou cinq ſemaines pour le moins. Elle eut un travail très-long & très-fatiguant quoi qu'elle eût le baſſin aſſez large ; auſſi ſon enfant étoit-il très-puiſſant, de maniere qu'il avoit la tête toute allongée tant elle avoit été ſerrée au paſſage. Deux ans après j'accouchai cette même femme d'un ſecond enfant qui étoit encore fort gros ; cependant le travail fut plus court, d'autant qu'elle accoucha à la fin du terme ordinaire. La tête de celui - ci n'étoit pas allongée, comme celle du pre-

mier qui étoit le plus gros & le plus puis-
sant enfant que j'aye jamais vû venir au
monde.

OBSERVATION II.

EN 1735 je fus appellé par une Sage-
femme pour l'aider auprès d'une femme en
couche. Je trouvai que l'enfant présentoit
les fesses sur le bord du bassin, où elles
étoient demeurées depuis long-tems sans
avancer, quoique la femme fût en travail
depuis long-tems, & qu'il y eut dix-huit
heures que les membranes étoient rompues
lorsque j'entrai chez elle. J'eus beaucoup de
peine à repousser les fesses pour amener les
jambes; cependant après beaucoup de fatigues je vins à bout de la délivrer d'un enfant en vie. Selon le calcul de cette femme
il y avoit deux mois qu'elle avoit passé le
terme ordinaire de la grossesse. La raison
qu'elle m'en donna & qui me fut confirmée
par sa mere, étoit qu'elle n'avoit eû qu'une
fois ses régles depuis qu'elle étoit mariée,
& qu'au milieu du mois qui avoit suivi ce
dernier écoulement, elle avoit eû les symptômes ordinaires de la grossesse; doù elle
concluoit qu'elle avoit conçû très-peu de
tems après cette derniere évacuation.

J'ai choisi ces deux Observations entre
un grand nombre d'autres, comme les plus

vrai semblables, pour faire voir qu'il est probable qu'une femme puisse porter son enfant au - delà du terme ordinaire de neuf mois, quoique cela arrive assez rarement. Je pourrois dire que j'ai connu beaucoup de femmes qui, selon leur calcul, ont passé ce terme, mais j'ai toujours supposé qu'elles pouvoient s'être trompées dans leur compte.

LA MOTTE *dans son Traité des Accouchemens*, chapitre 27, dit que le terme de neuf mois n'est pas assuré, mais seulement le plus ordinaire : & chapitre 28, il dit que l'Accouchement peut se retarder & aller audelà du terme de neuf mois, ce qu'il confirme par plusieurs Observations. Pour moi, je le répéte, il m'est arrivé très-souvent d'accoucher des femmes deux ou trois semaines après le terme ordinaire, en comptant depuis la derniere évacuation de leurs régles.

RECUEIL VIII.

Du faux Germe, des moles & des hydatides.

ARTICLE PREMIER.
Du faux Germe.

OBSERVATION PREMIERE.

EN 1722. je fus appellé au secours d'une Dame, & m'étant rendu chez elle, j'appris des perſonnes qui l'environnoient, qu'elle venoit de rendre un faux germe, étant pour lors au troiſiéme mois de ſagroſſeſſe ; & que cet accident lui étoit arrivé pluſieurs fois précédemment. La Sage-femme qui avoit été appellée en conſéquence, prétendoit que ces faux germes venoient de quelques impuretés dans la matrice. Dans cette idée, elle avoit fait prendre à la malade de tems à autre des décoctions de ſabine, d'armoiſe & d'autres plantes de cette nature. Elle lui avoit auſſi fait uſer de ces mêmes décoctions, en injection par le vagin.

Cet exemple étoit le premier de cette nature que j'aye eu lieu d'obſerver, ce qui me porta à examiner d'autant plus ſoigneuſement ce prétendu faux germe, dont le volume étoit plus gros que celui d'un œuf d'oye ; mais je n'y reconnus autre choſe qu'un caillot de ſang dont la malade avoit ſouffert une perte conſidérable. Ce caillot s'étoit formé autour de l'arriére - faix par la preſſion du vagin, où il avoit ſéjourné pendant pluſieurs jours. J'apperçus manifeſtement dans ce caillot la cavité où avoit logé l'embrion, & j'aſſurai la compagnie que ç'avoit été une conception réelle ; mais que l'embrion avoit été détaché de ſes membranes, & s'étoit ainſi perdu.

Depuis ce tems-là j'ai rencontré beaucoup

coup de cas femblables ; quelquefois j'ai trouvé l'embrion en partie diffous, d'autrefois je l'ai trouvé tout entier, ordinairement de la groffeur, & ayant à peu près auffi la figure d'un petit haricot, lorfqu'il venoit la neuviéme ou la dixiéme femaine après la conception. Mais lorfqu'on ne peut trouver l'embrion pour convaincre les affiftans, ils s'imaginent toujours que c'eft un faux germe.

Lorfque les membranes fe font rompües avant la fortie de l'arriére-faix, j'ai obfervé que l'embrion paffe avec les caillots de fang fans qu'on puiffe l'appercevoir, & qu'il fe perd dans les linges. D'autrefois que les membranes n'étoient pas rompues, je l'ai trouvé diffous dans fes eaux.

Il m'eft arrivé une fois de voir le *chorion* rompu, & *l'amnios* forti tout entier avec l'embrion nâgeant dans une petite quantité d'eau auffi claire que du cryftal, & qui faifoit à peu près dix fois fon volume. Quoique cet embrion ne fût pas plus gros qu'une petite fève, je diftinguai affez facilement fes jambes & fes bras qui étoient paffablement formés ; mais j'étois trop occupé dans ce moment pour prendre le tems de le mettre tout de fuite dans quelque liqueur fpiritueufe, je le laiffai dans un gobelet pendant environ douze heures, & au bout de ce tems je trouvai ses eaux pourries : pour lors j'ouvris *l'amnios* à dessein d'évacuer le fluide corrompu, pour y substituer quelque liqueur spiritueuse propre à conserver *l'embrion* ; mais déja ses jambes, ses bras & une grande partie de son corps étoient tombés en dissolution.

OBSERVATION II.

En 1723. je fus appellé auprès d'une femme qui fit une fausse couche au cinquiéme mois de sa grossesse, & qui poussa tout à la fois le fœtus & ses membranes ; environ cinq jours après cette fausse couche, on me manda pour examiner une substance qui avoit eu beaucoup de peine à sortir, & que la Sage-femme disoit être un vrai faux germe. Cette substance étoit à peu près de la grosseur d'un œuf de poule, & renfermée dans quelque chose qui présentoit l'aspect d'une forte membrane. Quand je vins à l'ouvrir, je n'y reconnus autre chose qu'un caillot de sang qui avoit été étroitement comprimé dans la matrice ou dans le vagin ; de maniere que la partie séreuse en avoit été exprimée, & qu'en conséquence de cette pression, sa surface extérieure se présentoit sous la forme d'une membrane. J'ai vû quantité de ces sortes

de subſtances que les Sages-femmes & les
Gardes ont toujours pris pour de faux
germes. Des Accoucheurs eux-mêmes s'y
ſont quelquefois trompés, & j'avoue que
je n'ai eu d'abord que des idées confuſes
là-deſſus, juſqu'à ce que j'aye été mieux
inſtruit que du ſang caillé & comprimé
dans quelque cavité, pouvoit en impoſer
ſous cette forme. J'ai vû de ces ſortes de
caillots évacués avant & après la ſortie
de l'enfant & celle du *placenta*, dans tous
les différens tems de la groſſeſſe : cependant pour l'ordinaire, ces cas ſe rencontrent plus fréquemment lorſqu'une femme
fait une fauſſe couche dans le cours des
cinq premiers mois de ſa groſſeſſe, &
d'avantage encore lorſque c'eſt dans le
troiſiéme, que ſi c'étoit dans un tems
plus reculé.

ARTICLE II.

Des Moles.

OBSERVATION PREMIERE.

Au mois de Décembre 1742, une Dame
veuve, âgée d'environ 50 ans, ſe trouva
priſe tout d'un coup de violentes douleurs
ſemblables à celles de l'enfantement : elle

eut en même-tems une évacuation de
fang par la matrice. Il y avoit deux ans que
cette Dame n'avoit vû fes régles ; mais
elle avoit eu le malheur de tomber du haut
en bas d'un efcalier, & depuis cet accident, elle avoit été fujette à des douleurs
dans le bas-ventre & dans le dos , accompagnées d'un écoulement de fang qui venoit de la matrice. Il y avoit déja fix mois
que ceci duroit , lorfqu'elle fut prife des
violentes douleurs qui la déterminérent à
m'appeller à fon fecours. Je trouvai l'orifice interne de la matrice tant foit peu ouvert, je fentis enfuite quelque chofe qui s'y
préfentoit , qui me parut femblable au bord
d'un *Placenta*, ou à une fubftance charnue
ronde. On vint à bout de calmer fes douleurs pendant quelques jours, en lui faifant
prendre depuis cinq jufqu'à dix grains à la
fois des pilules de STARKEY ou de quelque liqueur chargée de *laudanum* liquide,
depuis quinze jufqu'à trente gouttes, dont
on réitéroit la dofe au befoin, felon que les
douleurs revenoient, ou plus fréquemment
ou plus violentes. On lui donna auffi très-
fouvent des lavemens laxatifs & émolliens,
également pour fervir de fomentation, &
pour évacuer les matiéres qui pouvoient
être contenues dans les inteftins. L'orifice
interne fe dilata par degrés , les évacua-

tions & les douleurs revinrent tout d'un coup, il paffa de la matrice dans le vagin, une fubftance charnue en apparence, groffe & oblongue, & moyennant que je dilatai doucement l'orifice externe, je vins enfin à bout d'en faire l'extraction, après quoi les douleurs & la perte fe calmérent. Après avoir bien examiné cette fubftance, on ne put y reconnoître autre chofe que la partie fibreufe du fang très-ferrée, & formant à peu près le volume de la tête d'un enfant au fixiéme, ou au feptiéme mois. Il s'écoula encore par les parties baffes une férofité fanguinolente pendant plufieurs jours, après quoi il ne parut plus rien qui tînt de la couleur du fang, & alors ces parties répandirent une odeur cadavereufe très-fœtide. Pour lors la malade fut attaquée de douleurs très-vives & très-aigues dans la région hypogaftrique; les lévres de l'orifice interne fe gonflérent & fe durcirent, plus dans certains endroits que dans d'autres, les douleurs & l'évacuation qui fe faifoit toujours par les parties baffes augmentérent; enfin on reconnut bien-tôt tous les fymptômes d'un cancer confirmé à la matrice. Cette Dame n'évacua cependant plus aucune fubftance pareille à celle dont il a été queftion, quoique depuis elle ait été fujette à de violentes pertes de tems à autre. Enfin elle est devenue hectique, & elle est morte au bout d'environ trois mois.

Voyez, col. IX. art, 11. obferv. 111.

A R T I C L E   II.

OBSERVATION II.

Lettre de M. WATKINS, *Chirurgien à Coleshill, dans la Comté de Warwick, en confirmation de ce que j'ai avancé fur ce fujet, datée du 24 Août* 1746.

Permettez - moi de vous rapporter une obfervation qui confirme votre doctrine à l'égard des môles, qui ne font en effet le plus fouvent qu'une excroiffance ou un caillot de fang, & non pas une fauffe production de la génération.

J'ai été appellé auprès d'une femme âgée de foixante ans complets, attaquée d'une perte confidérable occafionnée par une chûte de matrice, felon le rapport qui m'en fut fait par fes Sages - femmes ; car elle en avoit deux qui avoient effayé d'en faire la réduction. Je rencontrai au paffage une fubftance imperforée, d'où je conclus que ce n'étoit pas la matrice ; pour lors je mis la malade dans une fituation convenable, j'introduisis ensuite ma main, & je la délivrai d'une subſtance qui paroiſſoit en quelque ſorte charnue ou plûtôt tendineuſe, & auſſi volumineuſe qu'un gros cœur de veau, qui paroiſſoit également avoir ſes oreillettes & ſa pointe conique. Depuis ſept ans, cette ſubſtance s'étoit préſentée différentes fois, & avoit toujours occaſionné des pertes conſidérables & des douleurs très-aigues. Il ſurvint pareillement cette fois une perte de ſang exceſſive ; cependant cette femme s'en eſt tirée, & s'eſt heureuſement rétablie moyennant l'uſage des incraſſans & des acides :

  Voyez, Sepulchret. BONET, lib. 111. ſect. 37.

  RUYSCH, tom. 1. obſerv. 28 & 29.

  FORESTUS, de morbis mulier. lib. 28.

  HILDANUS, cent. 2. obſerv. 52.

ARTICLE III.

Hydatides évacuées de la Matrice.

OBSERVATION PREMIERE.

EN 1752. un de mes Eléves prit ſoin d'une pauvre femme qui fut priſe de pertes très-conſidérables dans le quatriéme mois de ſa groſſeſſe, il vint pourtant à bout de les

â rêter par le moyen des opiates ; mais trois
jours après elles revinrent, & plus violentes
encore que la premiere fois : elles étoient
pour lors accompagnées de douleurs très-aigues & d'épreintes presque continuelles,
semblables en quelque forte au ténefme.
Enfin cette femme fe lâcha, & remplit un
pot de fang caillé, & d'hydatides attachées à
une fubftance membraneufe, ou plûtôt les
unes aux autres, de maniere qu'elles formoient enfemble un tas de grapes de différentes groffeurs, depuis celle d'une noix
mufcade, jufqu'à celle d'un grain de chan-
vre. La malade en fut fi affoiblie, que nous
doutions fi elle en pourroit revenir ; elle fe
remit cependant peu à peu, & fe rétablit
même contre notre attente.

OBSERVATION II.

*Communiquée par M. C R A W F O R D de.
Londres, en 1753.*

J'AI été mandé auprès dune femme âgée
d'environ 27 ans, qui fe croyoit groffe de
fept mois. En entrant chez elle je la trouvai
appuyée fur le dos d'une chaife & un pot
de terre entre fes jambes, dans lequel elle
avoit évacué près d'une pinte & demie de
fang avant mon arrivée. Depuis trois mois

il lui étoit déja arrivé plusieurs fois d'en évacuer à peu près autant. Cet écoulement s'étoit déja beaucoup rallenti lorsque j'arrivai, mais elle étoit très-foible; cependant elle ne souffroit presque point du tout. En examinant la matrice, je trouvai son orifice dilaté tout au plus du diamétre d'un petit écu, mais je n'y sentis rien qu'on pût prendre pour un enfant. Quoique dans ce moment la perte fût peu considérable, cependant comme elle n'avoit point du tout reposé les trois nuits précédentes, je la fis mettre au lit, & lui ordonnai une potion qui la fit dormir environ deux heures, après quoi elle se réveilla avec des douleurs très-fortes en apparence. Pour lors je l'examinai de nouveau, & en introduisant pour cet effet le doigt *index* & celui du milieu dans le vagin, je sentis quelque chose que je pris pour du sang caillé. Lorsque j'en eus fait l'extraction il s'en trouva plein mes deux mains, & pour lors je reconnus que ce n'étoit autre chose qu'un groupe d'hydatides attachées les unes aux autres par une infinité de petits filamens. Toutes ces petites vessies contenoient une lymphe claire, elles étoient de différentes grosseurs, il y en avoit d'aussi grosses que le pouce, & d'autres qui ne l'étoient pas plus que la tête d'une épingle. Les douleurs continuérent

& elle en évacua encore à peu près deux pintes. Quand elle en fut tout-à-fait délivrée, ses douleurs cessérent, sa perte s'arrêta, & la matrice se contracta à la grosseur du poing ; cependant la malade s'imaginoit toujours qu'elle portoit encore un enfant, & elle me pria instamment de l'amener au monde. Je l'assurai que dès-lors elle étoit délivrée de ce qui lui en avoit imposé pour un enfant ; enfin je la quittai fort tranquille après lui avoir prescrit ce que je lui crus nécessaire. Le lendemain je la trouvai bien : elle a toujours continué de mieux en mieux, & elle est actuellement au cinquiéme ou au sixiéme mois d'une autre grossesse. (1753)

Nota. Cette femme avoit accouché de deux enfans avant d'être sujette à ces sortes d'évacuations.

M. DE LA MOTTE, dans sa xv. observation, parle d'une femme qui se croyoit grosse de cinq à six mois, qu'il délivra d'un corps étranger, gros comme les deux poingts, qui étoit composé d'un nombre infini de vésicules, attachées les unes aux autres par des membranes, & qui se tenoient ensemble comme un frai de grenouille ; depuis dix-huit jours cette femme souffroit une continuelle perte de sang, qui avoit été assez légere dans le commencement, mais qui devint ensuite très - violente jusqu'à ce qu'elle fût délivrée, après quoi elle se sentit d'abord très-soulagée, &c.

Ce même Auteur parle immédiatement après, d'une Dame qui se croyoit grosse de sept à huit mois, & qui en fut délivrée par la sortie d'une grande quantité d'eaux. M. DE LA MOTTE ajoute dans ses réflexions, que c'étoit une hydropisie de matrice.

Enfin dans son observation XVIII. il parle d'une Dame dont le ventre grossit sans cesse pendant huit à neuf mois, & devint enfin si gros qu'elle se croyoit prête d'accoucher, quoique ses menstrues qui n'avoient manqué qu'une seule fois dans le commencement, eussent continué leur cours ordinaire pendant tout ce tems-là, tant pour le tems que pour la quantité & la qualité; mais au lieu d'accoucher d'un enfant, elle se délivra pendant plusieurs jours, par la sortie d'une quantité de vents presque incroyable, sortant souvent avec un bruit, comme quand ils sortent par l'anus, à la différence que ce bruit étoit involontaire.

Voyez, RUYSCH, tom. I. obs. 28.

Dans les transactions philosophiques n°. 309. *pag.* 2387. on trouve un Mémoire communiqué par M. YOUNG, où il est fait mention de pelotons de cheveux, avec des os au milieu, les uns ressemblant à des dents, d'autres à une mâchoire avec quelques alveoles garnies de leurs dents, contenus dans différentes parties, telles que la matrice & les ovaires, &c.

M. Edward Tyson, n°. 2. *pag.* 11. & M. Sampson, n°. 2. *pag.* 49. ont auſſi commmuniqué à la *Société* des faits de la même nature.

RECUEIL IX.

Du Polype, du Skirre & du Cancer de la Matrice & du Vagin. Voyez. *Vol.* 1.
Livre 1. *Chapitre* 3.

Article Premier.

Du Polype.

OBSERVATION PREMIERE.

En 1726. une femme âgée de plus de trente ans, & qui n'avoit point encore eu d'enfans, me conſulta ſur une maladie fort extraordinaire. Une des glandes ſébaçées du côté droit de l'orifice externe, attenante aux caroncules myrtiformes, s'étoit acrue inſenſiblement au point d'égaler le volume d'une poire d'une groſſeur médiocre. Elle étoit ſuſpendue à la partie par un long col de la groſſeur du petit doigt, qui avoit environ une demi-verge de long, de maniere que la tumeur deſcendoit juſ-ques ſur ſes genoux. Je reconnus que l'extrêmité inférieure de cette tumeur qui avoit le plus de furface, étoit excoriée & paroiſſoit comme dartreuſe, ſans cependant qu'il en réſultât aucun ſentiment de douleur : il ſortoit auſſi de cet endroit une petite quantité de ſang chaque fois que cette femme avoit ſes régles. On appliqua une ligature au col de cette tumeur, préciſément dans l'endroit de ſon origine, au moyen de quoi elle tomba, & la playe en fut guérie ſans aucun inconvénient.

OBSERVATION II.

EN 1742. une Sage·femme fut appellée auprès d'une femme en travail d'enfant, âgée d'environ vingt – ſix ans, elle ſentit non-ſeulement la tête de l'enfant qui deſcendoit au travers de l'orifice interne dans le vagin, mais encore une autre groſſe ſubſtance ferme & arrondie, ſituée au côté de la tête, & qui paroiſſoit avancer de la même maniere ; ſur le récit de la Sage-femme on appella un Accoucheur, qui ne pouvant déterminer de quelle nature étoit cette tumeur abandonna la malade, en diſant que cette affaire étoit du reſſort de la Chirurgie. La Sage-femme qui pour cela n'abandonna pas la partie, vint enfin à bout, quoiqu'avec beauçoup de peine, de faire dépasser la tête de l'enfant & de le délivrer, sur quoi on lui imputa mal-à-propos d'avoir attiré en même tems la matrice. Quelques mois après cet Accouchement la tumeur s'enflamma, & s'étant abcédée & ouverte dans l'endroit le plus déclin de sa surface, il en sortit une si grande quantité de matiéres, que la malade en fut affoiblie & épuisée. Dans cette circonstance on eut recours à un Praticien qui me fit appeller en consultation ; mais lorsque nous en vînmes au fait, nous ne pûmes rien statuer, parce que la tumeur remplissoit tout-à-fait le vagin, & qu'on ne pouvoit sentir l'orifice interne. Le résultat de cette premiere conférence fut de réduire la malade au lait. Quelque tems après on nous appella de nouveau, & pour lors nous trouvâmes la tumeur en question descendue jusqu'au-dessous des parties extérieures , de maniere qu'il nous fut aisé de sentir l'orifice interne, au côté duquel cette tumeur étoit attachée par un col très-court, épais d'environ un pouce, & d'une couleur livide vers la partie inférieure. Cette tumeur entraînoit avec elle l'orifice interne, de maniere qu'on pouvoit en appercevoir les lévres avec la partie supérieure de la tumeur, qui n'avoit encore souffert aucune altération de couleur. On fit une forte ligature autour de son col, au moyen de quoi la tumeur tomba, & pour lors la partie inférieure de son col étoit déja livide. Avant cette séparation la malade avoit souffert de violentes douleurs, occasionnées par le poids de cette tumeur qui tirailloit & entraînoit avec elle la matrice, & qui distendoit ses ligamens : enfin lorsque l'on en vint à cette opération, la malade étoit déja si épuisée qu'elle mourut deux ou trois jours après.

A l'ouverture de son cadavre, on trouva la portion inférieure de la matrice toute gangrénée, & le côté droit adhérent aux parties voisines, enveloppant ensemble l'ovaire & la trompe de Fallope de ce côtélà. Lorsqu'on eut enlevé la tumeur, on reconnu que c'étoit une substance fermé, solide & glanduleuse.

OBSERVATION III.

Communiquée par M. HOLYCAKE, par une Lettre en datte du 29 Janvier 1750.

—— L'enfant présentoit le dos & fut délivré par les pieds : après que cet enfant fut au monde, le *Placenta* le suivit avec très-peu ou point du tout de secours. Cependant la matrice demeuroit toujours extraordinairement distendue, ce qui fit soup-

çonner à M. Holicake, qu'il y avoit beaucoup de fang caillé dans la matrice , ou
qu'il devoit y avoir encore un autre enfant;
pour s'affurer du fait il introduifit la main
dans la matrice, où il rencontra une groffe
maffe charnue attachée au côté gauche de
fon fond , & qui étoit hériffée de petites
excroiffances qui y pendoient en forme de
petits mammelons. Il héfita d'abord s'il en
feroit l'extraction , parce qu'il craignoit
qu'elle ne fût fuivie d'une hémorragie mor-
telle ; cependant ayant réfléchi que tant que
la préfence de ce corps tiendroit la matrice
ainfi diftendue, il y avoit également à craindre une perte auffi dangereufe , il réfolut
enfin d'en faire l'extraction ; mais il n'en
put venir à bout qu'avec beaucoup de force : cette fubftance pefoit environ deux livres, & étoit d'un tiffu polypeux.

Comme M. HOLYCAKE me prioit de
lui communiquer mon fentiment fur cette
affaire , j'obfervai dans ma réponfe que
pour l'ordinaire, les excroiffances glandu-
leufes ou polypeufes font attachées par des
vaiffeaux , & qu'en conféquence on n'auroit
pas pû venir à bout d'arracher celle-là avec
les doigts feulement ; que quand on a laiffé
le *Placenta* dans la matrice & qu'il y a refté
long-tems, il y acquiert une dureté de la
nature de celle du skirre , par la compreffion

fion qu'il y reçoit; qu'on ne connoît point encore la nature des moles; enfin que quoiqu'il fe rencontre quelquefois des chofes dont il n'eft pas aifé de rendre raifon, la fubftance dont il étoit queftion paroiffoit n'être autre chofe qu'un gros caillot de fang, devenu auffi dur qu'il l étoit à force de compreffion, & que ce caillot pouvoit venir d'une perte furvenue avant qu'on l'eût mandé.

J'ajoutai qu'il m'eft arrivé à moi - même de tirer, après l'Accouchement, des caillots de fang auffi confidérables, à la vérité d'un tiffu moins ferré; mais les caillots qui réfultent de plufieurs pertes avant l'Accouchement font plus folides, & prennent l'afpect d'une fubftance charnue.

OBSERVATION IV.

E N 1753. je fus appellé auprès d'une femme par M. *Pinkftane*, qui me dit qu'elle étoit déja fort affoiblie par les pertes confidérables qu'elle avoit fouffertes par la matrice; que d'abord il en étoit forti des matiéres de couleur fanguine, puis brunâtres & de très - mauvaife odeur. En examinant dans le vagin, je fentis la matrice fi diftendue que le col en étoit prefque, ou plûtôt tout - à - fait effacé, & en confidérant un peu au-deffus du *pubis*, le bas - ventre paroiſſoit dans le même état qu'il l'eſt pour l'ordinaire vers le ſixiéme mois de la groſ-ſeſſe ; l'orifice de la matrice étoit mince & ſi dilaté, que je pouvois y inſinuer l'extrê-mité de mon doigt : par ce moyen je re-connus qu'il y avoit dans la matrice une petite maſſe flottante ſemblable à un poly-pe. Deux jours après on me manda de nouveau : M. Pinkſtane me dit que la mala-de avoit des eſpeces de douleurs, que l'ori-ſice de la matrice s'étoit dilaté encore da-vantage, enfin qu'il avoit reconnu lui-même que la ſubſtance adhérente dans l'intérieur de la matrice y étoit attachée par un petit col ; ce qui ſe trouva effectivement vrai. Mais l'ayant prié d'appuyer ſur le bas-ventre afin de faire deſcendre davantage la matrice, je ſentis une contraction plus haut, comme ſi le col du polype eût été attaché à une autre ſubſtance dure, ronde, beaucoup plus conſi-dérable, & placée plus haut dans la matrice. Deux ou trois jours après on me manda en-core, & M. P. me dit qu'il avoit crocheté ce polype avec ſes doigts , & qu'il l'avoit attiré au travers de l'orifice de la matrice dans le vagin. Pour-lors je le trouvai plus ſenſi-ble, & je reconnus qu'il étoit effectivement attaché à une ſubſtance plus groſſe ; néan-moins je ne m'apperçus jamais qu'il dépoſât rien contre mon doigt.

La malade étoit âgée de trente-huit ans ;

mariée depuis environ un an ; & quoique ses
régles eussent toujours paru fort réguliérement, la grosseur démésurée de son ventre
avoit fait soupçonner qu'elle pouvoit véritablement être grosse d'un enfant ; elle avoit
souvent eû des indispositions ordinaires aux
femmes enceintes, & même des envies,
qui avoient augmenté environ six semaines
avant qu'on me mandât. Enfin, de tems à
autre elle étoit attaquée de violentes douleurs, puis ces douleurs étoient suivies de
pertes considérables dont elle étoit si affoiblie, que très-souvent elle tomboit dans
des pamoisons dangereuses. On ordonna
tout ce qui parut nécessaire du côté du régime & pour les remédes, afin de la soutenir
& de maintenir ses forces ; mais ses pertes
devinrent si excessives, qu'enfin elle y suc-
comba & mourut. A l'ouverture de l'abdomen il sortit une grande quantité de matiére fluide, brunâtre, & très-fœtide. Vers
le bas, on apperçut une tumeur plus grosse
que la tête d'un enfant, que nous prîmes
d'abord pour la matrice, & de laquelle
nous eûmes beaucoup de peine à séparer
le péritoine, l'épiploon & les intestins ;
toutes ces parties étoient si bien confondues ensemble & si étroitement adhérentes
les unes aux autres, qu'on pouvoit à peine
les distinguer & les séparer sans déchirer

I ij

les parties. Voyant qu'il n'étoit pas aifé de
bien examiner les chofes tant que la matrice
feroit dans le bas - ventre , on emporta foigneufement tout ce qui en dépendoit ; pour-lors étant venus à l'examiner
en particulier , nous reconnûmes que cette
groffe tumeur n'étoit pas la matrice. Nous
cherchâmes enfuite les ovaires & la trompe de Fallope ; mais toutes les parties circonvoifines étoient fi étroitement adhérentes tout à l'entour , que nous ne pûmes venir à bout de les découvrir. On dilata la partie antérieure du vagin , & pour - lors nous
trouvâmes le petit polype qui y étoit, de
la groffeur à peu près d'un pois, fufpendu
par un petit col long d'environ un pouce.
A l'ouverture de l'orifice de la matrice nous
apperçûmes une petite cavité dans fon col,
qui paroiffoit y avoir été formée par la compreffion du polype qui y étoit logé. En
pouffant nos recherches plus loin , nous
vîmes , à notre grand étonnement, que la
cavité du fond de la matrice n'avoit pas
plus d'étendue que ce vifcere n'en a pour
l'ordinaire hors l'état de groffeffe, & le col
du polype,que nous avions cru attaché à une
tumeur ronde & dure renfermée dans la
fubftance de l'utérus, du côté gauche de
fon col, lorfqu'on en eût fait la diffection,
il parut que c'étoit une des glandes dont

le volume égaloit celui d'un petit œuf de
poule, recouverte de la membrane intérieure
de la matrice, & le polype adhérent feulement à la furface interne de cette membrane,
& non pas à la glande ; elle étoit auffi recouverte du péritoine du côté gauche , & lorfqu'elle fût ouverte on y reconnut une fubftance folide blanchâtre. On ouvrit de même le polype qu'on trouva plus mou , mais
du refte, de la même couleur & de la même confiftance qu'un rein. Nous examinâ-
mes enfuite la groffe tumeur que nous
avions prife d'abord pour la matrice ; nous
la trouvâmes d'une couleur livide, remplie
de ce même fluide brunâtre & fœtide qu'on
avoit trouvé d'abord dans la cavité de l'abdomen. Nous apperçûmes à fa partie poftérieure une petite ouverture par laquelle
cette matiere s'étoit extravafée peu-à-peu
dans l'abdomen. Nous trouvâmes auffi une
autre petite ouverture plus baffe, traver-
fant le *rectum* qui étoit tout livide. Cette
derniere découverte nous apprit que le
fluide paffoit d'abord dedans la tumeur,
dans la cavité de l'abdomen , & qu'elle en
fortoit enfuite au-travers du *rectum* & par
l'*anus* , & non pas par le vagin, comme
on l'avoit cru jufqu'alors. Cette tumeur
paroiffoit tirer fon origine du fond de la
matrice ; & en examinant plus attentive-

ment la subftance de la matrice qui étoit
blanche, folide & un peu plus épaiffe que
ne le comporte l'état ordinaire, nous trouvâmes une autre glande à peu près auffi
groffe que la premiére, & un peu au-deffus
au côté gauche de fon fond, renfermée
auffi dans la fubftance de la matrice; en
ouvrant cette glande on reconnut qu'elle
étoit devenue livide intérieurement. Partant de là nous conclûmes qu'il étoit plus
que probable que la groffe tumeur avoit
été dans fon origine une glande de cette
efpece , & qu'enfuite elle s'étoit accrue
par degrés comme les autres; qu'elle étoit
devenue cancereufe intérieurement,& qu'-
infenfiblement elle avoit été diftendue de
plus en plus par le fluide cancéreux qui
s'y étoit formé, & dont l'engorgement l'a-
voit fait crever, d'où il s'évacuoit enfuite, comme on l'avoit obfervé auparavant.
L'intérieur de cette tumeur étoit tout par-
femé de petits nœuds durs de la groffeur
d'un grain de chenevis; fes membranes
avoient environ un huitiéme de pouce ou
une ligne & demie d'épaiffeur. Les douleurs dont fe plaignoit la malade étoient
de la même nature, à peu peu près, que celles d'un feu dévorant : elle avoit en même
tems une fiévre hectique, des fincopes &
le pouls petit, vîte & quelquefois intermit-

tent. Avant que d'avoir examiné l'orifice
de la matrice, ces symptômes me donnerent à penser qu'il pouvoit y avoir un cancer dans la matrice ; mais ayant trouvé
cet orifice mou & non pas schirreux, & ne
sentant point au-dedans de grosses tumeurs
dures, comme c'est l'ordinaire lorsqu'elle est
cancereuse, je ne sçavois quel jugement
porter. Je trouvai cependant plus de pro-
babilité à croire que ce fût une glande ou
un polype qui avoit pû acquérir un volume considérable dans la matrice, & y étoit
ensuite devenu cancereux, & que le petit
polype étoit une appendice de cette glande. Partant de là, comme la malade avoit
de tems à autre des douleurs semblables
à celles de l'enfantement, on pouvoit bien
espérer que si ce gros polype n'avoit tenu
à la matrice que par un petit col, on auroit pû venir à bout de le faire descendre
& de l'emporter par le moyen de la ligature.

Bonetus dans son *Sepulchretum* Lib. III.
section 32. Observ. 6. 8. rapporte plusieurs
exemples de tumeurs sarcomateuses & glan-
duleuses qu'on a prises pour la matrice jusqu'à ce qu'on ait reconnu le contraire par
la dissection.

M. SAVIARD Observation XXXVI. rapporte qu'une Sage-femme de sa connois-

sance fut appellée pour voir une femme qui se croyoit grosse depuis onze mois ; l'ayant touchée elle sentit l'orifice interne de sa matrice dilaté de la grandeur d'un écu blanc & plus , & un corps charnu dont l'extrémité se présentoit à cette ouverture, en telle sorte que son doigt pouvant tourner tout-au-tour , elle fit son possible pour le pincer pendant un tems considérable, afin de le tirer hors de la matrice. N'ayant pù réussir on fit venir M. *Clement*, Chirurgien & très-habile Accoucheur , qui fit de nouvelles tentatives pour cette extraction, & les ayant inutilement réitérées, il fut contraint d'abandonner cette femme à son malheureux sort.

Or il est à remarquer que cette femme avoit eû tous les mois depuis sa grossesse prétendue une perte de sang très-abondante qui l'avoit extrêmement affoiblie, de sorte qu'après les tentatives que l'on se crut obligé de faire pour l'extraction de ce corps étranger , s'étant de plus en plus exténuée, elle vint mourir à l'Hôtel-Dieu. M. *Saviard* fit l'ouverture de son corps, & trouva dans sa matrice une masse charnue adhérente à son fond , laquelle étoit de la grosseur d'un cœur de bœuf, revêtue d'une membrane qui sembloit être une expansion de la tunique interne de la matrice,

Ce corps étranger avoit un col qui le tenoit attaché à la matrice, lequel étoit bien
moins gros que son corps . . . . . on trouva
dans le milieu de ce corps étranger une
cavité considérable , qui s'étendoit depuis
sa base jusqu'à sa pointe, & dans laquelle
les veines déchargeoient le sang qui cau-
soit l'hémorragie qui arrivoit tous les mois
à la malade. La chair de cette excroissance étoit glanduleuse & schirreuse , & son
extrémité étoit toute contuse & gangrenée,
par la violence des attouchemens que l'on
avoit fait pour tirer ce corps étranger.

Voyez le Traité de M. *Levret* , intitulé
*Observations sur la Cure radicale de plu-
sieurs Polypes de la matrice*, &c. Paris 1749.

On trouve aussi dans les Transactions
Philosophiques N°. 481, page 285, une
Lettre de M. *Pierre Templeman*, Docteur
en Médecine, à M. *Guill. Battie*, Docteur
en Médecine, Associé du Collége Royal
des Médecins de Londres, & Membre de
la Société Royale, sur un Polype du cœur,
& sur une Tumeur schirreuse dans la matrice.

ARTICLE II.

Du Schirre & du Cancer dans la matrice & dans le vagin.

OBSERVATION PREMIERE.

EN 1722. je me trouvai à l'ouverture d'une femme âgée de soixante & dix ans, qui pendant long-tems avant sa mort avoit porté son ventre fort gros, & qui avoit été en même tems sujette à des vomissemens & à des coliques; on attribuoit la cause de ce premier desordre à la présence de quelques eaux renfermées dans un kiste, & celle de l'autre à quelques affections de la rate ou des reins.

La membrane adipeuse & l'epiploon avoient acquis une épaisseur extraordinaire. La matrice étoit devenue presqu'aussi grosse que la tête d'un enfant, & paroissoit très-ferme au toucher: on en fit l'ouverture, & pour-lors on ne put y reconnoître la moindre trace de cavité, ce qui venoit probablement de ce que cette cavité se trouvoit exactement remplie par le gonflement & par la compression des glandes. On trouva dans la vesicule du fiel une vingtaine de pierres de différentes grosseurs. Les ovaires étoient petits, resserrés & racornis.

OBSERVATION II.

VERS l'année 1734, une vieille Domeſtique au ſervice d'une Dame de la campagne, mourut dans un état d'amaigriſſement des plus chetifs, & cependant ſon ventre avoit acquis un volume énorme. L'abdomen avoit commencé à ſe gonfler peu de tems après que ſes régles s'étoient ſupprimées, & à meſure quil avoit pris plus de volume, elle avoit été de plus en plus tourmentée de peines à reſpirer, à rendre ſes urines, & à aller à la ſelle. Les progrès de ces accidens avoient été en raiſon de ceux de la tuméfaction de ſon ventre, mais d'avantage encore ceux de ſa difficulté de reſpirer, qui ne lui permettoit pas de reſter au lit à moins qu'elle n'y fût fort élevée ſur un tas d'oreillers, encore ne ſe trouvoit elle plus à ſon aiſe ayant le corps debout, que quand elle y étoit ſoutenue par deſſous les aiſſelles. On avoit regardé ſa maladie comme une hydropiſie, & en conſéquence on l'avoit gorgée de remédes apéritifs & hydragogues, mais toujours ſans ſuccès. A l'ouverture de ſon cadavre, quel fut notre étonnement de voir que cet énorme gonflement de ſon ventre dépendoit uniquement de celui de la matrice! On la sépara & elle se trouva peser environ douze livres. Elle étoit exactement solide, sans aucune cavité sensible, d'une couleur blanche & d'une consistance ferme & glanduleuse. Elle avoit fait par son poids une si grande compression sur les intestins, qu'il se trouva environ quatre pouces de l'*ileon* tombés en mortification. Les ovaires étoient dépéris comme le reste de la matrice.

OBSERVATION III.

A l'ouverture du cadavre de cette femme dont j'ai parlé précédemment article 2. observation I. du recueil VIII. Je trouvai sa matrice d'un volume à peu près égal à celle dont j'ai parlé dans la premiere observation de cet article, mais sa surface, au lieu d'être unie, étoit toute hérissée de grandes duretés aussi fermes qu'un cartilage. Les ovaires étoient aussi affectés de la même maniere, & l'on voyoit sur l'épiploon plusieurs schirrosités. L'intérieur de la matrice étoit devenu irrégulier en conséquence de ces duretés, dont les interstices étoient occupés par des ulceres profonds. L'orifice de la matrice étoit ample, inégal, & garni de tumeurs aussi grosses que des œufs de pigeon. Le vagin étoit aussi tout plein de petits ulcères dont les bords étoient calleux.

OBSERVATION IV.

Je fus mandé derniérement auprès d'une femme âgée d'environ quarante ans, qui n'avoit jamais eû d'enfans, mais dont les évacuations menstruelles avoient toujours été fort irréguliéres depuis dix ans, & lui avoient même souvent occasionné de grandes douleurs avant que de paroître ; elle avoit aussi eû un débordement considérable de fleurs blanches. Je sentis une tumeur dure & assez considérable qui remplissoit toute la partie posterieure du vagin où elle étoit étroitement adhérente par une large baze ; j'eus même beaucoup de peine à sentir l'orifice de la matrice, que cette tumeur renvoyoit en-avant du côté des os pubis, & qui étoit tout garni de gros durillons, qui depuis quelques mois lui occasionnoient des douleurs terribles ; de maniére que pour les calmer on étoit obligé de lui donner un lavement tous les soirs, & de lui faire prendre quelque opiate après son opération. Cette malade étoit sujette de tems à autre à de copieuses évacuations de sang ; les autres évacuations étoient également fort abondantes, souvent d'une couleur brunâtre & d'une odeur très-puante.

J'ai souvent rencontré de ces sortes de cas ; ils commencent pour l'ordinaire dans le tems que les régles se tariffent. Différens accidens, & en particulier l'irrégularité du flux menstruel peuvent y donner lieu. Pour y remédier j'ordonne pour l'ordinaire une saignée par mois, & une ou deux fois la semaine quelque doux laxatif, au moyen de quoi la matrice, quoique schirreuse, demeure dans un état d'indolence sans s'enflâmer & sans devenir tout-à-fait cancereuse.

Nota. La malade qui a fourni le sujet de cette derniere Observation est morte.

RECUEIL X.

Des accidens qui accompagnent la grossesse.

ARTICLE I.

Des Nausées, du Vomissement & des Envies; Voyez volume I. livre II. chapitre I.

OBSERVATION I.

EN 1746. je fus appellé au secours d'une femme qui se trouvant en proye à de violenseſforts pour vomir dans le second mois de sa premiére grossesse, avoit écouté

les conseils de quelques femmes de sa connoiffance, qui lui perfuaderent que fi elle
prenoit un émétique, elle fe fouftrairoit par
ce moyen à ces accidens. Elle prit donc
fur leur avis vingt-cinq grains d'hypeca-
cuanha qui opérerent par en-haut & par en-
bas avec tant de violence, qu'elle en tomba dans des convulfions qui furent fuivies
de pertes. Enfin, en arrivant auprès d'elle
je la trouvai dans une foibleffe & dans une
langueur extrême. Je lui fis avaller fur
le champ quinze gouttes de *laudanum* liquide, dans un petit verre d'eau de mente,
& j'ordonnai le mêlange fuivant pour prendre de tems en tems en cas de befoin.

℞ *Teinture de rofes rouges*. ʒ v. ʃ.
  Laudanum liquide. gout. x v.
  Diafcordium. ʒ ij. mêlés.

& quelques cueillerés de vin cuit par intervalles. Les évacuations fe fupprimerent
bien-tôt, & elle repofa paffablement la
nuit fuivante ; mais les pertes de fang re-
commencerent le lendemain matin ; enfin,
il furvint des douleurs, & le foir fuivant
elle fit une fauffe couche.

OBSERVATION II.

Quatre mois après ce premier accident
la même femme fe trouva groffe & attaquée comme auparavant de maux de cœur

& d'envies de vomir, étant pour lors au commencement du second mois de sa grossesse, sur quoi je fus appellé à son secours. Comme elle avoit passé de huit jours environ le terme ordinaire de ses régles, je lui fis tirer huit onces de sang du bras, ce qui la soulagea tout de suite. Un mois après cette évacuation, survinrent de nouveaux maux de cœur, qui furent même plus violens. Je fis réitérer la saignée & cette indisposition se passa encore. Enfin, elle fut encore saignée deux fois après, à quatre semaines de distance les unes des autres, toujours avec le même succès, au moyen de quoi elle eut le bonheur de conserver & de porter son enfant à terme. Je dois cependant avertir que quoique ces évacuations diminuassent considérablement son mal, cependant elle en a toujours senti quelques légeres atteintes tous les matins, jusqu'au milieu du cinquiéme mois.

OBSERVATION III.

UNE femme sujette aux vapeurs étant au second mois de sa grossesse, fut prise de vomissemens qui lui occasionnoient de violens efforts ; pour y rémédier elle entreprit de se procurer quelques légeres évacuations, & prit pour cet effet quelques sels neutres, mais

fans

fans fuccès. Cependant fon mal fe calma, parce qu'elle fut à la campagne où elle prit le lait d'âneffe pendant fix femaines; mais étant de retour à la ville, de nouveaux efforts encore plus violens que les premiers lui firent faire une fauffe couche au quatriéme mois de fa groffeffe.

OBSERVATION IV.

En 1730. je fus appellé auprès d'une femme qui avoit été prife tout d'un coup de coliques très-violentes, & de fréquentes épreintes femblables à celles du tenefme. Comme elle étoit fort refferrée, j'ordonnai un lavement qui la fit aller plufieurs fois : mais comme fes épreintes fubfiftoient toujours, je lui fis prendre vingt gouttes de *laudanum* liquide dans un petit verre de vin blanc. Pendant ce tems-là, fa fœur en la mettant au lit s'apperçut qu'elle avoit eu une perte de fang confidérable, & me pria d'examiner ce qu'il en étoit. Je fus fort furpris de rencontrer la tête d'un fœtus defcendue dans le vagin; je lui aidai cependant à venir, & le *placenta* le fuivit. Ce fœtus pouvoit avoir cinq mois; le lendemain je trouvai la malade dans un très-bon état. J'appris pour lors qu'elle avoit contracté un mariage fecret, & que le foir précédent, pour cacher fon état, elle

avoit mangé à toute outrance d'un mets
qu'on fçavoit qu'elle aimoit beaucoup,
malgré des naufées qu'elle avoit, ce qui
donna lieu à ces coliques & à ces épreintes qui occafionnerent fa fauffe couche.

OBSERVATION V.

EN 1753, une femme, mere de plufieurs
enfans qu'elle avoit portés fans aucune incommodité, & qui fe moquoit des autres,
pour peu qu'elle les vît attaquées de quelques antipaties, ou de quelques défirs,
eut envie elle-même, un foir, de manger
des artichaux qu'elle entendit crier dans la
rue, étant pour lors groffe de quatre mois.
Comme c'étoit dans une faifon où ils
étoient fort chers, ne voulant point y mettre le prix, elle traita fon envie de folie &
d'extravagance, & fut fe coucher fans fatisfaire fon appétit : mais il ne lui fut pas
poffible de s'endormir, au contraire, elle
devint de plus en plus inquiéte, fon appétit augmenta, fon eftomach lui-même la
follicitoit ; enfin elle ne pouvoit penfer à
autre chofe qu'au plaifir de manger des artichaux, qui pour lors lui avoient tourné
l'imagination. Vers le point du jour elle
fentit dans fes inteftins de fortes contractions fpafmodiques, & je fus appellé à peine affez à tems pour recevoir le fœtus qu'el-

le portoit. Il ne furvint cependant aucune évacuation par la matrice, ce qui me fit conjecturer que le *placenta* tenoit encore, fur quoi je pris le parti d'attendre avec patience qu'il fe fût détaché & qu'il vînt de lui-même. Comme la malade étoit fort conftipée, je lui fis donner un lavement, & après qu'il eût fait fon effet, je lui fis prendre la potion fuivante, que j'ordonnai de réitérer trois ou quatre fois de quatre heures en quatre heures.

℞ *Conf.* DAMOCRAT, vulgo MITH. ℈ ij.
Eau de canelle fimple. ℥ j. ß.
Eau de canelle fpiritueufe.⎱
Syrop de fafran.   ⎰ *ana* ℥ ij. *m.*

au moyen de ces remédes elle prit du repos & fua copieufement. La nuit fuivante il fe fit une petite évacuation par la matrice, & cette évacuation fut fuivie de tranchées qui procurerent la fortie de l'arriere-faix.

A R T I C L E   II.

De la difficulté d'uriner & de la conftipation.

OBSERVATION PREMIERE.

ETANT appellé auprès d'une femme groffe de fon premier enfant, dont les urines

étoient tout-à-fait arrêtées, je la trouvai
dans de grands tourmens occasionnés par
la distention forcée de la vessie. Elle n'avoit
pû uriner du tout depuis trente heures, &
je la soulageai tout d'un coup en la faisant
uriner avec le catheter. Elle avoit été pendant plusieurs jours auparavant sans pouvoir rendre ses urines qu'avec peine & peu
à la fois. Lorsque je vins à l'examiner, je
trouvai la matrice plus basse qu'à l'ordinaire.
Après avoir dégorgé la vessie, je la fis
saigner, je lui ordonnai aussi un lavement,
parce qu'elle étoit constipée. Le lendemain je la trouvai dans le même état qu'auparavant, n'ayant rendu aucunes urines
depuis qu'on s'étoit servi du catheter;
j'examinai encore une fois la situation de
la matrice, & je m'apperçus qu'elle étoit
abbaissée encore davantage par la compression qu'elle recevoit de la vessie. En
effet, elle étoit si abaissée qu'on pouvoit
sentir toute la longueur de son col & la dilatation de son fond, qui sembloit remplir tout
le *pubis*. Je l'examinai aussi au travers du
rectum, par où je reconnus qu'elle étoit
aussi fortement serrée contre l'os *sacrum*
que contre les os *pubis*; & ayant senti dans
cette partie une chaleur extraordinaire, je
conjecturai que tout son corps étoit enflâ-

mé. Ayant appuyé avec mon doigt contre l'orifice de la matrice de maniére à l'élever, il sortit un peu d'urine, mais en si petite quantité que je fus obligé de recourir encore au catheter, par le moyen duquel elle se trouva de nouveau soulagée de la douleur qu'elle sentoit au-dessus du *pubis*, mais elle se plaignoit toujours d'une grande douleur au fond du bassin. Elle avoit le pouls vîte & quelques autres symptômes de fiévre qui me déterminerent à réitérer la saignée à la quantité de dix onces; & comme le lavement qu'elle avoit déja pris n'avoit pas eu tout le succès qu'on en pouvoit attendre, je lui ordonnai une once de manne fondue avec deux gros de sel de glauber dans un verre d'eau de fontaine, & j'ajoutai qu'on réitéreroit le lavement en cas que cette potion ne produisît aucun effet avant deux heures. On me manda encore le lende-main pour la faire uriner; j'appris pour lors que sa médecine lui avoit procuré plu-sieurs évacuations; mais que ses douleurs dans le vagin, & la fiévre continuoient tou-jours, seulement elles n'étoient pas por-tées à un aussi haut degré que le jour pré-cédent. Je lui ordonnai les ventouses & les bains, au moyen de quoi elle se trouva soulagée; je fus cependant encore obligé de la faire uriner une fois chaque jour

pendant onze jours, avec le catheter, avant
qu'elle pût uriner librement, après quoi
elle fut bien pendant tout le reste de sa
grossesse. S'étant trouvée grosse ensuite pour
la seconde fois, elle fut encore surprise
d'une pareille suppression à peu près dans
le même tems ; mais moyennant la précaution de la faire saigner & de lui faire
administrer des lavemens pour lui tenir
le ventre libre, cette suppression n'eut
point de suites & ne fut pas même totale.
J'ai vû deux autres femmes travaillées du
même accident vers le même tems de leur
grossesse ; leur suppression a duré quatorze
jours, & a cédé à la même méthode, je
veux dire aux saignées réitérées, à l'usage
des lavemens, & du catheter pour dégor-
ger la vessie. J'ai souvent vû survenir une
difficulté d'uriner vers la fin du quatriéme
mois, qui se dissipoit ensuite vers le milieu
du cinquiéme.

OBSERVATION II.

J'AI été appellé depuis peu auprès d'u-
ne femme au cinquiéme mois de sa grof-
sesse, chez laquelle j'ai trouvé le fond de
la matrice abaissé en arriere vers la partie
inférieure du vagin, l'orifice de la matrice en avant & intérieurement au-dessus de

l'aîne droite. Le col & la partie inférieure
étoient si comprimées que la malade avoit
été plusieurs jours sans pouvoir uriner. La
vessie remontoit jusqu'au *scrobiculum cordis*, & on y sentoit une fluctuation semblable à celle de l'ascite. J'eus recours au catheter mâle, parce que la femelle auroit
été trop court, & par ce moyen je vins à
bout d'évacuer une grande quantité d'urines, de maniére que le bas-ventre se déten-
dit considérablement.

Le lendemain après une pareille opération elle fit une fausse couche, au moyen
de quoi cette suppression n'eut plus de
suite ; mais elle avoit beaucoup dépéri
faute de nourriture, & elle mourut de la
diarrhée deux ou trois jours après.

OBSERVATION III.

EN 1746. je fus appellé auprès d'une
femme dans les douleurs de l'enfantement, & qui avoit eu une légere perte au
troisiéme mois de sa grossesse, à la suite
d'un violent tenesme. Je lui fis tirer six onces de sang du bras, & lui ordonnai une
potion anodine qui la soulagea pendant
plusieurs heures, mais les douleurs étant
revenues, elle fit une fausse couche. Pareille cause lui avoit deja occasionné deux fois

le même accident, parce qu'elle étoit naturellement très - refferrée. Pour prévenir
un pareil defordre elle me vint confulter
dans la fuite auffitôt qu'elle foupçonna pouvoir être groffe ; & comme elle étoit d'un
tempérament très - replet, j'ordonnai une
faignée de huit onces & un lavement laxatif tout-de-fuite après : puis je lui confeillai
de prendre tous les foirs environ trois gros
d'électuaire lénitif, de ne vivre en plus
grande partie que de potage, de bouilli,
& de racines fraîches auffi bouillies : je
lui permis encore les fruits murs, parce
que c'étoit pour lors en été. En fuivant
ce régime elle fe maintint le corps libre,
& elle eut le bonheur de porter fon enfant
jufqu'à terme. *Voyez* Lamotte Obfervation LI.

ARTICLE III.

*Des Hémorroïdes , du gonflement des jam-
bes , des cuiffes , & des parties baffes.*

OBSERVATION PREMIERE.

EN 1744. je fus voir une femme dans le
quatriéme mois de fa groffeffe, qui étoit très-
conftipée , & qui fouffroit beaucoup des
hémorroïdes auxquelles elle étoit naturel-
ment fujette. Mais ce mal étoit pour lors

bien plus confidérable , & elle en étoit fi cruellement tourmentée , que depuis plu-fieurs nuits elle ne repofoit que très-peu ou point du tout. Je lui fis tirer fur le champ dix onces de fang , & comme elle avoit beaucoup d'averfion pour les lavemens , je lui ordonnai le bol fuivant à prendre en fe mettant au lit , avec un peu de coulis de gruau affaifonné avec du beurre.

℞ *Fleurs de foufre.* ℈ j.

Poudre d'yeux d'écreviffes fimple. ℈ſ.

Electuaire lénitif. ℥ j

Syrop de rofes pâles. q. f. m.

J'ajoutai qu'en cas que ce reméde ne produifit pas un effet fuffifant , on y ajou-teroit deux gros de fel de glauber , & une once de manne fondue dans de l'eau. Elle exécuta ces deux ordonnances qui la firent aller trois fois. Cette femme avoit le *fphinc-ter* de l'anus fi gonflé, fi enflammé & fi dou-loureux , que je crus qu'il étoit néceffaire de fomenter les parties à la vapeur de quelque décoction émolliente, dans laquel-le je fis diffoudre un peu de fel ammoniac: j'y fis auffi ajouter un mêlange d'efprit de vin & de vinaigre. L'effet de ces topiques ne fut point affez heureux pour empêcher le progrès des douleurs , du gonflement ni de la fiévre, & ne voulant point pren-dre fur mon compte de foumettre une femme en cet état à des scarifications ni à l'application des sangsues, je fis appeller un Médecin en consultation, qui ordonna une seconde saignée & des remédes apéritifs qui ralentirent la fiévre; mais comme le gonflement hémorroïdal demeuroit toujours dans le même état, nous hasardâmes d'y appliquer les sangsues qui en tirerent environ cinq onces de sang, au moyen de quoi le gonflement tomba tout de suite, & depuis ce moment elle est allée de mieux en mieux, jusqu'au terme de sa grossesse.

OBSERVATION II.

E N 1744. je pris soin d'une femme dont les jambes commencerent à se gonfler au septiéme mois de sa grossesse, & ce gonflement qui tenoit de la leucophlegmatie ou de l'anasarque, dura sans la géner beaucoup jusqu'au milieu du neuviéme mois. Pour lors cette femme ayant été obligée de marcher beaucoup pour satisfaire à quelques affaires particulieres, lorsqu'elle fut de retour chez elle, elle sentit sa jambe & sa cuisse gauche très-gonflée & fort douloureuse, enfin la peau devint en conséquence si livide dans toutes ces parties, qu'en voyant les choses dans cet état je craignis qu'il ne s'enfuivît gangrene. Cependant, comme cette femme étoit d'ailleurs d'un tempérament vigoureux & affez bon, je lui fis tirer tout de fuite douze onces de fang du bras. J'ordonnai en même tems un lavement purgatif parce qu'elle étoit conftipée, & au moyen de ce reméde elle fut trois fois à la felle. J'ordonnai pour fa jambe & pour fa cuiffe des fomentations avec une décoction de la même nature que celle qui a été décrite dans l'Obfervation précédente ; & pour calmer les douleurs qui continuoient toujours, je fis appliquer un cataplafme émollient fur toute l'étendue des parties malades. La malade paffa encore cette nuit fans dormir beaucoup. Le lendemain ayant appris que la fiévre & les douleurs fubfiftoient toujours , j'ordonnai qu'on lui tirât encore dix onces de fang. Je lui prefcrivis en même tems une folution de quelques fels neutres. Je lui recommandai de boire copieufement d'une émulfion nitrée , & de continuer l'ufage des fomentations & des cataplafmes fufdits. Le lendemain la douleur & la tenfion étoient un peu tombées : mais comme il y avoit encore beaucoup de vîteffe dans le pouls, je lui fis encore tirer huit onces de fang. Je lui fis auffi continuer l'ufage des remédes précédens internes & externes. Par ce moyen l'inflammation tomba en peu de jours. Elle accoucha peu de tems après fort heureufement.

OBSERVATION III.

EN 1750. une femme d'une conftitution très-lâche, eut la foibleffe, pendant fa premiere groffeffe, de fe réduire à une abftinence trop dure, & de ne vouloir boire que de l'eau. Vers le quatriéme mois les jambes commencerent à lui enfler, & lorfqu'on m'appella, étant pour lors au feptiéme, je trouvai non feulement les jambes & les cuiffes toutes œdematiées, mais encore les grandes lévres fi gonflées qu'elle ne pouvoit plus marcher. Cependant ce gonflement tomba moyennant quelques mouchetures faites à la partie avec la pointe d'une lancette. J'ordonnai pour lors la confection hyacinthe à plufieurs reprifes, & au lieu d'eau ou de petite biere dont elle faifoit fa boiffon, je lui fis boire du vin, ou du moins de la bonne doublebiere; avec ces précautions elle revint un peu de l'état de langueur dans lequel elle étoit tombée, mais le gonflement des jambes fubfiftoit toujours. Les grandes lévres s'enflerent encore une feconde fois, au point même de l'empêcher de faire le moindre exercice , mais on y remédia comme la premiere fois au moyen des mouchetures.

Cette femme conduisit ainsi sa grosseffe jusqu'à la fin du huitiéme mois , qu'elle accoucha ; à la vérité son extrême foibleffe rendit le travail un peu long, néanmoins elle fut délivrée affez heureusement d'un très-petit enfant qui ne vécut que quelques semaines. Elle revint paffablement bien de sa couche pendant les vingt premiers jours ; ces gonflemens œdemateux s'étoient même paffés ; mais son tempéramment étoit si altéré & si affoibli qu'elle fut prise d'une anasarque qui se répandit univerfellement par toute la surface de son corps. Comme cette maladie m'auroit conduit au-delà des bornes que je me suis propofées, je ne voulus pas en refter chargé plus long-tems: mais malgré les précautions qu'on pût prendre elle fit toujours ses progrès, & enleva la malade environ six semaines après ses couches.

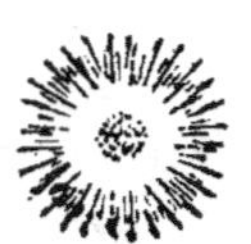

Article IV.

Des Douleurs de dos, dans le ventre, des côtés : du Vomissement & de la difficulté de respirer vers la fin de la grossesse.

OBSERVATION PREMIERE.

En 1744. je fus appellé au secours d'une femme d'une constitution foible & lâche. Elle étoit au troisiéme mois de sa grossesse, & avoit été prise tout d'un coup de douleurs très-violentes dans le dos, accompagnées d'une perte de sang par la matrice, de maniere qu'elle avoit déja fait une fausse couche avant que j'eusse eu le tems de me rendre chez elle. J'appris pour lors que dans sa seconde grossesse, qu'elle avoit pourtant conduit jusqu'à terme, elle avoit souffert de très-violentes pertes qui avoient affoibli sa santé, & beaucoup altéré son tempéramment; enfin que depuis cet accident elle avoit fait quatre fausses couches, & toujours au troisiéme mois de sa grossesse. On avoit cependant eu la précaution de la saigner, sur quoi elle rejettoit la cause de sa fausse couche, parce que la saignée lui avoit occasionné des foiblesses accompagnées de douleurs dans le dos, qui étoient toujours les avant-coureurs de

ſes pertes. Je lui conſeillai d'aller à Bath &
d'y prendre les eaux afin de fortifier ſon
tempéramment, & de ſe diſpoſer par ce
moyen à une groſſeſſe plus heureuſe. Elle
le fit, & l'événement répondit à nos vœux.
En effet, elle conçut peu de tems après
qu'elle en fut revenue, & porta heureuſement ſon enfant juſqu'à terme.

J'ai vû pluſieurs femmes d'une pareille
conſtitution, qui ne pouvoient ſouffrir la
moindre évacuation qu'elle ne leur occa-
ſionnât une fauſſe couche.

OBSERVATION II.

UNE femme très-robuſte & d'un bon
tempéramment, ayant été priſe dans le quatriéme mois de ſa ſeconde groſſeſſe, de
douleurs très-violentes dans le dos, pour
la ſoulager je lui fis tirer dix onces de ſang
du bras; j'ajoutai qu'on lui donnât un lavement, parce qu'elle n'alloit pas bien à la
ſelle; par ce moyen ſon mal diminua beaucoup : mais comme elle avoit encore le
pouls vîte & plein, le lendemain je fis réitérer la ſaignée à la concurrence de huit
onces, je lui fis auſſi appliquer un céroëne
ſur la région du dos. Ces précautions pri-
ſes elle ſe trouva aſſez bien juſqu'au huitiéme mois de ſa groſſeſſe qu'elle ſe ſentit

des efpeces de tiraillemens dans le bas-
ventre & dans le côté. Je lui fis encore
tirer environ huit onces de fang, & j'ordonnai qu'on fît, avec de la pomade, des
embrocations fur ces parties. Ces remédes
fuffirent pour calmer fes douleurs, après
quoi elle fe porta bien jufqu'au tems de fes
couches.

Cette femme avoit fait une fauffe couche au troifiéme mois de fa premiere
groffeffe, faute d'avoir eû la précaution de
fe faire faigner lorfqu'elle s'étoit vûe attaquée de fes douleurs dans le dos, & de quelques autres accidens qui ne provenoient
que de fon état de plethore. On m'a fouvent confulté pour des cas femblables, &
j'ai toujours éprouvé que dans quelque
tems que ce foit de la groffeffe, la faignée
eft falutaire aux femmes d'un tempéramment replet.

OBSERVATION III.

EN 1747. une femme étant au hui-
tiéme mois de fa groffeffe fut prife de vomiffemens & d'une difficulté de refpirer, qui
augmenterent au point que, ne pouvant plus
refter couchée dans fon lit, on étoit obligé de la foutenir avec des oreillers, à moitié couchée & à moitié affife, encore né
pouvoit-

pouvoit-elle garder dans son estomach aucun aliment quelconque ni solide ni fluide. On m'appella vers le milieu du neuviéme mois, & pour lors je reconnus que la matrice étoit montée dans l'abdomen beaucoup davantage qu'elle ne l'est pour l'ordinaire. J'appris en même tems que dans deux grossesses qu'elle avoit eûes précédemment, elle avoit été sujette à peu près aux mêmes accidens, mais que cependant ils n'avoient pas été si violens; qu'elle sortoit très-rarement, qu'elle ne prenoit que très-peu ou point du tout d'exercice, qu'au contraire elle étoit très-souvent couchée, & qu'elle portoit toujours ses habits très-lâches. En rapprochant toutes ces circonstances je conjecturai que son mal pouvoit bien venir de la compression de la matrice, ce qui me détermina à lui faire tirer six onces de sang du bras. Je lui ordonnai aussi par verrées quelques solutions de sels neutres, mais comme son estomach ne pouvoit les souffrir, je conseillai de lui faire prendre en lavement, quatre ou cinq fois par jour, environ une demi-pinte de bon bouillon de bœuf, afin de suppléer par cette voye au défaut de nourriture qu'elle ne pouvoit prendre par la bouche. Cet expédient répondit à notre attente. En effet, j'avois fait dissoudre quatre grains d'*opium* dans les

deux premiers qu'on lui donna pour empêcher qu'ils ne revinſſent ; mais quand
les inteſtins furent vuides, il ne fut plus
beſoin de ce moyen , la malade gardoit
très-bien les lavemens, & ils ſe trouvoient
repris par les vaiſſeaux abſorbans.

Ces lavemens ſuppléerent fort efficacement au défaut de nourriture que ſon
eſtomach ne pouvoit retenir, & moyennant qu'on lui faiſoit prendre l'air en car-
roſſe, la difficulté de reſpirer ſe calma. Avec
ces précautions la malade arriva heureuſement au terme de ſa groſſeſſe, & pour lors
on la délivra d'un petit enfant très-foible,
& d'une grande quantité d'eaux.

Dans la groſſeſſe ſuivante, elle eut la
précaution de ſerrer d'abord davantage ſes
lacets, ne les lâchant que par degrés, à
proportion qu'elle prenoit plus de volume,
elle ſe procura auſſi beaucoup d'exercice,
& par ce moyen elle eut la ſatisfaction de
n'être plus ſujette aux accidens précédens.

OBSERVATION IV.

E n 1746. je vis une femme dans ſa premiere groſſeſſe , attaquée de leucophlegmatie , qui vivoit nonchalamment & dans
l'indolence , & qui de plus avoit les accidens qui ont fait le ſujet de l'Obſervation

précédente : feulement ils n'étoient pas portés à un fi haut degré. On ne m'appella qu'au moment de fes couches qui furent très - longues à caufe de fon extrême foibleffe, fur quoi je lui recommandai bien de fe donner plus d'exercice en cas qu'elle redevînt groffe. Environ deux ans après elle eut encore befoin de mon fecours, & on me manda effectivement, mais elle étoit accouchée il y avoit déja quelques heures lorfque j'arrivai chez elle. Bien loin d'avoir profité de mes confeils, j'appris que cette femme avoit tenu une conduite diamétralement oppofée, qu'elle s'étoit toujours tenue nonchalamment & fans corps, que le plus fouvent elle n'avoit pas feulement voulu marcher dans fa chambre, qu'au contraire, à mefure qu'elle avoit approché du terme de fa groffeffe, elle avoit voulu refter toujours au lit, foutenue par un tas d'oreillers. Dans cette derniere groffeffe la difficulté de refpirer & les vomiffemens l'avoient prife plutôt que dans la premiere : enfin, elle me parut dans un état auffi dangereux que foible, d'autant plus que l'Accouchement ne diminua rien de fes peines. Je confeillai aux affiftans d'appeller promptement le Médecin de la maifon, & je l'abandonnai à fes foins ; mais il reftoit fi peu de vie chez elle, qu'elle ne

L ij

furvécut que deux jours. Quant à fon enfant, il y avoit déja quelques jours qu'il étoit
mort lorfqu'elle le mit au monde.

RECUEIL X.

*Des Maladies auxquelles les femmes font
également fujettes dans d'autres tems
comme dans celui de la groffeffe.*

ARTICLE I.

*De la Pierre ou de la Gravelle dans les
reins ou dans la veffie.*

OBSERVATION PREMIERE.

EN 1747. je fus appellé au fecours d'une
femme qui étoit pour lors au feptiéme mois
de fa feconde groffeffe. Cette femme étoit
depuis plufieurs années cruellement tourmentée de graviers dans les reins , d'où
il avoit paffé dans la veffie plufieurs petites pierres qui en avoient été chaffées enfuite par les urines. En arrivant chez elle
je la trouvai dans une grande torture pour
une pierre qu'elle croyoit être arrêtée dans
l'uretere du côté droit. Elle fut prife en
outre de vomiffemens qui lui firent faire

des efforts confidérables, & comme fes urines étoient très-hautes en couleur, je craignis qu'il ne lui furvînt une fauffe couche.
Pour prévenir cet accident, je lui fis tirer
dix onces de fang du bras, j'ordonnai qu'on
lui donnât enfuite un lavement, & que
quand il auroit fait fon effet, on lui fît prendre dix grains des pilules de STARKEY, au
moyen de quoi fes douleurs fe calmerent,
& bientôt la pierre defcendit dans la veffie.
Depuis ce tems-là cette femme a encore
été fujette de tems à autre à quelques douleurs occafionnées par la difficulté que les
graviers avoient à defcendre, mais elles
n'ont jamais été fi violentes. D'un autre côté
ces douleurs étoient bien plus grandes
& bien plus fréquentes lorfqu'elle étoit
enceinte que dans tout autre tems.

OBSERVATION II.

*Communiquée par M. Archdeacon, Chi-
rurgien à Saint-Neots, par une Lettre
en date du 19 Septembre 1747.*

LA femme d'un Charbonnier de cette
place s'eft plainte pendant long-tems de
violentes douleurs à la veffie, & de quelques autres fymptômes de la pierre, cependant on en avoit peu de pitié, parce qu'on

foupçonnoit plus de pareffe dans fon fait que de vraye maladie. Sur ces entrefaites elle eft devenue groffe, & elle a fouffert de cruelles douleurs pendant tout le tems de fa groffeffe, jufqu'au tems de fes couches que la Sage - femme appellée pour la fecourir rencontra un corps dur qui fe préfentoit au - devant de la tête de l'enfant, dont elle fut fort étonnée ; d'autant plus qu'elle ne fçavoit pas trop que faire en pareille circonftance. Cependant, comme l'état de la malade ne lui permettoit pas d'appeller un Accoucheur, la patience fut fon feul confort dans un travail qui fut également long & pénible. Après avoir trainé de cette maniere affez long - tems, la Sage - femme fentit enfin venir quelque chofe, & en examinant ce que ce pouvoit être, il fe trouva que c'étoit une pierre à peu près du volume & de la figure d'un gefier d'oye, & qui pefoit cinq à fix onces. Cette Sage - femme l'a donnée depuis au Docteur *Waller* de Cambridge. L'enfant fuivit immédiatement après cette pierre. C'étoit un garçon qui eft aujourd'hui forgeron à *Londres*, âgé d'environ vingt-huit à trente ans. La malade fe rétablit affez bien, mais il lui en refta cependant une incontinence d'urine ; depuis ce tems - là elle a encore eû une fille, &.

elle a vécu plusieurs années, jusqu'à ce qu'enfin elle ait eû le malheur d'être tuée par un accident arrivé dans la maison d'un Gentil-homme de cette Ville.

Dans les Transactions Philosophiques n°. 202. page 817. on trouve un Mémoire communiqué par le Docteur *Thomas Molineux*, au sujet de trois jeunes filles, l'une âgée de six ans, l'autre de dix, & la troisiéme de onze, auxquelles on a tiré des pierres en dilatant l'urethre sans faire aucune incision, quoique la pierre de la derniere fût d'un volume considérable. On y trouve ensuite un autre Mémoire, page 818. au sujet d'une femme qui avoit rendu une pierre qui pesoit plus de deux onces & un quart.

Au n°. 178. vol. 5. le Docteur *Richard Beard* parle d'une autre femme âgée de soixante-trois ans, qui a pareillement rendu une pierre à peu près de même volume.

Au n°. 18. page 320. le Docteur *Beale* a aussi donné la Description d'une pierre tirée de la matrice d'une femme, au moyen d'une incision qu'on y fit. Cette pierre pesoit près de quatre onces.

OBSERVATION III.

BONNET dans son *Sepulchretum*, Livre 3. Sect. 38. Observ. 1. rapporte l'histoire d'une femme, qui pendant plusieurs années, avoit souffert de violentes douleurs dans le rein du côté gauche, & qui dans quatorze grossesses qu'elle avoit eues, étoit toujours accouchée avant terme, soit dans le courant du huitiéme, ou au commencement du neuviéme mois. Après la mort de cette femme il en fit l'ouverture, & trouva le rein gauche tout détruit, le rein droit étoit très-gonflé, & contenoit une pierre d'un volume très-considérable.

Dans sa treizéme Observation il parle d'une femme qui pendant plusieurs années avoit été sujette à des convulsions histeriques, & ces convulsions l'avoient tourmentées davantage lorsqu'elle avoit été grosse. Pour l'ordinaire cette femme avoit toujours fait une fausse couche à la fin de son troisiéme mois : enfin elle mourut d'apopléxie. Lorsqu'il en fit l'ouverture, la matrice lui parut parfaitement saine, contre son attente, & il ne put rien découvrir dans toute la région de cette partie, à quoi il put attribuer la cause de cette maladie ; mais à l'ouverture de sa tête, il trouva

dans les ventricules du cerveau une grande quantité d'eau qui, dit-il, étoit la caufe
de fes convulfions fpafmodiques & des
fauffes couches qui lui étoient toujours
arrivées.

Le même Auteur rapporte plufieurs autres Obfervations fur les avortemens, occafionnés par plufieurs autres caufes. *Voy.*
Recueil X I. de ce Livre.

A R T I C L E XI.

Des Hernies.

OBSERVATION PREMIERE.

E N 1746. on me pria d'affifter une
femme en couche, qui depuis fon enfance
portoit dans l'aîne gauche une petite hernie, qui avoit cependant difparu vers le
cinquiéme mois de fa groffeffe; mais comme elle étoit revenue lorfque le travail
commença, je chargeai un affiftant d'appuyer avec fes doigts fur la partie pendant
chaque douleur, afin de prévenir les efforts qui auroient pû y occafionner quelques tiraillemens, & je la délivrai enfin
heureufement. Je m'attendois que cette
hernie feroit revenue auffi-tôt qu'elle auroit été rétablie & qu'elle feroit venue à

marcher , comme cela étoit effectivement arrivé à une autre femme à peu
près dans le même cas , fi ce n'eſt peut-
être que chez cette derniere la dilatation
étoit un peu plus confidérable, mais auffi
du même côté. Quoiqu'il en foit, je fus
agréablement trompé : en effet je n'ai jamais entendu parler de cette incommodité, quoique je l'aye accouchée deux fois
depuis.

OBSERVATION II.

EN 1727. j'accouchai une femme qui
avoit été fort incommodée d'une hernie
dans l'aîne gauche pendant tout le tems
de fa groffeffe ; il eſt vrai qu'elle avoit la
facilité de la réduire elle-même, mais au
moindre effort les parties fe déplaçoient
de nouveau, ce qui lui étoit fort à charge.
Comme fon travail étoit déja un peu avancé quand j'entrai chez elle, je profitai de
l'interſtice d'une douleur pour réduire cette
hernie, ce que je fis en appuyant mes
doigts fur les parties, pendant que d'un
autre côté je la faifois fe tenir fur le côté
gauche, la cuiffe repliée & rapprochée
contre l'abdomen : pofition qui étoit la
plus favorable à la réduction , & qui ob-
vioit à des douleurs qui retardoient le tra-

vail. Par ce moyen je vins heureufement à bout de la délivrer, & lorfqu'elle fut rétablie de fes couches je lui fis porter un brayer, qui empêcha le progrès de fa maladie.

OBSERVATION III.

J'ai accouché une femme à laquelle il étoit furvenu une exomphale à la fuite de fa derniere couche , & qui avoit difparu au huitiéme mois de fa groffeffe , mais elle revint encore après fes couches.

OBSERVATION IV.

En 1731. je fus appellé au fecours d'une femme qui avoit fenti une tumeur fe former infenfiblement & augmenter par degrés au côté gauche de l'anus. Cette tumeur difparoiffoit lorfque la malade étoit au lit; mais elle revenoit exactement pendant le jour, particuliérement lorfqu'elle étoit fur pied. Cette tumeur fubfifta pendant tout le tems de fa premiere couche, d'où s'enfuivit une inflammation dans la partie, & l'étranglement de l'inteftin , de maniere que par-là cette hernie perdit la facilité qu'elle avoit à être réduite. Cependant il lui furvint après fa couche une perte de fang confidérable : on fit fur les parties des fomentations difcuffives, on appliqua auffi des cataplafmes émolliens, de maniere que l'étranglement céda, & que par ce moyen on vint à bout de réduire la hernie. Dans fa couche fuivante, les douleurs déplacerent & firent defcendre l'inteftin ; elles poufferent auffi par la même voye les membranes & les eaux, d'où s'enfuivit une dilatation confidérable de l'orifice interne. Cependant je rémédiai à ce déplacement en dilatant l'orifice externe, en introduifant ma main dans le vagin, & en repouffant l'inteftin au-deffus de l'os *facrum* : dans cette opération les membranes fe trouverent rompues, les eaux s'écoulerent, & la tête qui avoit été chaffée dans le baffin, foutint l'inteftin. Pour lors je la délivrai heureufement, fans qu'elle eût à effuyer les mêmes rifques qu'elle avoit courus dans fa couche précédente.

OBSERVATION V.

En 1746. j'eus occafion d'obferver une feconde hernie de la même efpece dans une femme qui, environ deux ans avant que je la viffe, & un mois après être accouchée de fon premier enfant, avoit fenti au côté gauche du perinée & de l'anus, une tumeur qu'elle attribuoit à la violence que sa Sage-femme avoit employée pour la délivrer. Cette tumeur faisoit des progrès considérables, elle pendoit même pendant le jour ; mais lorsque la malade étoit au lit, elle avoit encore la facilité de faire remonter par degrés les parties dans le bassin, moyennant que pour cet effet elle introduisoit deux doigts dans le vagin, dont elle se servoit pour réduire ces parties, jusqu'à ce qu'elle les sentît rentrées dans le bas-ventre ; mais elle n'étoit pas plutôt debout que ces mêmes parties tomboient de nouveau. Cette femme devint grosse environ neuf mois après s'être apperçue de cet accident, & pour lors elle fut attaquée d'une violente toux qui occasionna un déplacement de l'intestin si considérable, que cette tumeur devint de la grosseur du poing. Cette augmentation de volume augmenta à proportion la difficulté de réduire la hernie, quoiqu'il y eut pour lors bien plus de nécessité d'opérer cette réduction, à cause des douleurs que le poids de la matrice sur ces parties pouvoit y occasionner. Enfin, cette nécessité devint si grande, que pour y satisfaire la malade étoit très-souvent obligée de se mettre au lit. Environ cinq semaines avant l'accouchement la tumeur se trouva tellement aug-

mentée, qu'il n'y eut plus du tout moyen
de la réduire. La malade fut pendant plusieurs jours dans cet état qui lui occafion-
noit de cruelles douleurs. Comme elle
avoit paffé quelque tems à l'Hôpital de
Saint - Georges, le Docteur *Roff* me fit
prier par fon mari d'envoyer à fon fecours
un de mes Eleves. Il étoit tard quand
je reçus cet avis, d'un autre côté cette
femme demeuroit fort loin, je priai M.
Tomkins d'y aller en ma place ; mais
la malade ne voulut point fe foumettre à
fon examen. Je l'y accompagnai le lendemain, & pour lors nous la trouvâmes dans
une rude agonie. La partie étoit livide, &
toute la circonférence de la tumeur étoit
bordée d'un cercle rouge très-vif. La malade étoit pour lors couchée fur le côté,
& l'ayant tournée fur le dos afin de pouvoir examiner plus commodément fon mal,
la tumeur s'ouvrit dans fon milieu où la
peau étoit très-mince & où l'on fentoit intérieurement une petite fluctuation. Cette
ouverture qui étoit petite donna iffue à
une cueillerée environ de pus mêlé de
fang : cette évacuation fut immédiatement
fuivie d'un fluide tenu de couleur grifâtre
qui fournit un écoulement d'environ une
demi-pinte de matiere. Au moment même
de cette ouverture la malade s'écria que l'in-

teſtin étoit remonté , & qu'elle ſe ſentoit tout-à fait ſoulagée des douleurs qui la tourmentoient ſi cruellement un moment auparavant. Cet incident nous conſterna beaucoup, parce que le fluide que nous voyons couler nous paroiſſoit venir de l'*ileum*, d'où nous concluions qu'il falloit qu'il y eût une partie de cet inteſtin tombée en mortification. Comme la malade n'avoit point été à la ſelle depuis longtems, on lui donna un lavement pour vuider le colon. On appliqua un linge ſur l'ouverture, & on lui recommanda de ne prendre autre choſe que du bouillon fait avec du maigre de mouton ou de bœuf. Cette femme eut le bonheur de ſe rétablir contre notre attente, elle porta ſon enfant juſqu'au terme, & fut heureuſement accouchée par M. *Tomkins*. Quelques mois après ſon accouchement elle me fit prier de l'aller voir; pour lors je vis que la hernie s'étoit maintenue réduite, & les parties me parurent aſſez bien conſolidées, quoiqu'il coulât encore toujours un peu de pus par la petite ouverture. Enfin , je conjecturai que la portion enflammée de l'inteſtin s'étoit réunie aux viſceres circonvoiſins après que la portion gangrenée en avoit été ſéparée. Cette femme a été depuis ce temslà ſujette à de violentes douleurs, & à des embarras dans ce côté-là de son ventre, comme si l'intestin fût devenu plus étroit dans cet endroit, & qu'il eut été reserré de maniere à embarrasser le passage des matieres. Environ cinq mois après qu'elle fut guérie, la playe se rouvrit en consé-quence d'un effort qu'elle fit, & comme elle étoit pour lors devenue grosse, un de mes Eleves qui l'accoucha ensuite heureu-sement, en fit plusieurs fois la réduction.

Quelque tems après cette femme fut prise de la petite vérole dont elle mourut.

OBSERVATION VI.

Communiquée par une Lettre de M. Stubbs de la Comté de Bedfort, en date du 2 Février 1752.

M. *Stubbs* fut appellé au secours d'une femme âgée de près de quarante ans pour lors en travail de son premier enfant. On lui dit que la malade avoit été pendant dix heures entre les mains d'une Sage-femme, & que les membranes étoient rompues. Il trouva le vagin & le bassin tout occupés par une tumeur, qu'il prit au premier attouchement pour la tête ou les fesses d'un enfant ; en effet il lui restoit à peine assez d'espace pour glisser un ou

deux

deux doigts entre cette tumeur & les os
pubis : mais ayant dilaté l'orifice externe &
repoussé cette tumeur, il sentit l'orifice
de la matrice amplement dilaté, & la tête
de l'enfant appuyée sur les os *pubis*.

Il retira sa main toute engourdie & très-
fatiguée ; puis après avoir pris un peu de
relâche, & examiné la nature de cette tumeur, qui venoit probablement de ce que
les intestins étoient déprimés dans la partie postérieure du vagin, il introduisit sa
main une seconde fois, & ayant appuyé
ferme sur cette tumeur, elle se trouva réduite, & cette réduction fut immédiatement suivie de la descente de la tête de
l'enfant dans le bassin ; il tira ensuite l'enfant avec les forceps, parce que la mere
étoit très-foible : mais depuis la mere &
l'enfant se sont bien portés.

ARTICLE III.

Sur l'Ascite pendant la grossesse.

OBSERVATION PREMIERE.

EN 1747. on me manda pour une femme qui venoit d'accoucher, & qui s'imaginoit qu'elle avoit un second enfant dans
la matrice parce qu'elle restoit encore

très - groſſe. Mes recherches dans le vagin ne purent me donner aucun éclairciſſement ſur ce fait; mais en examinant le bas-ventre, qui étoit très-diſtendu , je reconnus qu'il y avoit une fluctuation d'eaux. Elle aug — menta conſidérablement après que la malade fut relevée de ſa couche : je lui conſeillai de conſulter ſon Médecin & ſon Chirurgien qui , pour remédier aux douleurs que lui cauſoit le gonflement de ſon ventre , lui firent pluſieurs fois la ponction, après quoi elle mourut.

OBSERVATION II.

CE ſeroit ici le lieu de parler de l'Anaſarque , mais je me contenterai d'obſerver en général ſur cette maladie que j'ai été pluſieurs fois conſulté pour des femmes d'une conſtitution foible & lâche, que quelquefois même j'ai trouvé le tiſſu cellulaire infiltré dans toute la ſurface du corps, & j'ai toujours eû le bonheur de les guérir & de rétablir le *tonus* des fibres avant leur Accouchement, en ſuivant la méthode décrite ci-devant Recueil 10. Article 3. Obſervation 3. Je dois cependant en excepter une femme qui pour trop de foibleſſe, mourut après ſa couche d'une Anaſarque univerſelle. *Voy. Mauriceau* Obſe

vation 81. Et les Essais de Médecine de la
Société d'Edimbourg, volume 3.

*Histoire d'une hydropisie de l'ovaire par le
Docteur J. Douglas. Voyez Transactions Philosophiques n°. 308. page 2317.*

UNE femme avoit reçu un coup assez violent sur le bas - ventre du côté gauche peu
de tems après être relevée de sa premiere
couche, cependant elle n'y sentit plus de
douleur au bout de deux ou trois jours;
mais deux mois après elle recommença à
se plaindre, & s'apperçut que son ventre étoit plus gros de ce côté que de l'autre, & que les douleurs augmentoient à
proportion. Ces mêmes douleurs se passerent encore au bout de trois mois qu'elle
redevint grosse, & pendant tout le cours
de cette grossesse elle ne s'apperçut d'aucune autre incommodité que de celles qui accompagnent ordinairement cet état, si ce
n'est peut - être que son ventre étoit beaucoup plus gros qu'à l'ordinaire. Lorfqu'elle fut accouchée son ventre diminua,
mais très-peu. Une année après elle conçut
pour la troisiéme fois. Elle porta son enfant jusqu'à terme & fut enfin délivrée
d'un enfant vivant, mais elle étoit si foible qu'elle mourut le troisiéme jour. L'état

de cette femme parut à M. *Douglas* un objet digne de ſes recherches. Il l'ouvrit, & à l'ouverture de l'abdomen il en ſortit plus de ſeize à dix-ſept gallons d'eau viſqueuſe & gluante, d'une couleur & d'une conſiſtance fort approchante d'un ſyrop épaiſſi.

M. *Douglas* crut d'abord que cette quantité d'eau avoit été renfermée dans une duplicature du péritoine, parce qu'il ne paroiſſoit aucun viſcere; mais en examinant les choſes de plus près, il s'apperçut qu'on pouvoit aiſément ſéparer du péritoine & des autres viſceres, la membrane épaiſſe qui avoit ſervi de ſac à ces eaux. Ce ſac s'étendoit depuis le *pubis* juſqu'au diaphragme, & depuis la région lombaire du côté gauche, juſqu'à celle du côté oppoſé. Enfin il occupoit toute la cavité de l'abdomen, & diſtendoit le ventre ſi prodigieuſement que de ſon vivant cette femme pouvoit y ſoutenir une aſſiette Après avoir ſucceſſivement détaché ce ſac de toutes les parties qui l'environnoient, M. *Douglas* s'apperçut qu'il n'étoit pas poſſible de le ſéparer de la trompe de Fallope du côté gauche : enfin il reconnut que ce ſac n'étoit autre choſe que la membrane de l'ovaire même, épaiſſie & diſtendue par l'amas qui s'y étoit formé des eaux qu'il en avoit vû ſortir . . . Tous les autres viſceres du bas-ventre étoient en bon état & chacun à leur place.

Les Transactions Philosophiques fournissent plusieurs autres exemples approchans de cette nature. *Voyez* n°. 140. pag. 1000. Le Doct. *Henri* SAMPSON rapporte en cet endroit quelques Observations faites à l'ouverture du cadavre d'une femme qui avoit une hydropisie si considérable à l'ovaire gauche, que cet ovaire conjointement avec la grande quantité d'eau qu'il renfermoit pesoit 137 livres, y compris la matrice qui étoit très-légere.

Voyez aussi n°. 348. pareille Observation communiquée par le Docteur HOLLINGS.

Et au n°. 381. le Doct. *Robert* HOUSTON rapporte l'histoire d'une hydropisie de l'ovaire gauche d'une femme âgée de cinquante-huit ans, qui fut guérie par une grande incision faite à la partie latérale du bas-ventre. Je rapporterai ici quelques particularités de ce fait.

Une femme du voisinage de *Glascow* s'étoit trouvée très-mal dans la derniere couche qu'elle fit à l'âge de quarante-cinq ans, par la violence que lui avoit fait sa Sage-femme pour décoler & délivrer le *placenta :* en effet elle se sentit frappée d'une si grande douleur dans le côté gauche entre l'aîne & l'ombilic, que depuis treize ans qu'elle avoit survécu à cet accident, elle n'avoit pas été un moment sans y souffrir plus ou moins. Le ventre se distendit par degrés, & se gonfla considérablement dans cet endroit où il s'éleva enfin en pointe, sur laquelle M. HOUSTON fit à plusieurs reprises une ouverture qui donna issue à une substance glanduleuse, puis il en sortit ensuite environ neuf pintes de matiere, telle que celle qui caractérise ces tumeurs, connues sous le nom de stéatome & d'athérome. Il en sortit en même tems plusieurs hydatides de différentes grosseurs, pleines d'une sérosité jaunâtre ; il s'y trouva aussi différentes portions de membranes qui paroissoient autant de débris de la substance de l'ovaire. M. HOUSTON pansa ensuite cette playe , y fit trois points de suture , & moyennant tous les soins convenables & nécessaires, il vint à bout de rétablir cette femme qui a vécu plusieurs années depuis.

Après une plus ample explication du traitement de cette maladie, M. HOUSTON ajoute qu'il étoit évident que la douleur qui venoit de la violence que la Sage-femme avoit faite pour arracher le *placenta*, avoit occasionné l'inflammation , ensuite l'obstruction de cette partie de la matrice & de ses dépendances. Pour confirmer son opinion il cite plusieurs passages de

Cyprianus, de *Forestus*, de *Ruysch* & d'autres
qui ont rapporté & donné des exemples d'hydropisie de l'ovaire. DRELINCOURT a donné
la description d'une en particulier, qui ne
paroissoit être autre chose qu'un tas de petits globules groupés les uns sur les autres :
dans quelques-uns il y avoit une eau très-
claire & très limpide ; dans les autres c'étoit
une sérosité jaunâtre & tenue ; & dans les
autres enfin une matiere glutineuse : il y en
avoit d'aussi gros que des œufs de poule, &
quelques-uns plus gros que le poing. Toute
la substance de l'ovaire, avec ce qui y étoit
contenu, pesoit soixante livres. Ceci joint à
d'autres exemples qu'il rapporte d'après de
célebres Auteurs, prouve que les ovaires,
les trompes de Fallope , les ligamens, &
la matrice elle-même , ne sont pas exempts
d'hydropisie , & que ces accidens viennent d'obstructions, qui sont souvent occasionnées par le peu de ménagement, &
par la violence avec laquelle on traite les
femmes dans des Accouchemens difficiles.
On trouve dans les Transactions Philosophiques un exemple de cette nature, communiqué par M. *John* BELCHER , n°. 423.
page 729. & une autre par M. le Docteur
SHORT , n°. 466. page 223.

M iij

ARTICLE IV.

De la Vérole.

OBSERVATION PREMIERE.

EN 1741. une pauvre femme commife aux foins de mes Eleves, étant près du terme de fa groffeffe, fut prife d'un bubon dans l'aîne, fa gorge en même tems fe trouva affeЂtée d'une inflammation vénérienne. On appliqua des cataplafmes pour faire abcéder la tumeur. Pendant ce tems on fit prendre à la malade quelques dofes de mercure doux pour prévenir les progrès de l'infeЂtion jufqu'après fa couche. Ces précautions parurent avoir quelque fuccès : en effet la malade accoucha heureufement d'un garçon qui d'abord ne parut infeЂté d'aucun virus : mais environ huit jours après fa naiffance, le *fcrotum* & le pénil fe tuméfierent & s'enflammerent, puis ces parties fe trouverent couvertes de petits ulcères, & peu après toute la furface de fon corps fut fucceffivement couverte de puftules vénériennes, enfin il lui furvint une toux qui l'emporta trois femaines après fa naiffance.

A l'égard de la mere, fon bubon avoit abfcédé & fuppuroit, je me propofois même de la faire entrer dans un Hôpital pour y recevoir le traitement convenable à sa maladie, aussi-tôt qu'elle seroit en état d'y être transportée, mais les ulcères qu'elle avoit à la gorge furent de mal en pis, & quinze jours après qu'elle fut accouchée les poulmons se trouverent attaqués, elle devint phthisique & mourut.

Il est observé que les femmes grosses supportent mieux la salivation dans le cours des six ou sept premiers mois de leur grossesse que dans les deux ou trois derniers, parce que dans ce dernier cas elles ont à courir les risques d'une fausse couche lorsque la salivation est dans son plus haut degré. Il est aussi à remarquer qu'elles ont moins à craindre les fausses couches dans le cours des cinquième & sixième mois que pendant les quatre premiers. Ainsi les femmes ne doivent point hasarder la salivation, à moins que la maladie ne menace de quelques ulcères phagédéniques à la gorge, &c. parce que quand on peut pallier la maladie jusqu'à ce qu'elle soit relevée de ses couches, si elle prend soin d'alaiter son enfant & qu'on la fasse saliver, on a l'avantage de guérir la mere & l'enfant avec plus de sûreté Il faut faire saigner les femmes repletes, leur faire observer un régime modéré, & leur faire user de quelques apé-

ritifs avant de leur faire adminiftrer les onc-
tions mercurielles ; & quand elles font près
de leurs régles il faut différer jufqu'à ce
que cet écoulement foit arrêté, ce qui re-
garde les femmes qui ne font point enceintes comme celles qui ont encore leurs régles quoiqu'elles foient groffes.

Obfervations de M. MAURICEAU *fur le
traitement des femmes groffes attaquées
de la vérole.*

M. MAURICEAU dans fon Obf. 23ᵉ. p. 20
dit qu'une de fes Confreres le pria d'aller voir
une jeune femme âgée de vingt-deux ans,
groffe de fept mois, qu'il traitoit de la maladie vénérienne. Cette femme avoit un flux
de bouche confidérable, rempliffant jufqu'à cinq ou fix baffins par jour. Elle fut
bien guérie de cette maladie, & accoucha
à terme d'un enfant fort fain.

Dans fon Obfervation 71ᵉ. page 60. il
rapporte un cas à peu près femblable, avec
cette différence que la malade n'étoit groffe que de deux mois & demi, furquoi
M. *Mauriceau* ayant confeillé ce traitement, on avoit procuré un flux de bouche
modéré durant un mois, en retranchant
l'ufage ordinaire des bains. La malade fut
parfaitement guérie & accoucha à terme.

Dans son Observation 100e. page 83. il donne un troisiéme exemple semblable aux précédens, sur l'heureux traitement des maladies vénériennes dans le tems de la grossesse, & il observe que lorsqu'une femme grosse est infectée du virus vénérien, il y a plus de sûreté de l'en traiter dans les premiers mois de la grossesse, car l'enfant qui est fort petit, n'a besoin que de très-peu de sang pour sa nourriture.

Nota. Ce même Auteur rapporte deux autres Observations sur le même sujet, avec cette différence qu'une des deux malades n'avoit qu'une gonorrhée virulente ; cependant elle accoucha à terme d'un enfant très-sain. *Voyez* Observation 123. page 100. L'autre malade étoit seulement soupçonnée d'avoir la vérole.

RECUEIL XII.

Des fausses Couches avant le terme de la grossesse. Voyez *Liv.* 1. *Chap.* 3.

ARTICLE PREMIER.

De ce qui peut occasionnner la mort de l'enfant dans la matrice.

OBSERVATION PREMIERE.

EN 1746. je fus mandé au secours d'une femme sur le point d'accoucher pour la

premiere fois, & qui fe croyoit en travail.
Je trouvai l'orifice de la matrice encore
tout fermé, & après avoir bien examiné la
nature de fes douleurs, je préfumai qu'elles venoient plutôt de quelques coliques
que d'aucune difpofition à l'Accouchement. Cette femme me dit que depuis huit
à dix jours elle n'avoit point fenti remuer
fon enfant. Je la fis faigner, je lui fis donner un lavement afin de débarraffer les inteftins ; ces évacuations aidées d'une opiate que je lui donnai, firent paffer fes douleurs. Au bout de cinq à fix jours on me
manda une feconde fois. Je trouvai alors
l'orifice de la matrice amplement dilaté ;
les douleurs étoient fortes & fréquentes ;
fon travail fut long, mais elle accoucha
heureufement.

Tout le corps de l'enfant étoit livide & le
cordon de même qui avoit environ trois
pieds de longueur. Il avoit dans fon milieu
un nœud très-ferré. La portion qui avoit paffé
dans ce nœud étoit très - petite ; tout le refle
étoit fort gonflé. Cet enfant paroiffoit mort
depuis quinze jours, & fa mort venoit fans
doute de ce que ce nœud étant auffi ferré
qu'il l'étoit, avoit intercepté le cours de la
circulation.

Je me fuis trouvé dans un autre cas où
il y avoit auffi un nœud au cordon, qui

étoit auſſi très-long; mais dans celui-ci le nœud n'étoit pas ſi ſerré, & l'enfant vint vivant.

OBSERVATION II.

IL m'eſt arrivé une fois de délivrer une femme d'un enfant mort, dont le cordon avoit formé une eſpece de nœud autour de ſon col; cependant la mort de cet enfant me paroiſſoit plutôt venir du mauvais traitement qu'il avoit eû à eſſuyer pour venir au monde, parce qu'il préſentoit le bras, & que l'ayant tourné pour le délivrer par les pieds, j'eus plus de peine à débarraſſer la tête que n'en demande d'ordinaire cette opération.

OBSERVATION III.

EN 1747. je fus prié d'aller ſecourir une femme en travail. Je ſentis que l'orifice de la matrice étoit tourné en arriere vers l'os *ſacrum*, & qu'il étoit tant ſoit peu ouvert; je ne pus cependant trouver les eaux. Je ſentis enſuite quelque choſe d'inégal, d'une forme longue & applatie, entre la matrice & la ſurface arrondie de la tête. Après l'Accouchement, il ſe trouva que c'étoit environ deux pouces du cordon qui avoit été comprimé par cette mauvaiſe poſition de la tête, & que cette compreſſion avoit fait tomber en pourriture, & il paroiſſoit qu'il y avoit quelques jours que l'enfant étoit mort.

OBSERVATION IV.

J'AI délivré par les pieds un autre enfant qui préſentoit le bras. Je trouvai le cordon replié trois fois autour de ſon col. Cet accident fut ſans doute fatal à l'enfant, qui étoit mort depuis pluſieurs jours.

OBSERVATION V.

EN 1749. j'accouchai une femme, qui environ quinze jours auparavant avoit eu une peur terrible à la ſeconde ſecouſſe du tremblement de terre qui arriva cette année-là à Londres. Au moment de cette frayeur elle ſentit ſon enfant bondir dans ſon ventre d'une étrange maniere, enſuite une eſpece de tremblement, & depuis ce moment elle ne le ſentit plus remuer. Au huitiéme mois de ſa groſſeſſe il lui ſurvint un vomiſſement & un flux de ventre qui déterminerent ſon travail, au moyen duquel elle fut délivrée de ſon enfant qui étoit tout mortifié. L'épiderme s'enlevoit aiſément, ſon ventre étoit tout gonflé, & le cuir chevelu ne tenoit point au crâne.

J'AI rencontré plufieurs fois à peu près les mêmes fymptômes dans les trois ou quatre derniers mois de la groffeffe , & pour l'ordinaire l'enfant étoit mort, quoi qu'il pût fe rétablir. Il arrive fouvent aux femmes de faire des fauffes couches vers le quatorziéme ou quinziéme jour après qu'il leur eft arrivé quelque accident , qu'elles ont eû la fiévre, ou qu'elles ont effuyé quelque fatigue extraordinaire, & pour l'ordinaire encore le travail eft déterminé par quelque fuper - purgation , par quelques foibleffes , ou par des envies ou des efforts pour vomir , quelquefois encore par la rupture des membranes. J'ai auffi vû plufieurs femmes avoir de fauffes couches , fans qu'il leur fût arrivé rien d'extraordinaire, & fans qu'il fût poffible de déterminer quelle avoit pû être la caufe de la mort de l'enfant.

OBSERVATION VI.

EN 1743. une femme groffe de cinq mois fe trouva attaquée de violentes douleurs au nombril & à l'eftomach , & en même tems d'un vomiffement continuel. Elle étoit groffe du mois de Mars , & au mois d'Août elle fe fentit prife d'une douleur dans le dos pour avoir fait quelque effort pour lever un pot très-pefant ; ce fut environ un mois après cet accident qu'elle fut prise de ceux dont j'ai parlé précédemment, pour lors elle sentit couler par le vagin une matiere fluide de couleur brune, & qui avoit très mauvaise odeur : cet écoulement étoit continuel, & de tems à autre il entraînoit avec lui de petits osselets tels que les phalanges des doigts & des orteils d'un enfant. On lui fit prendre des potions anodines : on eut recours aux épithemes & aux lavemens pour calmer ses douleurs & arrêter le vomissement. Tous ces remédes furent inutiles. La malade dépérit insensiblement, excédée de douleurs faute de repos & de nourriture, parce que son estomach ne pouvoit retenir ni solide ni fluide ; pour y suppléer on eut recours à des lavemens de bouillon qu'on réitéroit trois ou quatre fois par jour, & qui contribuerent à soutenir ses forces. Lorsqu'elle commença à rendre des petits os, & que les accidens de sa maladie furent portés à leur plus haut degré, on introduisit un cathéter mâle dans la matrice, mais il ne fut pas possible de le faire avancer plus d'un pouce au-delà de son orifice, cependant on n'y sentoit rien qu'une substance molle. On essaya aussi inutilement de dilater les parties avec de longs forceps moussses. On fit ensuite des injections au moyen

d'un

d'un long tube fabriqué exprès; mais ces injections n'avancerent que très-peu dans la matrice. Enfin les potions calmantes dont on continuoit toujours l'usage, eurent leur effet, & les lavemens nourrissans de leur côté répondirent efficacement à notre attente. Les parties molles de l'enfant tomberent en dissolution & continuerent de sortir sous la forme d'une matiere ichoreuse, jusqu'au mois de Décembre que cette évacuation s'arrêta. La malade eut encore à différentes reprises de légeres rechûtes jusqu'au mois de Mai suivant, qu'elle rendit par l'anus plusieurs os du crâne, & quelques autres grands os du corps, dont les cartilages & les extrémités spongieuses toutes pourries qu'elles étoient, montroient néanmoins assez que c'étoient les débris d'un fœtus de cinq mois. Pendant tout ce tems les lévres de l'orifice interne de la matrice étoient unies & son col étoit allongé, & il ne survint aucune perte à la malade pendant trois mois, après lesquels ses régles revinrent. C'étoit sa premiere grossesse, depuis ce tems elle n'a point conçu, & ce qu'il y a de singulier dans cette avanture, c'est qu'elle n'a jamais senti aucune douleur à la matrice. Elle ne s'est jamais plainte qu'à l'ombilic & au *scrobiculum cordis* : or il y a toute apparence que les douleurs qu'elle sentoit dans ces parties étoient occafionnées par la préfence des os qui fe faifoient un paffage pour fortir de la matrice par le *rectum*.

OBSERVATION VII.

A peu près dans le même tems, une autre femme qui avoit déja eu un enfant, & qui étoit au cinquiéme mois de fa feconde groffeffe, eut une perte qui dura quinze jours. Cet accident fut fuivi d'un écoulement ichoreux, qui fut très-abondant, l'efpace de trois femaines : il ne vint cependant aucun os. Quelque tems après la malade répara fes forces, fes régles reprirent leur cours ordinaire, elle conçut pour la troifiéme fois, elle porta fon enfant à terme, & accoucha heureufement. On a vû dans l'Obfervation précédente qu'il n'y eut qu'une partie des os feulement qui tomba en pourriture : mais il eft probable que dans celle-ci la diffolution fut entiere.

Les Tranfactions Philofophiques nous fourniffent quelques exemples qui ont beaucoup de rapport à ceux-ci. Le premier n°. 229. page 580. communiqué par M. *Jacq. Brodie* dans un Mémoire fur un fœtus forti par un ulcère au nombril d'une Négreffe. Cette femme étant vers le feptiéme mois de fa groffeffe, fon nombril fe tuméfia &

abfcéda de lui-même ; l'ouverture qui s'y fit donna iffue à une grande quantité de matiere ichoreufe dont l'évacuation foulagea la malade, enfuite l'ouverture fe referma; environ un mois après il fe forma un nouvel abfcès plus confidérable que le premier. On manda un Chirurgien qui en fit l'ouverture dans l'endroit même de l'ombilic où étoit le point le plus faillant de cette tumeur ; & lorfqu'il eut dilaté fon ouverture avec une lancette à abfcès, il en fortit une grande quantité de matiere tenue & ichoreufe : cet écoulement fut fuivi de quelques os dont ce Chirurgien fit l'extraction, & qu'il reconnut pour être ceux d'un fœtus. Après que cette femme eut été ainfi délivrée, elle fe rétablit fi bien, qu'elle eut encore un enfant depuis, felon le rapport qui en a été fait à M. *Brodie*, par le Chirurgien même qui l'avoit traitée.

Le fecond n°. 461. page 814. a été communiqué par M. COPPING fous le titre d'*Opération Céfarienne*, faite par un Boucher fur une femme qui avoit porté un enfant pendant fept ans ; au bout de ce tems elle devint groffe pour la feconde fois, & porta celui-ci jufqu'au terme ordinaire de neuf mois. Vers ce tems il furvint à cette femme une tumeur de la groffeur d'un œuf d'oye, qui avoit fon fiége environ

un pouce & demi au - deſſus de l'ombilic.
Cette tumeur s'ouvrit d'elle-même, & fournit un écoulement de matiere ſéreuſe par
un petit trou qui s'y fit. La malade avoit
auprès d'elle une Sage-femme & trois ou
quatre Médecins, mais tous l'abandonne-
rent. Dans cette extrémité, elle fit mander
un Boucher qui vint & la trouva preſque à l'a-
gonie. Sur ces entrefaites la tumeur s'ouvrit
de maniere qu'on pouvoit voir à ſon orifice
le coude d'un enfant. Sur les inſtances que
la malade & ſes parens firent au Boucher,
il ſe détermina à dilater l'ouverture qu'il
étendit au - deſſus & au - deſſous de l'ombilic, & la fit ſi grande qu'il trouva le moyen
d'inſinuer ſes doigts juſques ſous la mâchoire du fœtus qu'il tira avec aſſez de facilité.
Ayant enſuite examiné l'intérieur du ventre, & y appercevant quelque choſe de noir,
il y introduiſit ſa main & en tira pieces par
pieces les os d'un autre fœtus, & pluſieurs
lambeaux de chair noire & toute pourrie.
Cette femme s'eſt aſſez bien rétablie depuis
cet accident pour être en état de vaquer à
ſes affaires : il lui eſt cependant reſté un
exomphale dont elle n'a jamais guéri.

Au n°. 275. page 1000. des mêmes
Tranſactions, on trouve une relation communiquée par M. C. *Birbeck* au ſujet d'une
femme qui a rendu la plus grande partie
d'un fœtus par le nombril. Cette femme

étant en travail , fa Sage - femme la délivra
d'abord de l'arriere-faix qui fe préfentoit le
premier au paffage, & ne trouvant rien de
plus elle s'en tint là, perfuadée que la malade
n'étoit groffe que d'une môle, parce qu'après
cette opération le ventre lui tomba, la matrice fe refferra, & qu'elle fe trouvoit fort fou-
lagée : mais huit jours après ce faux Accouchement il commença à fuinter par le vagin une matiere fœtide qui fournit un écoulement affez long & affez confidérable ; il
lui furvint par la fuite une dureté dans l'hy-
pogaftre qui augmenta de jour à autre pendant fix femaines : enfin excédée des douleurs qu'elle fouffroit, voyant que c'étoit
un abfcès, elle y appliqua de quoi le faire
mûrir. Ses remédes eurent leur effet, la
tumeur creva au-deffus du nombril, il en
fortit d'abord une grande quantité de liqueur tenue très - fœtide , dans la fuite les
lévres de cet ulcère tomberent en pourriture & l'ouverture s'augmenta. Enfin il en
fortit quelques petits os qui furent montrés
à M. *Birbeck* ; il reconnut que c'étoit les phalanges des doigts d'un enfant, & fur l'expofé
qu'on lui fit de la malade, il vint la voir & la
délivra par la même ouverture du refte de
fon enfant avec beaucoup de précaution,
n'en emportant à chaque fois que très-peu, &
feulement de trois jours en trois jours pendant

un mois, de crainte de voir mourir la malade entre ses mains s'il avoit brusqué cette opération, tant elle étoit foible : cependant au bout de trois mois la malade étoit parfaitement rétablie.

Au n°. 302. M. le Chevalier *Skipton* rapporte dans une Lettre à M. *Ray*, communiquée depuis au Secretaire de la Société, qu'il avoit vû une femme âgée de soixante-six ans qui portoit un enfant depuis environ vingt-huit ans ; elle en avoit cependant eu deux autres dans cet intervalle. Enfin au bout de ce tems il lui creva un abscès dans l'aîne, par où il sortit plusieurs os d'un enfant mort.

Au n°. 243. page 292. on trouve un extrait des Registres de la Société Physique d'Oxford, sur une femme qui a rendu les os d'un fœtus, partie par les voyes naturelles, partie par un ulcère au-dessus du *pubis*.

Cette femme avoit été délivrée d'un enfant, après quoi elle se trouva assez bien les deux ou trois premiers jours suivans, puis elle fut reprise de nouvelles douleurs, & pendant trois semaines de suite elle rendit tous les jours par les parties basses une certaine quantité de matiere corrompue & quelquefois des lambeaux de chair & de peau ; enfin elle courut un danger continuel pendant deux mois, après quoi elle se rétablit peu à peu.

'Au bout de deux ans cette femme conçut de nouveau, & mit au monde trois enfans dans le cours des trois années suivantes. Il fallut la délivrer de force de tous ces enfans. Etant encore en couche du dernier, elle rendit quelques os d'un fœtus; il en sortit plusieurs autres avec ses régles, du nombre desquels se trouverent quelques portions des os du crâne, & quelques uns des grands os du corps qui se frayerent une issue au travers des chairs au-dessus du *pubis*. Du reste les autres enfans de cette femme sont tous venus bien conformés: elle s'est bien rétablie & a encore vécu plus de dix ans.

Au n°. 227. page 486. on trouve une Lettre du Docteur *Morley* à M. *Bernard Connor* de la S. R. contenant l'histoire d'une femme qui a rendu par l'anus les os d'un fœtus quelques années après la conception. Cette femme qui avoit déja mis au monde plusieurs enfans, se trouva grosse de rechef. Le cours de cette grossesse se passa à l'ordinaire, & elle sentit dans son tems les douleurs accoutumées du travail. Ces douleurs se passerent en peu de jours sans produire leur effet, mais le ventre conserva toujours la même grosseur; ne sentant plus de douleurs elle reprit ses occupations, qu'elle continua à son ordi-

naire, quoiqu'elle restât toujours chargée
de son paquet, dont elle ne se débarrassa
que plus d'un an après. Enfin au bout de dix-
huit mois elle rendit un os, non par les voyes
ordinaires, mais par l'anus : quelque tems
après elle en rendit plusieurs autres toujours
par les mêmes voyes, & seulement de tems à
autre, de maniere qu'elle fut aussi long-tems
à évacuer tous ces os par l'anus, les uns
après les autres, qu'il y en avoit d'abord
qu'elle avoit passé le terme de sa grossesse.
À mesure qu'elle rendoit ces os, on les
mettoit tous dans une boëte, où il s'en trouva à la fin un si grand nombre, qu'on ne pouvoit s'empêcher de croire qu'il y avoit les
débris de trois fœtus, parce qu'on y décou-
vroit trois crânes bien distincts. La nature fut
si favorable à cette femme, qu'elle supporta
très-bien cet accident, & se rétablit avec le
même avantage: mais environ deux ans après
elle eut l'imprudence de monter à cheval ;
les violentes secousses qu'elle y essuya firent
rouvrir sa playe & elle mourut.

M. *Bernard* SHIEVER a fait part à la Société
d'une Observation aussi singuliere, inférée
dans les Transac. Philosophiques n°. 385.
page 172. au sujet du crâne & des os d'un
fœtus rendus par le fondement ; voici le
précis de cette histoire :

Une femme âgée de quarante-un an se
trouva grosse au mois de Juillet 1720. elle

porta cette groffeffe fept mois , pendant lefquels elle eut quelquefois fes régles, mais en petite quantité. Au bout de ce tems elle s'apperçut que fon ventre defenfloit, de maniere qu'il ne lui refta de fa groffeffe qu'une forte de preffion dans le côté droit. Un mois après elle conçut de nouveau , & au mois de Décembre 1721. elle accoucha d'une fille d'une groffeur ordinaire ; depuis ce tems elle garda le lit jufqu'au mois de Juin 1724. Etant allée à la felle au mois de Mai, elle fentit une douleur à l'anus, comme fi le fondement lui eût tombé, & y ayant porté fes doigts pour fe foulager, elle en arracha une portion de crâne auffi grande qu'un double carolin, monnoye de Suede. On trouva enfuite deux côtes enveloppées dans les excrémens qu'elle venoit de rendre. Au bout de quinze jours elle rendit, par la même voye, toute la fuite de ces os devenus d'une couleur excrémentitielle. Cependant elle fe rétablit promptement , fes régles reprirent leur cours, & depuis, elle a mis au monde trois autres enfans.

Au n°. 477. page 529. on trouve une Lettre adreffée au Préfident de la Société, par M. *James Simon*, fur les os d'un fœtus rendus par l'anus, conçue en ces termes :

Un Eccléfiaftique de la Comté d'*Armagh*

m'envoya quelques portions d'os avec le détail suivant :

En 1741. vers la fin du mois de Juin, Rose , femme de Mortagh mac Cornwall, de la Paroisse de Tullylish , Baronie de Clare , pour lors âgée de trente-sept ans , & mere de plusieurs enfans , conçut comme à son ordinaire : mais au bout de deux ou trois jours elle se trouva tourmentée d'une sorte de douleur fort aigue dans la matrice ; cette douleur lui occasionna de fréquentes foiblesses , lui ôta l'appetit , & l'affoiblit extraordinairement jusqu'au tems que son enfant commença à se faire sentir ; le reste du tems de sa grossesse se passa assez bien ; lorsqu'elle arriva à son terme l'enfant étoit en vie , & tout alloit assez bien selon le rapport de la Sagefemme. Elle entra dans un travail qui dura vingt - quatre heures avec les douleurs ordinaires aux Accouchemens, mais ces douleurs la quitterent sans opérer sa délivrance, & depuis elle n'a plus senti remuer son enfant. Un mois après elle rentra en travail, elle eut même plusieurs douleurs assez réguliéres pendant vingt-quatre heures, mais elle souffrit encore cette fois en pure perte, si ce n'est qu'elle évacua quelques caillots de sang noir & pourri : elle en rendit aussi beaucoup par le vomissement, après quoi son travail finit tout-à-fait. Peu de

tems après elle fentit fon enfant fe corrom-
pre, & elle rendit des chairs, par la matrice & par l'anus, d'une odeur fi putride & fi
infecte, qu'elle ne pouvoit la foutenir elle-
même ni ceux qui l'environnoient. Elle fut
plus de douze mois dans cet état, après
lefquels fes douleurs augmenterent encore : ce fut alors qu'elle commença à évacuer
ces os, qu'elle rendit au nombre de plus de
quatre-vingt, tous par l'anus ; le premier jour
elle en rendit quatorze, puis de tems à autre, deux, trois ou quatre à la fois pendant
plus d'un an ; elle fouffroit des douleurs terribles chaque fois qu'elle en rendoit quelqu'un, particulierement lorfqu'il fut queftion d'une portion du crâne confidérable ;
de maniere que du moment qu'elle avoit
conçu jufqu'au jour de fa mort, le 14 Avril
dernier, il s'eft paffé plus de quatre ans,
pendant lefquels cette pauvre femme a prefque toujours été dans un état des plus pitoya-
bles. Au moins les trois dernieres années, à
peine a-t-elle paffé un jour fans fouffrir les
tourmens les plus terribles. Pour comble
de malheurs, elle avoit des foibleffes très-
fréquentes, jamais elle n'avoit d'appétit, &
elle a eu pendant tout ce tems un dévoyement prefque continuel. Enfin il eft incom-
préhenfible comment cette pauvre femme
a pû vivre pendant un fi long-tems, fans

prendre autant de nourriture qu'il en faudroit pour foutenir un enfant à la mammelle.
Vers la fin de fes jours fon eftomach ne
pouvoit rien retenir un moment, pas même
les liquides, de maniere qu'elle tomba dans
un appauvriffement des plus chetifs, & dont
on pouvoit à peine foutenir la vûe : elle ne
pouvoit ni fe remuer ni fouffrir qu'on la touchât ou qu'on l'agitât en aucune maniere
fans tomber en foibleffe. Je vous attefte ce
fait en partie d'après ce que m'en a dit la
malade elle-même, en partie fur le rapport
de ma femme qui la voyoit fréquemment
pendant le cours de fa maladie.

Au n°. 485. p. 121. on trouve la Lettre
fuivante, adreffée à M. *Martin Foulkes*,
Ecuyer, par M. *Franc Drak*, Chirurgien,
de la S. R. fur les os d'un fœtus rendus
par un ulcère près de l'ombilic.

MONSIEUR,

York le 22 Juin 1747

Je fus mandé il y a quelque tems dans
le Lincolnshire pour y voir un malade.
L'Apoticaire qui en avoit foin me raconta
un cas extraordinaire arrivé depuis peu dans
ce Pays. J'ai appris depuis qu'il n'a point
été communiqué à la Société. J'efpere que
vous voudrez bien lui en faire part.

Jeanne, femme de Jacques Burman, Laboureur, demeurant à *Scawby* près de *Brig* dans le *Lincolnshire* avoit environ vingt-neuf ans quand elle se maria. Elle eut d'abord un enfant dont elle accoucha à terme : deux ans après son mariage elle conçut une seconde fois & se porta assez bien pendant les quatre premiers mois : mais elle eut le malheur de se laisser tomber, & trois semaines après elle sentit une espece de poids dans son ventre du côté droit, qui dura deux ou trois ans : ensuite elle devint enceinte de nouveau, dont elle fut fort incommodée à mesure que son enfant prenant plus de volume pressoit davantage le poids dont elle se plaignoit : elle supporta cependant tout le cours ordinaire de cette double grossesse, & environ trente neuf mois après sa chute elle accoucha d'un enfant à terme ; mais dès ce moment elle fut de plus en plus mal ; elle sentit de cruelles douleurs dans la région de l'ombilic, & bientôt on reconnut dans cet endroit une tumeur inflammatoire. On eut recours à un Chirurgien du voisinage, il y fit des fomentations qui firent aboutir & y occasionnerent une légere suppuration par une petite ouverture qui se fit près du nombril. Le Chirurgien se trouva fort embarrassé comment ménager cette tumeur, & n'ayant osé aggrandir cette ouverture, il en

coula continuellement une matiere fœtide &
purulente pendant trois ou quatre mois.
Environ un an après sa derniere couche,
cette femme se trouva réveillée en sursaut
pendant la nuit & sentit sortir, par l'ancienne
ouverture qui étoit à son ventre, une substance dure & charnue qui lui parut avoir environ huit pouces de longueur. Cette masse
étoit d'un volume plus gros que n'est ordinairement le poing d'un homme, & lorsqu'on
vint à l'ouvrir, on y trouva renfermés tous les
os d'un fœtus d'environ quatre mois. La malade étoit pour lors fort exténuée à cause
de la grande quantité de pus qui avoit sorti
continuellement par sa playe. Quelque chose de plus surprenant encore, c'est que tout
ce qu'elle buvoit ou mangeoit, sortoit à demi
digeré par cette ouverture, encore ne ren-
doit-elle en cet état que de bons alimens
tels que le pain blanc, &c. mais si elle
avoit mangé du pain de seigle ou autres alimens de cette nature & difficiles à digérer,
elle les rendoit sans aucune digestion, de
de sorte que cette pauvre femme auroit infailliblement péri, si un gentilhomme de
son village ne lui avoit charitablement fourni des alimens tels qu'elle en avoit besoin
dans cette triste situation.

Cette femme continua de rendre ses excrémens de cette maniere pendant six mois,

puis ils reprirent leurs cours ordinaire,
après quoi l'ulcère se maintint encore ouvert pendant six autres mois, puis il se sécha,
& par le seul secours de la nature il s'y fit une
cicatrice très-ferme. J'eus la curiosité de
voir cette femme. M. *Charles Worth*, Chirurgien & Apoticaire *à Brig* eut la complai-
sance de l'envoyer chercher, & je la vis
saine & en bonne santé. J'appris pour lors
d'elle-même tout ce que je viens de dire
sur son avanture, & le fait me fut confirmé
& attesté par le Chirurgien qui en avoit eu
soin. Je vis aussi les os du fœtus qu'elle
avoit rendus, & que M. *Charles Worth* con-
servoit. Ces os étoient parfaitement blancs,
& je ne crois pas qu'il y en manquat aucun.
Cette femme me dit encore que neuf mois
après la guérison de sa playe, elle avoit accouché d'un autre enfant vivant & à terme,
mais qu'on avoit eu beaucoup de peine à
l'en délivrer. On peut supposer que les os
de ce fœtus ont resté dans le ventre de sa
mere pendant environ quatre ans & demi.
J'ai rédigé ce fait du mieux qu'il m'a été
possible, mais sans beaucoup d'ordre, j'ai
omis exprès les termes d'art dans les vûes
de me faire mieux entendre de ceux qui ne
sont ni Chirurgiens ni Anatomistes. Il se trouve dans cette histoire plusieurs particularités qui ne me paroissent pas bien d'accord

avec les loix de la nature ; cependant comme on ne peut contester la vérité de ce fait , on doit le regarder comme une preuve bien évidente de ce que la nature peut faire lorsqu'elle est bien aidée.

Au n°· 486. page 131. on trouve l'histoire & la cure d'une femme qui a été délivrée d'un fœtus logé dans une des trompes de Fallope , envoyée de *Riga* par le Docteur *James* MOUNSEY.

ARTICLE II.

Des fausses Couches occasionnées par le décolement du placenta, *& par le tiraillement du col & de l'orifice de la matrice.*

OBSERVATION PREMIERE.

EN 1751. une femme grosse de deux mois s'étant jettée hors de son lit toute effrayée, sentit quelque chose se lâcher pour ainsi dire, & fit tout de suite une fausse couche, suivie d'une hémorragie considérable, mais qui se calma bien-tôt.

OBSERVATION II.

EN 1750. on vint un soir sur les neuf heures me prier d'aller secourir une femme grosse de trois mois, que j'avois accouchée autrefois. Cette femme avoit été prise le matin d'une perte pour avoir tombé dans son

son escalier. Sur le champ on l'avoit mise
au lit, on l'avoit saignée, & on lui avoit fait
prendre d'une teinture de fleurs de roses
avec le syrop de dyacode, au moyen de quoi
sa perte s'étoit un peu calmée : mais elle
recommença sur le soir avec plus de violence, & un Médecin, pour lors logé dans la
même maison, ordonna une seconde saignée
avec quelques remédes stiptiques tels que
la teinture antiphthisique, l'alun & le sang
de dragon. Lorsque j'entrai chez elle je la
trouvai sans force, exténuée & pâle, l'orifice de la matrice étoit fermé, elle avoit
cependant des especes de douleurs légeres
& fort éloignées. Comme le danger paroissoit pressant, & qu'on avoit en vain mis en
pratique tous les moyens ordinaires, je suivis le précepte de HOFFMAN, je remplis
exactement le vagin de fines étoupes que
j'avois trempées dans de l'oxicrat, ce qui arrêta la perte sur le champ. J'ordonnai ensuite une potion ordinaire, avec cinq gouttes
de teinture anodine & deux gros de syrop de
dyacode, & je recommandai qu'on eût soin
de lui faire boire souvent de l'eau de poulet. Avec ces remédes la malade s'assoupit
un peu, mais d'un sommeil interrompu de
tems à autre par de légeres douleurs : sa perte ne revint cependant pas. Vers le matin les
douleurs devinrent si violentes qu'elles ex-

pulferent les étoupes au travers de l'orifice externe, & que leur éruption fut fuivie de celle d'un petit avorton à peu près de la grof-feur d'un œuf d'oye, & de celle de quelques caillots de fang. Depuis ce tems j'ai employé avec beaucoup de fuccès la même méthode dans plufieurs circonftances où les pertes étoient violentes. En effet les fortes compreffions que l'on peut faire dans le va-gin doivent faire refluer les pertes intérieu-rement dans la matrice, & déterminer le tra-vail par la grande diftenfion qui arrive en conféquence dans ce vifcere.

OBSERVATION III.

LE huit Juillet 1744. fur le foir, une femme groffe de deux mois & demi fe trou-va prife de douleurs légeres & d'une perte en même tems. L'orifice de la matrice étoit à peine affez dilaté pour recevoir le bout du doigt index & quoiqu'à chaque douleur la perte devînt plus abondante, il ne fe dilata pas d'avantage. Comme la malade étoit ex-trêmement affoiblie par les grandes pertes qu'elle avoit fouffertes, on lui fit prendre dix grains de pilules de *Sftarkey* qui foulage-rent fes douleurs & calmerent les pertes. Sur le matin elle prit un peu de repos, il lui furvint en même tems une légere fueur, &

le lendemain elle se trouva beaucoup mieux, son pouls étoit un peu plus fort, & les évacuations avoient acquis pour lors une couleur pâle. Le dix ce qu'elle rendoit par les parties basses, n'avoit plus aucune teinture de rouge, & le lendemain s'étant présentée pour uriner, elle rendit l'arriere-faix sans aucune douleur : les membranes s'étoient rompues, & l'embrion étoit presque tout-à-fait dissous.

Cette femme avoit eu précédemment deux fausses couches, toutes les deux au troisiéme mois de sa grossesse, six mois après la seconde elle se trouva encore grosse : & comme on voyoit que ses premiers avortemens étoient occasionnés par son trop grand resserrement & par sa constipation, on la saigna six semaines après la conception. On réitera deux fois cette évacuation à un mois d'intervalle, & on lui tira chaque fois six onces de sang. Pendant ce tems-là on lui faisoit prendre très-souvent, le soir, deux gros d'électuaire lénitif, ou deux cueillerées d'huile d'amandes douces mêlée avec une s. q. de syrop violat, dans les vues de lui lâcher le ventre au moins une fois chaque jour. Avec ces précautions cette femme alla bien jusqu'à la fin du septiéme mois de sa grossesse qu'elle accoucha d'un enfant qui est encore en vie.

On lui tira cinq onces de sang la cinquiéme semaine de sa derniere grossesse, mais
depuis elle négligea cette évacuation dans
les tems ordinaires, & ayant eu a essuyer
quelques exercices violens, elle fut prise
d'une douleur dans le dos, à laquelle on
remédia le lendemain matin, en lui tirant huit onces de sang du bras : mais il lui
arriva encore de se fatiguer, sa douleur revint accompagnée d'une perte, & ce fut là
ce qui occasionna la fausse couche qui a
fait le sujet de cette Observation.

OBSERVATION IV.

Au mois d'Avril 1749. on vint me prier
d'aller voir une Dame qui ne faisoit que languir depuis plusieurs années. Sa santé étoit
ainsi alterée par de fréquens amas de matiere
quelque part aux environs de la matrice,
qui se déchargeoient dans le vagin par où
ils en retenoient un écoulement considérable. Magré cette indisposition la malade
avoit néanmoins mis au monde trois enfans;
& lorsque je la vis elle se plaignoit de douleurs dans la région des os pubis, accompagnées d'une grande difficulté d'uriner &
d'aller à la selle, qu'elle attribuoit à son
ancienne maladie. Elle avoit eu quelques
symptómes de grossesse, tels que des foi-

blesses, des naufées & des maux de cœur
le matin ; mais elle ne pouvoit croire
qu'elle fût groffe , parce que fes régles fuivoient toujours leur cours ordinaire. Ses
douleurs augmenterent cependant , & elle
accoucha tout d'un coup d'un enfant au
commencement de fon cinquiéme mois : &
quoiqu'il n'eût pas plus de quatre ou cinq
pouces de long, il vécut encore pendant
quelques heures .L'arriere - faix ne vint
point, & il ne furvint non plus aucune évacuation de fang , circonftances qui prou-
voient manifeftement que le *placenta* étoit
encore adherant à la matrice ; mais comme
il n'y avoit pas moyen d'y introduire la main,
je crus qu'il étoit à propos de l'abandonner
dans l'efpérance qu'il viendroit de lui-
même , d'autant plus que la malade n'avoit
aucune douleur ; on lui donna cependant un
lavement , & après qu'il eut fait fon effet on
lui fit prendre une potion anodine avec l'eau
fimple de canelle & le fyrop de dyacode.
Cette potion lui procura une nuit affez tranquille ; mais le lendemain je lui trouvai le
pouls très-foible , fur quoi je lui ordonnai
la potion fuivante à prendre en trois dofes
dans le courant de la journée, afin de ranimer un peu la circulation.

    ℞ *Eau de canelle fimple.* ℥ j. ß.
    Poudre de contrayerva ℈ j.

Caftoreum.
Sel volatil de fuccin. } *ana.* ℥ vj.
Syrop de fafran. q. f. f. p.

L'ufage de cette potion excita une légere fiévre ; le cinquiéme jour on vit commencer un écoulement, & le *placenta* étant décolé, on n'eut pas de peine à en faire l'extraction. L'écoulement qui fut d'abord affez confidérable s'arrêta en réiterant la potion anodine, & avant que la malade eût rendu l'arriere-faix on lui donnoit tous les foirs un lavement. Elle fe rétablit très-bien de cette fauffe couche, & fe porta bien mieux qu'elle n'avoit fait auparavant.

OBSERVATION V.

Au mois de Décembre 1744. une pauvre femme de cette ville eut le malheur de faire une fauffe couche au cinquiéme mois de fa groffeffe. Sa Matrone qui avoit en tête que quand le *placenta* ne fuivoit pas immédiatement l'enfant, la mere en devoit mourir, apporta tant de violence pour l'en délivrer, qu'elle occafionna une perte de fang confidérable dont la pauvre infortunée mourut.

Tel fut auffi le fort d'une autre femme accouchée au feptiéme mois de fa groffeffe, qui mourut immédiatement après, d'une perte occafionnée par la trop grande violence qu'on lui avoit faite pour décoler le *placenta.* Ces exemples doivent retenir la violence que pourroient apporter des Accoucheurs en pareil cas, & prouvent combien cette pratique eft dangereufe, foit que la matrice ne foit que peu diftendue, foit que le *pla-centa* foit trop adhérant pour céder à une force modérée.

OBSERVATION VI.

EN 1749. je fus appellé auprès d'une femme groffe de quatre mois, attaquée en même tems de la petite vérole, qui étoit à l'onziéme jour de fon éruption : fur ces entrefaites elle fut prife des premieres douleurs de l'enfantement ; mais comme elle avoit la tête embarraffée, on n'en fçut rien que par l'avis de la Garde qui avoit apperçu du fang dans fes draps. Je trouvai l'orifice de la matrice très-ouvert, & voyant que la perte de fang étoit confidérable, & que la malade avoit des vomiffemens fréquens, je rompis les membranes qui étoient defcendues avec les eaux. Cet expédient calma la perte, fon enfant vint bien-tôt après fans aucunes marques de la petite vérole. Cette premiere délivrance fut fuivie deux heures après de celle de l'arriere-faix; mais la grande perte de fang qu'elle avoit foufferte avoit fait ren-

trer les puftules de la petite vérole qui étoit
maligne & confluante: on ne put jamais
les faire revenir, de forte que cette femme
mourut quelques heures après fa fauffe couche.

Dans les Ephémerides d'Allemagne,
année premiere Livre III. pag. 139. on
trouve la relation d'une femme qui avoit la
petite vérole avant que d'accoucher , &
dont l'enfant portoit les marques ordinaires
de cette maladie.

Dans les Tranfac. Philofoph. n°. 493,
Pag. 233 on trouve l'hiftoire d'une Dame
qui accoucha d'un enfant fur lequel on apperçut les puftules de la petite vérole deux
ou trois jours après fa naiffance ; c'eft M.
Cromwell Mortimer D. M. qui a communiqué cette Obfervation.

M. William Watson de la S. R. a inféré dans ces mêmes Tranf. n°. 493 p. 235.
l'hiftoire de quelques fœtus différemment
affectés de la petite vérole dans le ventre
de leur mere. Voyez auffi n°. 337. p. 165
& Lamotte Obfervation 129.

OBSERVATION VII.

En 1741. je vis une femme fort affoiblie d'une perte de fang par les parties baffes, qui duroit depuis plus de quatre mois,
& qui avoit commencé deux mois après la

Conception : elle avoit le pouls foible, le visage pâle & une espece d'anasarque répandue sur tout son corps, on l'avoit mise d'abord à l'usage de la gelée de corne de cerf, & du vin rouge, ensuite la voyant prise des douleurs de l'enfantement, & sa perte augmentant, je lui ordonnai cinq grains de pilules de STARKEY, lui faisant réitérer la même dose d'heure en heure, jusqu'à ce que les douleurs & la perte fussent moindres ; comme l'orifice de la matrice étoit ouvert, & que les membranes étoient descendues avec leurs eaux, on perça ces membranes avec des ciseaux, & les eaux s'étant écoulées, la matrice se contracta de maniere que les vaisseaux cesserent de décharger comme ils avoient fait jusqu'alors, & que la matrice se résserra immédiatement sur le corps de l'enfant dont on la délivra lorsque les douleurs revinrent. Il se trouva environ la quatriéme partie du *placenta* déssechée & recouverte de sang caillé, qui avoit pris la forme d'une membrane blanchâtre & épaisse, & qui étoit entre le *placenta* & la matrice. Le reste de ce *placenta* étoit au contraire gonflé, rouge, & recouvert de caillots de sang tout frais. Cette portion detachée du *placenta* avoit été décolée dans les premiers tems de la perte, & le restant, seulement du tems de l'Accouchement. L'enfant étoit vivant mais très-petit, d'autant plus qu'il vint dans le courant de son septiéme mois.

OBSERVATION VIII.

Communiquée par M. J o r d a n , par une Lettre datée de Folkstone *le 26 Avril 1751.*

La femme dont il est question étoit grosse de quatre mois ; elle avoit eu de tems à autre de legeres pertes pendant l'espace de trois semaines , & elle étoit accouchée environ une heure avant que M. Jordan arrivât chez elle , où il apprit que le cordon s'étoit détaché du *placenta* , & qu'il avoit suivi l'enfant.

La malade étoit très fatiguée & presque épuisée de la fatigue que sa Sage-femme lui avoit fait essuyer dans les tentatives qu'elle avoit faites pour délivrer l'arriere - faix. Elle sentoit de fréquentes douleurs accompagnées d'une légere perte qui ne fut cependant d'aucune conséquence. M. *Jordan* lui recommanda d'user fréquemment de quelque boisson cordiale, il lui ordonna en même tems une opiate qui réveilla un peu ses esprits & qui calma ses douleurs pour le moment, mais elles revinrent bientôt : ce ne fut cependant qu'après qu'elle eût pris un peu de repos.

Sur ces entrefaites M. *Jordan* toucha la malade, & trouva une portion du *placenta* avancée dans le vagin, de maniere qu'elle tenoit l'orifice interne ouvert; & la partie qui étoit reſtée dans la matrice y étoit ſi adhérante qu'il ne put l'en détacher qu'avec peine; il en vint cependant à bout. Cette opération fut le terme des ſouffrances de la malade, mais elle paſſa encore quelque tems avant qu'elle eût tout-à-fait repris ſes forces.

J'ai rencontré dans ma Pratique pluſieurs cas de cette eſpece.

Lorſque l'hémorragie s'eſt tout-à-fait arrêtée, ou qu'elle continue ſeulement en petite quantité après la ſortie du fœtus, les tranchées qui ſurviennent après, ſuffiſent ordinairement pour pouſſer l'arriere - faix; mais quand j'ai vû les femmes en danger de perdre la vie à cauſe des grandes pertes qu'elles avoient eſſuyées, j'ai toujours taché d'attirer l'arriere-faix avec mes doigts: & ſi quelquefois il ne m'étoit pas poſſible de réuſſir ainſi, faute de pouvoir y atteindre, en ce cas j'avois recours au crochet mouſſe : enfin lorſque ce dernier expédient ne réuſſiſſoit pas mieux que l'autre, je faiſois prendre des opiates par intervalles, afin de calmer les pertes, après quoi je trouvois beaucoup moins de peine à l'attirer, ſi même il ne venoit pas tout ſeul.

Quand je trouve une portion du *placenta* deſcendue dans le vagin, je prends bien garde de la ſéparer du reſtant encore engagé dans la matrice, parce qu'alors l'orifice de la matrice ne manqueroit pas de ſe fermer & de retenir ce reſtant pendant un bien plus long-tems ; au lieu que l'orifice interne eſt maintenu & irrité par la portion qui y eſt engagée, de maniere qu'il en reſulte de tems à autre des douleurs qui aident la ſéparation & l'expulſion du reſte.

Lorſque le *placenta* eſt tout-à-fait détaché, de maniere qu'il n'eſt plus retenu que par la contraction & le reſſerrement de l'orifice interne de la matrice, & qu'il ne ſurvient plus aucune douleur propre à en favoriſer l'expulſion, je tâche de dilater l'orifice interne autant qu'il le faut pour y inſerer deux doigts, afin de l'amener avec le crochet mouſſe ; mais cette méthode m'a quelquefois manqué, & j'ai vû couler les pertes pendant pluſieurs jours. J'ai ouvert l'orifice externe de la matrice à pouvoir introduire ma main dans le vagin, puis j'inſinuois deux doigts dans la matrice afin de détacher les adhérences ; & lorſque je ne pouvois pas attirer le *placenta* avec mes doigts, j'introduiſois le crochet en tournant ſa pointe mouſſe au - deſſus du *placenta* détaché, j'en faiſois ainſi l'extraction ſans aucune difficul-

té, obfervant toujours que la pointe du crochet fût tournée du côté du *placenta*, & qu'-
elle ne touchât la matrice par aucun endroit.
Il m'eft quelquefois arrivé d'effayer cette extraction avec le forceps à polypes, mais j'y
ai rarement réufli fans beaucoup de peine,
parce que cet inftrument demande plus de
place, & qu'il n'eft pas fi aifé à conduire.

Il eft très-rare qu'on fe trouve dans le cas
de rendre de pareils fervices, qu'on ne doit
d'ailleurs jamais entreprendre, à moins
qu'on ne voye une femme en danger, à caufe de la longue durée ou de la violence de
fes pertes.

OBSERVATION IX.

Communiquée par le même.

UNE femme groffe d'environ cinq mois,
s'apperçut d'une légere perte de fang qui
fe calma par une faignée de huit onces de
fang du bras, en fe tenant tranquille dans
fon lit, & prenant de tems à autre quelques opiates. Mais au moindre mouvement
qu'elle faifoit, fa perte recommençoit, de
forte qu'ayant fenti quelques douleurs au
bout de cinq ou fix jours elle entra en travail, & fes douleurs furent fuffifantes pour
la délivrer heureufement de fon fœtus &
de fon arriere-faix, mais elle fut encore

long - tems avant que d'avoir entierement
recouvré fes forces.

OBSERVATION X.

EN 1729. je fus appellé au fecours d'une
femme affligée d'une hémorragie affez con-
fiérable, & qui avoit fait une fauffe couche
au cinquiéme mois de fa groffeffe; les membranes & le cordon avoient fuivi le fœtus,
mais le *placenta* étoit refté, & quoique les évacuations ne fuffent plus auffi confidérables,
cependant la perte continuoit toujours &
l'affoiblit beaucoup pendant le cours des
trois premiers mois qui fuivirent fon avortement; ce fut alors qu'on m'appella. La malade avoit le pouls foible, le vifage pâle & le
corps tout décharné. Je touchai cette femme
& je trouvai l'orifice de la matrice très-tendu, mais affez ouvert pour recevoir deux
doigts. Je la fis coucher fur le dos en travers
du lit, & je dilatai par degrés l'orifice externe
autant qu'il étoit néceffaire pour introduire
ma main toute entiere dans le vagin, j'effayai
enfuite de dilater l'orifice interne, mais je ne
pus en venir à bout. Cependant comme j'a-
vois la main dans le vagin, je profitai de
l'ouverture que je trouvai pour introduire
mes deux doigts afin de reconnoître du
moins la fituation du *placenta* qui étoit

fortement comprimé dans la matrice, de
maniere qu'il y étoit réduit au volume d'un
œuf de pigeon, & qu'il avoit acquis une confiftance fchirreufe. Je le décolai tout au tour
avec mes doigts, &ne pouvant pas l'amener,
je fis quelques tentatives pour en faire l'extraction avec un long forceps dont la pointe
étoit étroite, mais cet expédient ne me réuffit
pas mieux. Enfin j'eus recours au crochet
mouffe avec lequel je l'amenai féparé en
trois morceaux. Auffi-tôt l'hémorragie s'arrêta, la malade reprit fes forces, & depuis ce
tems elle a mis plufieurs enfans au monde.

Dans ce cas le *placenta* au lieu de s'ac-
croître & de former le germe d'une môle,
conformément à l'idée que nous en ont
laiffé les anciens Ecrivains, avoit été réduit
en une petite maffe compacte & prefque
auffi folide qu'un cartilage.

OBSERVATION XI.

Communiquée par M. HENGESTON, *dans une
Lettre datée d'*Ipfwich *le* 4 *Janvier* 1753.

M. *Hengefton* fut appellé au fecours d'une
femme qu'il trouva fort affoiblie d'une perte furvenue dans la quatorziéme femaine de
fa groffeffe, & qui duroit depuis vingt-quatre
heures; il toucha cette femme & trouva le

corps de la matrice presque paralelle à l'orifice externe, de maniere que l'orifice interne étoit tourné en haut au-dessus du *pubis*, & que le fond de la matrice étoit situé en bas, appuyé sur la partie inférieure du *rectum* contre le *coccix*.

La malade étant couchée sur le côté, il dilata l'orifice externe, puis il introduisit deux doigts dans l'orifice interne qu'il trouva un peu ouvert, & rompit les membranes, dans l'esperance qu'en diminuant le volume de ce qu'il y avoit de contenu dans la matrice, il pourroit venir à bout de calmer l'hémorragie: mais un quart d'heure de patience ne lui ayant laissé appercevoir aucun changement, il introduisit une seconde fois sa main dans le vagin, & tenant son pouce dans l'orifice interne, & son doigt appuyé contre le fond de la matrice, il appuya d'un coté sur cet orifice, pendant que de l'autre il relevoit avec son doigt le fond de la matrice au dessus de l'os *sacrum*. Cette manœuvre lui réussit si bien, que tout ce qu'il y avoit dans la matrice tomba dans sa main.

La malade se rétablit, mais il lui resta toujours une chute de vagin, qui lui avoit été occasionnée précédemment par une couche très-laborieuse. Elle est encore grosse actuellement (Janvier 1753.) & comme

elle

elle se sent dans le même cas par rapport à la situation de la matrice, M. HENGESTON m'a communiqué cette Observation sur laquelle il m'a demandé mon avis pour prévenir une seconde fausse couche, dont cette femme étoit menacée par l'abbaissement contre nature du fond de la matrice qui empêchoit ce viscere de se dilater.

Mon avis fut d'essayer de faire remonter la matrice, puis de la maintenir au moyen d'un pessaire rond, ou avec ces sortes de pessaires montés sur un long col qu'on assujettit en place avec des courroyes attachées à une ceinture qui fait le tour du corps. Voyez T A B L E XXXVIII. Je lui conseillai aussi de la saigner pour préve n les pertes en cas que la malade eut assez de force pour soutenir cette évacuation : j'ajoutai enfin qu'on eût grand soin de lui tenir le ventre libre.

Observations de MAURICEAU *sur ce sujet.*

Observation 385. *d'une femme à qui, étant avortée d'un petit enfant de quatre mois, l'arriere-faix resta dans la matrice, & n'en fut expulsé qu'après douze heures.*

LE premier Avril 1685, dit M. MAURICEAU, j'ai vû une femme qui étoit avortée il y avoit une heure d'un petit enfant de

Tome II.   P

quatre mois, qui par sa corruption me parut
avoir été mort dans le ventre de sa mere huit
ou neuf jours devant que la nature l'eût expulsé d'elle-même ; & comme le corps de
cet avorton étoit tout flétri & très-petit, &
que pour cette raison il n'avoit que très-peu
dilaté la matrice, je ne trouvai pas lieu pour
lors de la pouvoir délivrer de l'arriere-faix
qui y étoit resté ; ce qui fit que j'en remis l'o-
pération à la nature qui l'expulsa tout entier
douze heures ensuite, l'ayant jugé plus à propos que de faire, dans cette disposition, la
violence qu'il eût fallu faire à la matrice
pour la dilater suffisamment à pouvoir permettre l'extraction de cet arriere-faix retenu,
lorsque je vis cette femme une heure après
son avortement, qui lui étoit arrivé pour
avoir été trop agitée en allant continuellement dans un carrosse très-rude.

*Observation 614. d'une femme qui avoit une
excessive perte de sang, causée par la rétention de l'arriere-faix d'un enfant de trois
mois, dont elle étoit avortée.*

Le 16 Mars 1691. je délivrai une femme
avortée d'un enfant de trois mois, mort en
son ventre depuis huit ou dix jours, comme
il paroissoit à sa corruption ; sa Sage-femme
faute de suffisante capacité en son art, ne
l'ayant pas pu délivrer de l'arriere-faix, qui

étoit retenu en la matrice, lui avoit caufé une fi exceffive perte de fang, qu'elle couroit un grand rifque d'en perdre la vie, fi je ne l'euffe promptement délivrée de cet arriere-faix, comme je le fis, après quoi cette perte de fang ceffa, & cette femme fe porta bien enfuite.

Obfervation 694. d'une femme qui avorta d'un petit fœtus de deux mois, avec une grande perte de fang caufée par la rétention de l'arriere-faix.

Le 31 Août 1693. je délivrai une femme de l'arriere-faix d'un petit fœtus de deux mois dont elle étoit avortée il y avoit trois heures, fans aucune caufe manifefte, lequel arriere-faix étant retenu en la matrice, avoit caufé à cette femme une fi grande perte de fang, qu'elle en étoit tombée par plufieurs fois en de grandes foibleffes, dont elle revint auffi-tôt que je l'eus délivrée de cet arriere-faix; après quoi la perte de fang qui en avoit été excitée, ceffa, & cette femme fe porta bien. C'étoit là le onziéme enfant dont elle étoit avortée fans aucune bleffure ni aucune caufe évidente; elle prenoit toutes les précautions nécef-faires pour fe préferver de ce fâcheux acci-dent. M. *Mauriceau* dit l'avoir fecourue plufieurs fois dans cet état, &c.

P ij

*Observation 477. d'une femme qui étant avor-
tée d'un enfant de quatre mois, fut griéve-
ment malade, à cause de la rétention de
l'arriere-faix dans la matrice, dont il ne
fut expulsé qu'en suppuration.*

L E 4 Avril 1687. je vis une femme qui
étoit presque réduite à l'extrémité, étant
pour-lors au troisiéme jour d'un avortement
qu'elle avoit eu d'un enfant de quatre mois,
dont l'arriere-faix étoit resté tout entier dans
la matrice, sa Sage - femme n'ayant pû
l'en délivrer, pour la grande difficulté qu'-
elle y avoit trouvée, à ce qu'elle me dit : ce
qui fit que cet arriere - faix étant ainsi resté
durant ces trois premiers jours, lui avoit
causé une grande perte de sang ; & comme
la nature n'avoit pas pû expulser ce corps
étranger, & qu'il n'y avoit plus lieu de le tirer
dehors sans violence, parce que la matrice
étoit tout-à-fait fermée lorsque je vis cette
femme, il se convertit dans la suite en pourriture fort infecte, qui causa une perte de
sang considérable, une grosse fiévre continue, avec deux ou trois redoublemens
chaque jour accompagnés de grandes foiblesses, & autres accidens qui arrivent ordinairement en ces occasions; nonobstant tous
lesquels accidens, elle ne laissa pas de se
bien porter, après avoir été ainsi griéve-

ment malade durant cinq femaines entieres.

J'avois déja vû cette même femme quelques années auparavant extrêmément malade de la même maniere, à la fuite d'un autre avortement, où l'arriere-faix étant aussi resté en fa matrice, fans que fa Sage-femme l'en pût délivrer, n'avoit été expulfé qu'en fuppuration comme cette derniere fois. ...

Obfervation 550. *d'une femme qui avorta d'un petit enfant de cinq mois & demi, après avoir eu une perte de fang prefque continuelle durant deux mois.*

LE 19 Avril 1689. j'ai accouché une femme d'un petit enfant mâle de cinq mois & demi, qui étoit encore vivant, quoique la mere eût eu une médiocre perte de fang, prefque continuelle durant deux mois entiers, qui s'étant renouvellée augmenta de telle forte, que l'avortement en fut provoqué à cette femme, qui nonobftant le mauvais état où elle étoit, n'avoit pas laissé d'aller en carroffe, ayant négligé de fuivre le bon confeil que je lui avois donné, qui étoit de garder le repos en fon lit, ou à tout le moins fa chambre par le moyen de quoi elle auroit pû conferver jufqu'à terme fa groffeffe, qui fe termina ainfi malheureufement pour fon enfant, qui expira une demi-heure après fa naiffance fi prématurée; cependant la mere se porta aussi bien une heure après que je l'eûs délivrée de ce petit avorton, que si elle eût accouché naturellement à terme.

Observation 292. d'une femme qui avorta au sixiéme mois de sa grossesse d'un enfant mort qui présentoit le bras.

LE 7 Novembre 1681. je vis une femme qui avorta d'un enfant mort au sixiéme mois de sa grossesse. Il y avoit douze ou quinze jours qu'elle s'étoit blessée en allant dans une voiture trop secouante ; ce qui lui causa des douleurs de ventre durant tout ce tems ; à la fin duquel elle vuida ses eaux en grande abondance sans aucune véritable douleur, & comme son enfant présentoit le bras, la Sage-femme croyant d'abord que c'étoit le pied, ny prenant pas garde, le tira dehors jusqu'à l'épaule ; ce qui avoit engagé l'enfant dans une plus mauvaise posture qu'il n'étoit au commencement. Les choses étoient en cet état lorsque je fus mandé pour sécourir cette femme, je repoussai au-dedans ce bras ainsi sorti ; mais comme toutes ses eaux étoient entierement écoulées depuis un jour entier, & que l'orifice de la matrice étoit trop peu ouvert & trop dur pour y pouvoir introduire ma main sans violence,

afin de retourner l'enfant, je jugeai plus à
propos de commettre à la nature l expulfion de cet enfant, que d'en tenter pour
lors l'extraction trop forcée, prévoyant bien
que comme il étoit fort petit, il pouvoit
facilement être expulfé en la mauvaife pofture qu'il étoit, quand la matrice auroit é é
fuffifamment dilatée; parce que cette femme avoit déja eu un autre enfant d'une
jufte groffeur, dont elle étoit accouchée à
terme ; ce qui arriva en effet douze heures
après & comme je l'avois prédit ; la nature
ayant d'elle-même pouffé cet enfant dehors,
par le moyen des douleurs qui furvinrent
après un lavement que je fis donner, & qui
dilaterent fuffifamment la matrice. Mais la
Sage-femme qui étoit reftée auprès de cette femme, ne s'étant pas fervi de cette occafion, laiffa refermer la matrice, & ne la
put délivrer de l'arriere - faix qui refta encore au ventre de la mere durant fix heures:
après quoi la nature l'expulfa d'elle-même
comme elle avoit fait l'enfant, & cette
femme ayant été ainfi heureufement délivrée fe porta bien. Mais je fuis certain que
fi j'avois voulu tenter l'extraction forcée de
cet enfant, comme on m'en requeroit, lorfque je vis cette femme, la violence qu'il
eût fallu faire en ce tems, pour dilater fuffifamment fa matrice, à y pouvoir introduire

P iv

la main, auroit pû être très-préjudiciable à
la vie de la mere, que je préfervai de ce
danger, en commettant prudemment l'expulfion de cet enfant à la nature, pour les
raifons que j'ai déclarées.

*Obfervation 28. d'une femme qui avorta d'un
petit enfant de fix mois , par les efforts
d'une violente toux qui lui caufa une perte
de fang.*

Le 10 Novembre 1670. je vis une femme groffe de fix mois, qui avoit depuis huit
jours une médiocre perte de fang avec quelques caillots, caufée par les efforts d'une violente toux, qui avoit fait dilater fa matrice de
la largeur du doigt; pour raifon de quoi je
prédis qu'elle avorteroit certainement dans
peu, nonobftant qu'elle n'eût pour-lors aucune douleur; parce que l'ouverture de la
matrice me faifoit connoître que cette perte
de fang venant des parties intérieures, il étoit
impoffible que l'agitation de cette violente
toux n'achevât de produire le mauvais effet
qu'elle avoit commencé, comme il arriva
le jour fuivant que cette femme avorta d'un
très-petit enfant qui ne vécut qu'un jour &
demi.

Obſervation 164. d'une femme qui étant groſſe de quatre mois, avorta d'un enfant mort, dont l'arriere-faix étoit reſté en ſa matrice.

LE 21 Avril 1676. j'ai vû une femme qui étoit avortée depuis trois heures d'un enfant mort de quatre mois, dont l'arriere-faix étoit reſté en ſa matrice après avoir été bleſſée à la preſſe en une Egliſe il y avoit trois ſemaines, depuis lequel tems elle avoit toujours ſenti de grandes douleurs dans le ventre, & avoit commencé à vuider un peu de ſang vers le neuviéme jour de ſa bleſſure, après quoi elle n'avoit plus ſenti remuer ſon enfant, & en étoit avortée ſans avoir vuidé l'arriere-faix qui lui étoit reſté dans la matrice; ſa Sage-femme qui étoit préſente ne l'ayant pu tirer, à cauſe que la matrice s'étoit refermée incontinent après qu'elle eût expulſé cet enfant mort. Ayant examiné moi-même ſi je trouverois de la diſ-poſition à pouvoir délivrer cette femme de l'arriere-faix ainſi reſté; & ayant reconnu que ſa matrice n'étoit ouverte que pour y introduire un ſeul doigt, je jugeai qu'il étoit plus ſûr d'en commettre pour-lors l'opéra-tion à la nature, & de la differer à un autre tems, que de lui faire aucune violence, pour lui tirer de la matrice auſſi peu dilatée cet arriere-faix, le remède me paroiſſant en

cet état plus préjudiciable que la maladie.
C'eſt ce qui me fit differer juſqu'au lendemain ; auquel tems ayant trouvé la matrice
de cette femme bien plus dilatée qu'elle n'é-
toit le jour précédent , je la délivrai heureuſement de cet arriere-faix , & quoique cette
femme eût pour-lors la fiévre , elle ſe porta
aſſez bien dans la ſuite.

*Obſervation 508. d'une femme qui avorta
d'un petit fœtus qui n'étoit pas plus gros
qu'une mouche à miel , dont l'arriere faix
qui étoit reſté en la matrice , n'en fut expulſé
qu'au douziéme jour.*

LE 24 Novembre 1687. j'ai vû une femme
qui venoit d'avorter au terme de deux mois
& demi de ſa groſſeſſe , d'un petit fœtus qui
n'étoit pas plus gros qu'une mouche à miel ,
que la nature avoit pouſſé dehors avec une
perte de ſang aſſez conſidérable , qui avoit
été précédé d'un écoulement de ſéroſité
rouſſâtre durant pluſieurs jours. Lorſque je
fus appellé pour la délivrer de l'arricre-faix
de ce petit fœtus , je trouvai que ſa matrice
étoit entierement fermée , & que pour ce
ſujet il n'y avoit pas moyen de l'en délivrer
ſans lui faire une violence qui lui auroit
été plus préjudiciable que je ne lui aurois
apporté de ſoulagement par l'extraction

forcée de ce petit arriere - faix. C'eſt pourquoi je jugeai plus à propos d'en commettre l'expulſion à la nature qui n'en vint à
bout qu'au douziéme jour; & ce corps
étranger étant reſté durant tout ce tems en
la matrice, en fut expulſé à demi ſuppuré,
aprè· quoi cette femme ſe porta bien.

La cauſe qui avoit le plus contribué à ſon
avortement, fut, à ce que je crus, un ſi
grand reſſerrement de ſon ventre dans le
tems de ſa groſſeſſe, qu'elle étoit quelquefois quinze jours entiers ſans aller à la ſelle;
de ſorte que les grands efforts qu'elle faiſoit
pour rendre ces excrémens exceſſivement
endurcis par un ſi long ſéjour, ne manquoient pas de faire en même tems à la
matrice une très-violente compreſſion, capable d'ébranler & d'expulſer enfin le fœtus
nouvellement conçu, comme il lui étoit
arrivé en pluſieurs autres fauſſes couches
qu'elle avoit déja eûes avant ce dernier
avortement.

*Les Obſervations ſuivantes ſont tirées du Trai-
té des Accouchemens de* LAMOTTE, *Chirurgien Juré & Accoucheur à Vallognes.*

OBSERVATION CXXVII.

EN l'année 1687. la petite vérole regna
dans cette Ville avec beaucoup plus de

malignité qu'elle ne fut générale, en ce qu'une partie de ceux qui en étoient attaqués mouroient, sans épargner l'âge, la condition, ni le sexe ; une femme de condition, entr'autres, grosse de six mois ou environ, fut attaquée de cette fâcheuse maladie, qui alloit le mieux du monde, une fiévre médiocrement forte, avec des pustules, grosses, élevées & blanches, ne laissoient en apparence rien à désirer qu'une fin, qui ne pouvoit arriver qu'en son tems ; lorsque tout d'un coup elle fut prise d'une convulsion ; m'y étant heureusement trouvé, je lui donnai quelques cueillerées de vin, quelques douleurs suivirent, je l'accouchai en un moment, l'enfant bien vivant, une convulsion suivit & la mort ; mais si promptement que l'on n'eut pas le tems d'y faire attention, ni presque d'y penser.

OBSERVATION CXLIX.

UNE jeune femme de deux lieues de cette Ville, étant parvenue au cinquieme mois de sa grossesse, se sentit malade de douleurs violentes qu'elle prenoit pour des douleurs de colique. Sa mere m'envoya querir en toute diligence, dans la crainte que ces douleurs ne fussent pour accoucher, comme elles étoient en effet, puisque je trouvai cette femme accouchée d'un enfant de cinq

mois, qui vivoit encore quand j'arrivai ;
comme l'arriere-faix avoit fuivi , je n'eus
rien à faire que de la laiſſer aux ſoins de ſa
mere, qui étoit prudente & ſage , & m'en
retournai.

Cette jeune femme devint groſſe quelque
tems après , & accoucha de même à cinq
mois ou environ , mais ſi bruſquement que
l'on n'eut pas le tems de me le faire ſçavoir ;
ce qui la ſurprit étrangement auſſi bien que
ſes parens. Elle ſe tira pourtant auſſi bien de
cette ſeconde groſſeſſe qu'elle avoit fait de
la premiere.

Etant devenue groſſe une troiſiéme fois ,
elle ſe tint mieux ſur ſes gardes , & eut une
continuelle attention à ſa conduite , & quoi
qu'elle fût naturellement fort modérée ,
elle évita autant qu'elle put tout ce qu'elle
croyoit avoir contribué à avancer ſes premiers Accouchemens. Je la fis ſaigner trois
fois juſqu'au ſixiéme mois, & lui fis garder un
régime aſſez exact & fort humectant, ce qui
fit qu'elle porta ſon enfant juſqu'à ſept mois
qu'elle accoucha ſans pouvoir aller juſqu'à
ſon terme ; l'enfant vécut quelques jours ,
& mourut enſuite.

Rapportant à ſa conduite plus réguliere
un peu plus de tems qu'elle avoit porté cet
enfant ; elle fit réſolution de ſe conduire
avec encore plus de précaution la premiere

fois qu'elle fe verroit groffe ; & pour y
réuffir , je la fis faigner & purger par deux
fois , après qu'elle fut relevée de cette
troifiéme couche ; je fis réiterer la faignée
auffi - tôt que je la fçus groffe, & continuai
tous les mois. Je lui fis prendre tout ce qui
pouvoit l'humecter & la rafraîchir , fans
manger de roti ni boire aucune liqueur vi-
neufe, que le moins qu'elle pourroit; par
cette conduite elle porta cet enfant jufqu'à
la fin des neuf mois , dont je l'accouchai
fort heureufement , & de deux autres enfuite avec le même fuccès.

Mais étant encore devenue groffe & plus
incommodée de beaucoup à cinq mois,
qu'elle ne l'étoit à neuf des trois groffeffes
précédentes, dont elle étoit heureufement
accouchée & d'enfans qui fe portoient bien,
elle fut étonnée de fe fentir au terme de fix
mois des douleurs égales à celles qu'elle
avoit coutume de fouffrir dans fes Accouchemens ; les eaux ayant percé , l'empêcherent de douter de fon état. Elle m'envoya chercher en diligence, je la trouvai
véritablement en travail ; je l'accouchai en
très - peu de tems de deux petits garçons
bien vivans, mais qui moururent bien-tôt
après. Je la délivrai enfuite d'un gros arriere-
faix commun aux deux enfans , & elle fe
porta bien après quelque tems.

Je l'ai encore accouchée plusieurs fois depuis d'un enfant seul, qu'elle a porté à terme sans aucune incommodité.

Autres Observations communiquées par M. GIFFARD, Chirurgien & Accoucheur, publiées par M. HODY, Docteur en Medecine de la S. R. de Londres, 1734.

LE premier Avril 1730. on vint prier M. *Giffard* d'aller secourir une pauvre femme, mariée à un Forgeron *in Knaves-Acre*, Elle étoit environ au sixiéme mois de sa grossesse ; quelques jours auparavant il lui étoit survenu une perte de sang sur laquelle sa Sage-femme étoit venue le consulter ; pour-lors il ordonna une potion astringente dont on lui feroit prendre de tems à autre trois ou quatre cueillerées à la fois, il lui prescrivit aussi une potion calmante & astringente pour prendre tous les soirs en cas que la perte de sang ne s'arretât pas, & dit ensuite à cette Sage-femme de lui donner le lendemain des nouvelles de la malade, sur quoi il ajouta que si elle continuoit toujours dans le même état, il n'y auroit point d'autre parti à prendre pour lui sauver la vie que de l'accoucher. Les remèdes que M. *Giffard* avoit ordonnés, produisirent, du moins en partie, l'effet qu'on en attendoit pour le présent; cet heureux changement fit oublier

le Médecin qui n'en entendit point du tout
parler pendant deux ou trois jours ; mais
au bout de ce terme la perte recommença,
& le mari lui même vint prier M. *Giffard*
d'aller au secours de sa femme ; il y fut &
toucha la malade, sur quoi il reconnut que
l'orifice interne n'étoit pas assez dilaté pour
recevoir le bout du doigt, & qu'il n'étoit
pas aisé de le dilater : en conséquence il
fit réiterer les remèdes indiqués ci-dessus.
Le mari revint encore le trouver le lendemain, & lui dit que la perte continuoit toujours, avec cette différence cependant qu'-
elle n'étoit plus si violente ; mais comme
sa femme devenoit de plus en plus foible, il
le pria de retourner encore la voir ; M. *Giffard* retrouva l'orifice interne dans le même
état qu'il étoit la veille, & n'ayant pu le
dilater avec ses doigts, il fit encore continuer l'usage des potions indiquées ci-dessus ;
le troisiéme jour la Sage-femme lui fit dire
que la perte continuoit encore, mais que l'o-
rifice interne étoit tant soit peu plus dilaté
qu'il ne l'avoit trouvé le jour précédent ;
cette circonstance fit esperer à M. *Giffard*
qu'il pourroit le dilater autant qu'il le faudroit pour y introduire sa main, & pour amener le fœtus. Lorsqu'il vint à toucher la malade, il trouva une ouverture en effet assez
considérable pour recevoir l'extrémité de
trois

trois doigts & en les écartant les uns des autres il l'agrandit encore de maniere à pouvoir y introduire le pouce d'abord, puis ensuite toute la main. La premiere chose qu'il rencontra dans la matrice, fut une portion du *placenta* décolée d'avec la matrice, & en glissant sa main contre, il sentit l'enfant enveloppé de ses membranes & nageant dans ses eaux. Aussi-tôt il déchira les membranes avec ses doigts, il y introduisit sa main, prit une jambe qu'il attira, puis il l'enveloppa d'un morceau de linge molet pour l'attirer plus fermement à lui; il avertit en même tems la malade de le seconder autant qu'elle pourroit, & par ce moyen il vint tout de suite à bout de la délivrer d'un fœtus tout entier: cependant comme ce petit corps étoit encore très-tendre, il eut peur de le mutiler: le *placenta* le suivît bien-tôt, d'autant plus que dès auparavant il étoit déja sinon tout-à-fait, du moins en plus grande partie séparé de la matrice, & la perte cessa d'elle-même incontinent après l'Accouchement.

Dans le même Recueil, Observation 157e. M. *Giffard* donne aussi l'histoire d'un fœtus de six mois renfermé dans un sac hors de la matrice, & dont la mere fut délivrée par le fondement. Voy. ci-devant Rec. V.

M. *Chapman* dans son Livre sur la *Pra-*

Tome II.   Q

tique des Accouchemens auquel il a ajouté quelques Obſervations, donne (page 206) l'hiſtoire d'un enfant qui fut délivré par l'anus, âgé d'environ ſix à ſept mois.

Dans les *Eſſais de Médecine* de la Société d'Edimbourg Vol. II. on trouve l'hiſtoire d'un avortement, communiquée par M. *Monro*.

Et dans le Volume IV. de ce même Recueil il eſt fait mention d'une hémorragie de matrice arrêtée par le moyen de la poudre ſtiptique d'*Helvetius*.

*Voici encore quelques autres Obſervations tirées des Ouvrages d'*Hoffman.

M. HOFFMAN, Vol. III. Pag. 183. Obſ. I. donne l'hiſtoire d'une femme âgée de cinquante ans, mere de pluſieurs enfans qui fit une fauſſe couche au troiſiéme mois de ſa groſſeſſe, à la ſuite d'une peur violente, & d'un rhume auquel elle s'étoit expoſée. Cet accident fut immédiatement ſuivi d'une perte de ſang conſidérable, après laquelle il lui ſurvint une hémorragie de matrice qui s'arrêtoit quelquefois un moment, puis qui recommençoit tout de ſuite. Le ventre lui gonfla & elle devint ſujette à des palpitations fréquentes qui lui firent ſoupçonner qu'elle pouvoit être groſſe, pendant une année toute entiere. Son ventre étoit que quefois tendu & dur, d'autres fois il étoit plus mou. Ses extrémités inférieures fe gonfloient fur le foir, & elle fentoit une grande pefanteur dans la région hypogaftrique.

On avoit donné inutilement à la malade quantité de lavemens émoliens & carminatifs; mais on eut recours à des eaux minérales qui calmerent l'hémorragie dans trois jours, & moyennant qu'elle continua d'en faire ufage elle rendit par les felles & par les urines quantité de matieres vifqueufes dont l'évacuation fit diminuer fon ventre; voyant que ces eaux opéroient chez elle fi bons effets, elle s'y baigna; dès qu'elle s'y fut baignée une fois, il lui furvint de violentes douleurs & des contractions precifément de la même nature, que celles des femmes en travail d'enfant. Ces douleurs poufferent par la matrice de ces fortes de fubftances charnues & membraneufes, femblables à celles des môles, après quoi elle revint en parfaite fanté.

M. *Hoffman* rapporte enfuite (Obf. 2.) l'hiftoire d'une pauvre femme d'un tempéramment lâche qui avoit fait quatre fauffes couches les troifiéme & quatriéme mois de fes groffeffes. Etant devenue groffe une cinquiéme fois, on la faigna dès le troifiéme mois: lorfqu'elle fût arrivée au tems à peu près qu'elle étoit prématurément prife de mal d'enfant, elle fut attaquée de fpafmes, de coliques, & d'une efpece de refferrement dans le vagin, dans les lombes & dans le bas-ventre, à peu près comme elle en avoit fouffert dans fes fauffes couches précédentes. Cependant tous ces accidens fe calmerent moyennant l'ufage de quelques antifpafmodiques, des embrocations fur le bas-ventre avec le *Beaume de vie*, & l'application du pain grillé fur la région ombilicale ; quand elle fut au feptiéme mois il lui furvint encore des douleurs & des convulfions ; ces accidens ne l'empêcherent pas de porter fon enfant jufqu'au terme de neuf mois qu'elle mit au monde un enfant envie.

Cette même femme devint encore groffe par après, & moyennant la précaution qu'elle eut de fe faire faigner au troifiéme & au feptiéme mois, elle n'accoucha qu'au terme ordinaire.

Dans le même volume Obf. 5. page 185. M. *Hoffman* donne l'hiftoire d'une autre femme d'un tempérament affez fort, âgée de trente ans, qui avoit mis au monde deux enfans en vie, mais depuis elle avoit fait fix fauffes couches de fuite, deux au feptiéme mois & quatre dès le cinquiéme.

Etant encore devenue groffe, il lui furvint une hémorragie de matrice dès le troifiéme mois, dont elle fut encore en grand danger d'avorter. Cependant on eut la précaution de la faigner fur le champ, & dèslors l'hémorragie ceffa. Enfin moyennant la précaution de fe faire faigner fouvent, de ne boire que de l'eau, de prendre de tems à autre quelques poudres abforbantes, de s'appliquer fur la région des lombes l'emplâtre de favon de Barbet, & d'y faire des embrocations avec l'huile d'Hyofciamus, elle porta fon enfant jufqu'à terme, & le mit heureufement au monde.

M. *Hoffman* attribue les fauffes couches auxquelles cette femme avoit été fi fujette à fon tempérament plethorique & à la mauvaife habitude qu'elle avoit de n'ufer pour boiffon ordinaire que de vins forts.

Le même Auteur dans fon volume 11. feétion 1. chapitre 5. *de uteri Hæmorragiâ immoderatâ*, fait mention d'une femme d'une conftitution vigoureufe & plethorique, âgée de 28 ans, & pour lors groffe de trois mois, qui fut prife à ce terme d'une perte de fang par le vagin. Cette perte qui d'abord étoit affez foible, continua dans le même état pendant quatorze jours; mais la malade ayant eu l'imprudence de fa livrer à des exercices trop violens, fa perte augmenta au point qu'elle en fut épuifée. On effaya difiérens remédes externes & internes, mais ni les uns ni les autres n'opérerent aucun bon effet. Sur ces entrefaites on eut recours à M. *Hoffman*, qui voyant la malade dans cette extrêmité, prit fur le champ une poignée d'étoupes qu'il imbiba d'une folution de *caput mortuum vitrioli*, dont il remplit le vagin, au moyen de quoi la perte s'arrêta en très-peu de tems, il travailla enfuite à réparer fes forces par un ufage convenable d'alimens & de remèdes corroborans. Trois jours après on retira ces étoupes, mais avec beaucoup de peine, tant elles étoient dures & remplies de caillots de fang. Lorfqu'on les eût tirées, il vint enfuite une petite maffe d'une fubftance comme charnue, & une petite quantité de fang qui n'étoit point caillé. La malade fe rétablit moyennant un ufage convenable de remédes & d'alimens propres à cet effet, après quoi elle redevint groffe & accoucha heureufement.

M. *Hoffman* parlant *de convulfione uteri, five abortu*, rapporte dix Obfervations différentes fur les fauffes couches, & quoiqu'en pareil cas il prefcrive une méthode différente de celle que je pratique, néanmoins nous fuivons tous les deux la même intention. Il ordonne la faignée lorfqu'il la croit nécessaire, il y joint les astringens, les opiates, les remédes corroborans ou les relachans, selon que les circonstances l'exigent.

J'ai observé dans le cours de ma pratique, que les pertes diminuent pour l'ordinaire, & que très-souvent elles s'arrêtent lorsque les membranes viennent à se rompre, & que les eaux s'écoulent; cependant j'ai vû des femmes dont les pertes ont continué, & d'autres chez lesquelles elles ont cessé tout d'un coup aussi-tôt que le *placenta* a été délivré. Cette différence montre que ceux qui suivent constamment les deux extrêmités, soit qu'ils s'empressent de délivrer vîte le *placenta* dans toutes sortes de cas, ou qu'ils en abandonnent toujours l'expulsion à la nature, les uns & les autres péchent également. En effet, un Praticien doit varier sa méthode dans ces cas-là comme dans tout autre, selon qu'il le juge plus à propos, comme on l'a vû dans les Observations précédentes, communiquées par M. *Mauriceau.*

ARTICLE III.

Des Marques & des Mutilations.

OBSERVATION PREMIERE.

AYANT dit à la malade dont j'ai parlé n°. 11. Observation VII. de me montrer sa langue pour examiner en quel état elle étoit, parce qu'elle m'avoit dit qu'elle l'avoit séche & aride. J'apperçus sur le bout quelque chose ressemblant à une prune, d'une couleur verte, dur & douloureux. Elle me dit là - dessus, que dans la saison des prunes, à mesure qu'elles avancent en maturité cela étoit plus gros, mais plus mou & moins douloureux, qu'il prenoit une couleur bleue, rougeâtre ou pourprée, & qu'elle sentoit dans le milieu quelque chose de dur & de rude qui en étoit comme le noyau. Pendant l'hiver il se flétrissoit & décroissoit jusqu'au retour de la saison suivante. Il y a apparence que du tems que sa mere la portoit, elle avoit eu envie de prunes, qu'en conséquence elle en avoit marchandé, mais que les trouvant trop cheres, elle n'avoit pas voulu y mettre le prix; quoiqu'il en soit, elle en avoit probablement porté une jusque sur le bout de sa langue, qu'elle avoit ensuite retirée, & cet attouchement passager avoit produit ces impressions sur son enfant dans le même endroit.

OBSERVATION II.

J'ai accouché une femme au huitiéme mois de sa grossesse, d'un enfant qui avoit à la surface externe du petit doigt de la main droite, une excroissance aussi grosse qu'une noix muscade, ressemblant beaucoup par rapport à sa couleur & aux inégalités de sa surface, à une petite patate (pomme de terre qu'on sert quelquefois sur les tables ;) quelqu'une de la compagnie me dit qu'avant d'accoucher, la malade avoit eu envie de ces patates : cette tumeur tomba au bout de quelques jours, moyennant que j'appliquai une ligature au-tour de son col. Ce même enfant apporta encore un petit doigt de trop à son autre main ; il avoit aussi un petit orteil surnuméraire à chaque pied.

Quoique l'on puisse penser de ces exemples, j'ai accouché quantité de femmes dont les enfans n'avoient aucune marque quoique les meres eussent été effrayées & frappées par des objets desagréables, & qu'elles en eussent beaucoup appréhendé les suites. J'ai vû entr'autres une femme qui étant grosse de trois mois, fut si vivement frappée à l'aspect d'un mendiant, qui pour exciter sa compassion lui présenta le moignon de son bras mutilé, à nud, lorsqu'elle vint à ouvrir sa porte, qu'elle s'imagina que son enfant viendroit au monde mutilé de la même maniere ; enfin elle s'étoit tellement tourmentée l'imagination à ce sujet, qu'on

eut encore de la peine à l'en diſſuader ,
même en lui faiſant toucher le bras de ſon
enfant lorſqu'il fut au monde.

Schenckius Lib. I V. *de gravidis ,* rapporte pluſieurs Obſervations ſur les effets
ſurprenans de l'imagination des femmes
enceintes, produits par différens accidens
qui leur arrivent pendant le cours de leur
groſſeſſe.

Dans les Tranſactions Philoſophiques
n°. 49 ;. page 20 ſ. on trouve partie d'une
Lettre écrite par M. *Ben. Coke* , Membre
de la S. R. au ſujet d'un enfant né avec la
jauniſſe qu'il avoit reçue de ſon pere ; &
de ſa mere, qui gagna la même maladie
avec ſon mari la première fois qu'elle redevint groſſe.

Voyez les Ephemerides an 8ᵉ. *Obſervation.*
    46. & 5 5. *an.* 9ᵉ & 10ᵉ *Obſ.* 2 3. *Décurie*
    ſeconde des Ephemerides ann. 1. *Obſ.* 40.

Mauriceau dans ſes Obſerv. pag. 288.
Obſervation 348ᵉ dit avoir accouché une
femme d'un enfant qui avoit la tête d'une
figure très-monſtrueuſe ; toute cette tête ne
conſiſtoit quaſi qu'en face, avec de très-gros
yeux fort éminens. Il avoit vers l'occiput
une maſſe charnue , de ſubſtance preſque
ſemblable à celle de l'arriere-faix, qui ſembloit ſortir du cervelet & de la nuque du col.

La mere avoit senti cet enfant monstrueux durant sa grossesse, mouvoir bien plus fréquemment & d'une force plus extraordinaire que les autres enfans de ses grossesses précédentes .... mais nonobstant la force de cet enfant qui paroissoit bien conformé dans toutes les parties de son corps, à l'exception de sa tête qui étoit d'une figure monstrueuse, il étoit mort quand M. *Mauriceau* le tira du ventre de sa mere, à quoi avoit beaucoup contribué une perte de sang considérable que sa mere avoit eue, & le long séjour que cet enfant avoit fait en mauvaise situation au passage, d'où il fut obligé de le tirer en le retournant pour le tirer par les pieds .... la mere attribuoit cet accident à l'extrême attention avec laquelle elle avoit regardé la figure d'un singe dans le commencement de sa grossesse.

Voyez les Transactions Philos. n° 456. où l'on a inséré quelques réflexions sur la génération & sur les monstres, par M. de *Superville*; & la description d'un enfant monstrueux, dont la mere accusée & convaincue pendant sa grossesse d'un crime, en expiation duquel elle fut condamnée à être transportée dans les Colonies Angloises, sa sentence, jointe aux étranges idées qu'elle se formoit des habitans du pays où on l'exiftoit, firent sur elle de si

vives impreſſions, qu'elle y attribuoit tous
le changement arrivé à l'enfant qu'elle
portoit.

Au n° 461. on trouve l'hiſtoire d'une
femme qui fut délivrée d'un fœtus nageant
dans ſes eaux, encore renfermé dans ſes
membranes & de ſon *placenta*, tout à la
fois ; à l'ouverture des membranes on trouva ce fœtus parfaitement reſſemblant à un
ſinge coëffé. M. *Gregory* de Rocheſter qui
fut appellé au ſecours de la malade, & qui
a communiqué cette Obſervation à la Société, a obſervé là-deſſus que la mere étant
vers le milieu de ſa groſſeſſe, elle avoit ſenti
ſon enfant tourner pluſieurs fois ſucceſſivement dans ſon ventre, préciſément de la
même maniere qu'elle avoit vû tourner un
ſinge autour d'un bâton, qu'on faiſoit danſer
avec un ours devant ſa porte ; cette femme
fut ſi frappée de cet aſpect, & ſe le rappella
tant de fois en idée, que ce fut là probablement, dit-il, la cauſe de cet accident.

Quoiqu'il en ſoit j'ai accouché nombre de femmes qui avoient l'eſprit rempli d'idées de cette nature avant que d'ê-
tre délivrées, & il ne s'eſt jamais rencontré que l'événement ait confirmé leur imagination.

J'ai délivré depuis peu un enfant qui
n'avoit point de doigts à une de ſes mains.

On cacha cet accident à sa mere pendant plusieurs jours , & elle répondit à toutes les questions qu'on put lui faire avant que de lui en rien dire , qu'elle n'avoit aucune connoissance qu'il lui fût rien arrivé d'extraordinaire pendant tout le cours de sa grossesse.

RECUEIL XIII.

De la situation de l'enfant pendant le cours de la grossesse , des signes de la conception.

Article Premier.

De la situation de l'enfant dans la matrice.
Voyez Vol. 1. Liv. 3. Chap. 1. & 2.

J'ai été appellé pendant une longue suite d'années pour des femmes qui ont fait des fausses couches dans le courant du quatriéme ou du cinquiéme mois , & j'ai observé que c'étoit toujours la tête qui se présentoit la premiere. En 1727. & en 1748. j'ai vû deux femmes dont les enfans présentoient les bras qui vinrent en double. En 1746. j'ai délivré une femme au sixiéme ou au septiéme mois ; l'enfant vint avec ses eaux & dans ses membranes qui n'étoient point encore rompues , & il présentoit la tête. En 1752. j'ai vû le *placenta* venir le premier, & lorfqu'il fut defcendu dans le vagin, la tête l'expulfa quand les membranes furent rompues. En 1747. une femme accoucha de deux jumeaux au fixiéme mois de fa groffeffe, fes deux enfans préfentoient les feffes, & les douleurs du travail fuffirent pour les délivrer l'un après l'autre dans cette pofture.

En 1751. M. *Hunter* a ouvert un femme qui étoit morte à peu près au terme de fa groffeffe, & il a reconnu que la tête fe préfentoit. L'année d'après il a eu occafion d'ouvrir une autre femme dans le même cas; il a encore trouvé l'enfant à peu près dans la même fituation. Dans ces deux cas la tête s'eft trouvée fituée conformément à ce qu'en a dit M. *Ould*, de maniere qu'une des oreilles répondoit au *pubis* & l'autre à l'os *facrum*.

On doit publier des planches très-exactes de ces deux fujets, qui feront auffi utiles qu'elles pourront être curieufes.

Le Docteur *Camper*, Profeffeur à Franeker en Friflande, a ouvert une femme dans laquelle il a trouvé l'enfant fitué de la même maniere, & il prouve réguliérement que la tête fe préfente de cette maniere dans prefque tous les Accouchemens naturels.

Le Docteur *Monro* m'a fait voir en Décembre 1753. quelques planches d'après un fujet que fon pere avoit difféqué l'hiver précédent pour fervir à fes leçons publiques, qui viennent d'être publiées dans les Actes de la Société d'Edimbourg. Elles ont été deffinées d'après une femme qu'on difoit groffe de fix mois. Dans la matrice de cette femme on a trouvé le fœtus allongé, les jambes & les feffes au fond, la tête en bas appuyée fur le bord du baffin, le vifage tourné en arriere tirant tant foit peu vers le côté gauche. M. *Monro* obferve que quoique ce fœtus, de même que ceux qui ont été le fujet des Obfervations de M. *Hunter* ayent été trouvés la tête en bas, néanmoins on ne doit pas regarder cette fituation comme conftante, puifqu'il s'eft effectivement trouvé des enfans la tête en haut & le vifage tourné en devant, dans une femme qui mourut au huitiéme mois de fa groffeffe ; dans une autre qui mourut fe croyant à terme ; & dans une troifiéme qu'on difoit au feptiéme mois, dont MM. *Monro* pere & fils, ont ouvert les cadavres.

La Motte, qui conformément à ce dernier fentiment, ne penfe pas que la fituation de l'enfant dans le ventre de fa mere foit, ni fixe ni continuellement la même, comme il s'en explique Chap. XXI. Liv. 1. rapporte à ce fujet trois Obfervations différentes d'après autant de femmes groſſes qu'il a eu occaſion d'ouvrir.

La premiere étoit une Demoiſelle groſ-ſe de ſix mois qui venoit de mourir preſque ſubitement d'une attaque d'apopléxie, il trouva l'enfant mort, ſa tête, ſes mains & ſes pieds occupoient la partie inférieure de la matrice, ſon dos faiſoit une eſpece de voute qui répondoit à la figure de la matri-ce, dont l'arriere-faix étoit entre les deux.

La ſeconde étoit une grande jeune fem-me, groſſe de cinq mois ou environ, que l'on croyoit tombée en foibleſſe, mais que M. de la *Motte* jugea très-certainement morte.... Lorſqu'il vint à l'ouvrir il trouva l'enfant mort, couché de travers dans la matrice, les bras étendus le long de ſon corps de chaque côté, les jambes repliées & les talons auprès des feſſes.

La troiſiéme étoit une femme groſſe de cinq à ſix mois, morte d'une fluxion de poitrine, avec une fiévre continue, à l'ou-verture de laquelle il trouva l'enfant les jambes vers le fonds de la matrice,& pliécs, les talons contre les feſſes, les bras éten-dus le long du corps & la tête en bas, comme il arrive dans les Accouchemens naturels. *Voyez* table 6. 7. 8. & 9.

Lettre

Lettre du Docteur GARROW, *donnée à Barnet le 4 Février 1754.*

MONSIEUR,

VOICI quelques Observations que j'ai eu occasion de faire depuis peu, à l'ouverture du cadavre d'une jeune femme qui venoit de mourir d'une perte de sang étant au commencement du huitiéme mois de sa groffeffe.

I. La matrice diftendue par les eaux, par le *placenta* & par le fœtus, paroiffoit d'une figure à peu près ovale, faillante dans le milieu, & applatie en approchant de chaque côté.

II. Son fond s'élevoit pour le moins au-deffus de l'efpace qui eft entre l'ombilic & le creux du cœur, il refouloit l'*omentum* & les inteftins d'une maniere à faire comprendre aifément pourquoi les hernies ombilicales font moins incommodes aux femmes enceintes à mefure qu'elles approchent du terme de leur groffeffe.

III. La fubftance de la matrice avoit environ trois lignes d'épaiffeur, autant que je pus en juger fans la mefurer.

IV. L'enfant étoit couché fur le côté gauche préfentant la tête, il avoit par

Tome II.   R

conféquent la face & le devant tournés vers le côté droit de fa mere, pas bien exacte- ment cependant, mais plutôt inclinés tant foit peu vers l'os *pubis.*

V. Le *placenta* étoit adhérent à l'orifice interne à peu près dans fon milieu, ou par fa portion la plus épaiffe, où j'apperçus une déchirûre de plus d'un pouce de longueur, & qui pénetroit prefque entierement la fub- ftance du *placenta.*

VI. Il ne reftoit pas la moindre appa- rence de fang dans toute l'étendue du cor- don ombilical, fi ce n'eft quelques gouttes qui s'y trouverent immédiatement contre le ventre de l'enfant : & je penfe que ce qu'il en reftoit pour lors dans la mere & dans l'enfant étoit très - peu de chofe ; du refte je n'eus point occafion de porter plus loin mes recherches.

ARTICLE II.

Des Signes de la Groffeffe

OBSERVATION PREMIERE.

EN 1747. je vis une femme travaillée d'une fuperpurgation, au troifiéme mois de fa feconde groffeffe ; elle craignoit que cet accident ne lui fit faire une couche prématurée. Je lui ordonnai des opiates

qui calmerent son mal tout de suite, mais
en la touchant au travers du vagin, je ne
pus distinguer à quel tems elle étoit de sa
grossesse, parce que la matrice montoit
& baissoit fort aisément. Pendant tout le
cou s de sa premiere grossesse, cette fem-
em avoit eu réguliérement les régles, &
elle les avoit eues de même déja deux fois
depuis qu'elle se croyoit à la seconde
grossesse; mais les nausées & les vomissemens dont elle avoit été travaillée comme dans sa premiere grossesse, étoient
pour elle des symptómes qui lui confir-
moient son état; son dévoyement s'arrêta
bien-tôt, & au bout de six semaines elle
sentit remuer son enfant, après quoi les autres accidens disparurent. *Voyez* table V I.

OBSERVATION II.

JE fus consulté la même année par une
autre malade qui avoit ses régles aussi régulierement qu'à son ordinaire, sans maux de
cœur ni vomissemens, mais qui se croyoit
grosse, parce qu'étant vers le troisieme mois
elle sentoit une bien plus grande plénitude,
& que le volume de la matrice faisoit remonter les intestins. Environ cinq ou six semaines après, ses soupçons se trouverent con-
firmés par le mouvement de son enfant.

OBSERVATION III.

En 1742. une Sage-femme vint me consulter au sujet d'une femme qu'elle me disoit être au huitiéme mois de sa grossesse. Elle ajouta qu'au cinquiéme mois il étoit survenu à cette femme une perte de sang de laquelle elle avoit couru grand risque de faire une fausse couche, dont elle se garentit par les conseils d'un Accoucheur qui lui prescrivit les remédes & les moyens accoutumés en pareil cas ; que le même accident lui étoit encore arrivé deux fois depuis, mais qu'on y avoit remédié chaque fois par le secours des saignées & des remédes astringens. Elle m'observa ensuite que la malade n'avoit pas le ventre aussi gros qu'elle s'attendoit de le trouver dans un tems aussi avancé, & me pria de l'examiner : là-dessus je proposai de m'y trouver en consultation avec celui qui l'avoit vûe précédemment, mais elle me fit entendre qu'on l'avoit remercié, & qu'on ne voudroit pas le faire venir davantage dans cette maison. Je trouvai l'orifice interne uni, & avec mon doigt dans le vagin, je faisois aisément remonter la matrice, j'avois la même facilité à la mouvoir d'un côté à l'autre, & je trouvois d'un autre côté la région inférieure du bas-ventre tout-à-fait molle ; d'après ces

obƒervations, je prononçai que s'il y avoit
groƒƒeƒƒe elle ne pouvoit être que de trois ou
tout au plus de quatre mois. La malade m'aƒ-
ƒura que ƒi elle n'étoit pas groƒƒe de huit
mois, elle ne devoit pas l'être du tout ; de-
là je conclus que cette prétendue groƒƒeƒƒe
n'étoit qu'une ƒuppreƒƒion de ƒes régles, pendant quatre périodes ƒucceƒƒivement , &
qu'on avoit mal-à-propos pris leur retour
pour une perte de ƒang : l'événement confirma mon dernier prognoƒtic , & depuis ce
tems elle a toujours été bien réglée ƒans qu'il
ait paru aucun autre ƒymptôme de groƒƒeƒƒe.
Quelques mois auparavant cet incident, celui qui l'avoit traitée d'abord, s'étoit vanté
que dans quelque tems que ce fut il pouvoit
connoître ƒi une femme étoit groƒƒe ou non,
& même déterminer le tems précis de la
groƒƒeƒƒe, à huit jours près.

OBSERVATION IV.

Il y a quelques années, la Sage femme
de Mary-le-Bon*vint me chercher pour
voir une jeune fille âgée d'environ douze
ans, qu'on diƒoit groƒƒe de huit mois, &
que les Marguiliers de ƒa Paroiƒƒe avoient
envoyée dans cette maiƒon pour y faire
ƒes couches. Cette Sage - femme me dit
que pluƒieurs Accoucheurs & Accoucheu-

* Hôpital pour les pauvres femmes en couche.

fes avoient examiné cette jeune fille, qu'un d'entr'eux s'étoit offert pour l'accoucher *gratis*, & que les autres fe faifoient une grande fête d'y affifter. J'allai avec cette Sage-femme, & j'examinai d'abord les parties extérieures, mais je trouvai le paffage fi étroit qu'il n'y auroit pas eû moyen d'y introduire l'extrêmité de mon petit doigt. Voyant les chofes dans cet état, je ne balançai point à dire que cette jeune fille n'avoit jamais vû d'hommes. Je trouvai enfuite une groffe tumeur entre le creux du cœur & l'ombilic, qui me parut venir d'une obftruction & d'un engorgement confidérable dans le foye, en effet elle ne pouvoit venir de la matrice, puifqu'en appuyant avec mes doigts immédiatement au-deffus de ce vifcere, je refoulois les parois du bas-ventre, prefque jufque contre les vertebres des lombes. On avoit ftylé cette jeune fille, d'autant que la Matrone trouvoit fon compte à leurer ainfi le Public dont la curiofité lui étoit d'un gros produit ; ce que je pus en dire ne fit point interrompre la farce qui continua toujours jufqu'à ce que le Public commença à y entrevoir de la fupercherie, & pour lors on envoya la malade dans un autre Hôpital pour y recevoir le traitement convenable à l'affection qu'elle avoit au foye.

OBSERVATION V.

UNE Dame me fit mander pour prendre soin d'une Domeſtique qu'elle conſidéroit beaucoup, & dont les régles étoient ſupprimées. Le tein vermeil de cette jeune malade me fit ſoupçonner tout de ſuite qu'il y avoit du miſtere dans ſon fait, d'autant que pour l'ordinaire les femmes qui n'ont qu'une ſimple ſuppreſſion de régles ont le viſage pâle & bouffi lorſque cette obſtruction a duré pendant ſix mois. On eût beaucoup de peine à la déterminer à ſe laiſſer toucher, afin que je puſſe m'aſſurer par ce moyen de l'état de la matrice. Enfin elle s'y ſoumit, & pour-lors j'apperçus ſenſiblement le tiraillement de la matrice dans le vagin, & la tumeur circonſcrite un peu au-deſſous de l'ombilic. Ces ſignes m'aſſurerent que la ſuppreſſion provenoit d'une groſſeſſe de ſix mois.

J'avoue cependant que dans bien des cas, particulierement lorſqu une femme eſt chargée d'embonpoint, on ne peut rien ſtatuer ſur ce tiraillement, avant le ſeptiéme ou même le huitiéme mois.

Lamotte dans ſon Traité des Accouchemens, livre premier chapitre XI. rapporte pluſieurs Obſervations ſur les ſignes aſſurés que l'on peut avoir de la vraye groffeffe d'une femme après le quatriéme mois.

Sckenkius Lib. **IV.** *de Conceptione* rapporte, d'après différens Auteurs, plufieurs exemples de jeunes filles qui ont conçu & porté leur fruit jufqu'à terme à l'âge de huit & de neuf ans, il en rapporte auffi quelques uns de femmes qui ont conçu étant âgées de plus de foixante ans.

Hildanus Cent. 2. Obf. 60. parle d'une jeune fille qui dès l'âge de onze ans étoit déja réglée, & dans fon Obferv. 61. il affure que cette même évacuation avoit continué fes périodes ordinaires jufqu'à l'âge de foixante & dix-huit ans.

Dans les Mémoires de l'Académie des Sciences, H. 1710. p. 16. on trouve l'hiftoire d'une femme âgée de quatre-vingt-trois ans, qui époufa un homme de quatre-vingt-quatorze, & qui accoucha à terme d'un garçon.

ARTICLE III.

Du Travail prématuré.

OBSERVATION PREMIERE.

EN 1728. une femme groffe de fon premier enfant, croyant avoir couru le période ordinaire de fa groffeffe, envoya chercher une Sage-femme qui paffa trois jours de fuite auprès d'elle. Au bout de ce tems le mari vint me prier d'indiquer quelques remédés pour accelerer le travail, & même d'aller voir fa femme fi je le jugeois à propos. En entrant chez la malade je trouvai fon Accoucheufe fort occupée à dilater les parties, & pour me fervir de fes termes, *à frayer un paffage pour l'enfant.* Je m'affis un moment en attendant qu'il vint une douleur à la faveur de laquelle je pûs m'affurer de l'état des chofes; voyant qu'il n'en venoit point, j'introduifis mon doigt dans le vagin, d'où je fentis la matrice tout-à-fait légere, fans la moindre diftenfion; on ne s'appercevoit pas non plus extérieurement que l'abdomen fût aucunement diftendu. *V.* l'Obf. *V.* Sur ces entrefaites je dis à la malade qu'elle n'étoit point du tout groffe, ou que fi elle l'étoit, il n'y avoit encore que très-peu de tems. Cette déclaration étonna beaucoup tous les affiftans, qui ne pouvoient pas croire que cette Accoucheufe qui n'étoit plus une jeune novice, fe fût méprife auffi groffiérement. Pour fatisfaire la compagnie je demandai qu'on en fît venir une autre, & celle-ci confirma mon opinion. La malade n'avoit jamais été bien réglée du côté de fes menftrues, qui ne paroiffoient qu'en très-petite quantité lorfqu'elles lui venoient, encore étoit-ce rarement, & il y a tout lieu de préfumer que le défaut de cette évacuation venoit de ce que la malade étoit affoiblie des pertes confidérables qu'elle faifoit par des ulcères ferophuleux dont elle étoit attaquée. Quoiqu'il en foit, au bout de huit mois elle accoucha d'un enfant parfaitement à terme, & il y a tout lieu de croire que les fymptômes qui la tourmentoient lorfqu'on m'appella à fon fecours, n'étoient autre chofe que les fymptômes ordinaires de la conception.

OBSERVATION II.

En 1744. un jeune Accoucheur ayant paffé une nuit toute entiere auprès d'une femme en travail d'enfant, m'envoya chercher le lendemain matin ; il me dit que l'orifice de la matrice étoit un peu ouvert, que les membranes étoient rompues, & que la tête étoit au paffage ; il ajouta que les douleurs étoient légeres, & qu'il avoit effayé en vain de dilater davantage les parties. Je touchai la malade & je trouvai l'orifice de la matrice ouvert du diametre d'un petit écu, mais épais & très-tendu. J'attendis quelque tems, & j'obfervai que les douleurs étoient effectivement légeres, & qu'elles ne revenoient qu'après de longs intervales. Cette femme portoit fon premier enfant , & felon fon calcul il s'en falloit encore trois femaines qu'elle fut à terme.

Je dis à cet Accoucheur que je ne penfois pas qu'il fût encore queftion d'un vrai travail, & que les douleurs dont la malade s'étoit plainte, pouvoient avoir été occafionnées par un dévoyement qui lui étoit furvenu la veille : en conféquence comme la malade avoit le pouls agité, je confeillai qu'on lui tirât du fang, & qu'on lui fît prendre quelque opiate, ce qui fut fait, & par ce moyen les douleurs la quitterent & elle accoucha enfuite au bout de trois femaines.

OBSERVATION III.

EN 1749. je fus appellé au fecours d'une femme à terme de fon premier enfant. Depuis trois jours elle fouffroit de légeres douleurs qui revenoient de tems à autre. L'orifice de la matrice étoit tant foit peu dilaté mais épais, & comme la tête fe préfentoit, quoique les membranes fe fuffent rompues de trop bonne heure , je pris le parti de prendre un peu de tems pour laiffer à l'orifice interne celui de fe dilater un peu. Pour favorifer cette dilatation, j'ordonnai une faignée, un lavement, & une opiate, au moyen defquels la malade paffa une affez bonne nuit. Après que je fûs sorti on imagina que je pouvois avoir quelques raisons pour retarder cet Accouchement ; dans cette opinion on manda une Accoucheuse qui ne manqua pas d'assurer que si on l'avoit envoyée chercher d'abord, la malade en auroit été quitte bien plutôt. En conséquence, sitôt que les légeres douleurs reparurent, après que l'opiate eût fait son effet, elle se mit en devoir de dilater les parties, & fatigua tant la malade que les assistans jugerent à propos de me rappeller dès le soir même: pour lors trouvant encore les douleurs trop foibles, & l'orifice interne trop tendu, quoiqu'il fût un peu plus dilaté, je fis réitérer l'usage de l'opiate, & le lendemain les douleurs étant devenues plus fortes, la malade accoucha heureusement.

OBSERVATION IV.

EN 1753. on vint me chercher sur les six heures du matin pour aller accoucher une femme en travail de son premier enfant. Les membranes étoient rompues, l'orifice interne étoit fort dilaté ; mais comme la tête de l'enfant étoit grosse, elle étoit restée engagée au-dessus du bord du bassin. (*Voy. Tab.* XII.) le vagin au contraire & l'orifice externe paroissoient fort étroits & très tendus. La malade avoit auprès d'elle une Sage-femme qui l'avoit épuisé à force de la faire changer de posture. Comme cette femme avoit la peau séche & brulante, & le pouls plein & vîte, je lui fis tirer environ dix onces de sang; ensuite je lui fis donner un lavement, & après qu'il eût fait son effet je lui fis prendre vingt gouttes de *teinture anodine* avec deux gros de *syrop de diacode* dans une potion qui la tranquilisa & la fit suer abondamment. On me manda une seconde fois le soir, & je trouvai encore que son Accoucheuse n'avoit point discontinué de la tourmenter. La tête de l'enfant étoit avancée jusqu'au milieu du vagin, mais les parties exterieures étoient encore fort tendues & fort épaisses; je fis réitérer l'usage de l'opiate qui lui procura une nuit assez tranquille, & pendant ce tems-là les parties s'étant relâchées peu à peu, elle accoucha le lendemain matin.

RECUEIL XIV.

Des Accouchemens naturels.

ARTICLE PREMIER.

De la dilatation de l'Orifice interne par les eaux & par les membranes.
(Voy. Tab. X. & XI.)

OBSERVATION PREMIERE.

En 1748. on me pria d'affister une femme groffe de fon premier enfant lorfqu'elle feroit en travail ; en conféquence on me manda vers le milieu du neuviéme mois de fa groffe. Elle fe plaignoit pour lors de douleurs à la tête & au dos, d'où je compris qu'elle étoit conftipée, & qu'elle pouvoit avoir un tenefme qu'elle prenoit pour les douleurs du travail. Après avoir taté le pouls de la malade que je trouvai agité, je m'affis pendant quelque tems auprès d'elle, & je fis à la Garde quelques queftions relatives à fon état. Enfuite je la fis coucher fur le bord du lit, puis on lui mit une couverture, & m'étant placé derriere elle pour procéder à l'examen des parties, je trouvai que l'orifice interne étoit affez mou, mais il n'étoit point encore ouvert. (Voy. Tab. IX.) Cette circonſtance me fit juger & prononcer que le travail n'étoit point encore commencé. En conſéquence je lui fis tirer environ huit onces de ſang ; je lui fis auſſi donner un lavement, & par ce moyen ſes douleurs ſe calmerent. Quinze jours après on m'appella une ſeconde fois ; pour lors le travail étoit commencé, l'orifice interne étoit extrêmement mince, & dilaté de la grandeur d'un petit écu ; les membranes & les eaux étoient pouſſées à chaque douleur, mais la tête de l'enfant reſtoit toujours engagée au - deſſus des os *pubis*. Depuis trois ou quatre jours la malade avoit de legéres douleurs qui avoient gardé entr'elles de très-longs intervalles, mais pour lors elles étoient devenues plus fréquentes, elles revenoient de deux heures en deux heures, & quand on m'appella elles étoient devenues plus fortes & encore plus fréquentes. Comme la malade étoit encore conſtipée, j'ordonnai un lavement émolient qui procura la décharge des matieres endurcies, après quoi le travail avança lentement à la vérité, mais d'une maniere aſſez avantageuſe, d'autant que les membranes dilaterent peu à peu l'orifice de la matrice. Je ne jugeai point à propos de contraindre cette femme à garder aucune poſition particuliere, au contraire je la laiſſai en pleine liberté de ſe promener & d'eſ-

fuyer fes douleurs ou affife ou couchée dans
fon lit. Lorfque les membranes eurent entierement ouvert l'orifice interne, qu'elles
furent defcendues en forme de boule jufqu'à la partie inférieure du vagin, elles cé-
derent aux efforts d'une douleur, & fe percerent, la femme étant alors appuyée fur
le dos d'une chaife. L'ouverture des membranes procura l'iffue d'une grande quantité d'eaux à la faveur defquelles la tête de
l'enfant fe précipita jufqu'au fond du baffin.
Cette femme accouchoit de fon premier
enfant. Elle étoit d'un tempéramment fort,
& avoit les parties extérieures encore dans
leur état naturel, de forte que je ne jugeai
point à propos qu'elle fe mit au lit avant
que la tête fût defcendue plus bas, & qu'elle eût infenfiblement difpofé l'orifice externe à s'ouvrir; enfin lorfque les parties extérieures furent affez étendues, & que tout parut difpofé à un prompt Accouchement,
on fit mettre la malade fur un lit fait exprès,
où elle fe coucha fur le côté gauche : à chaque douleur la tête avançoit de plus en plus,
& d'autant mieux encore que le refte des
eaux qui defcendoit à mefure, lubrifioit
les parties & les difpofoit à prêter davantage. Je fentis pour lors très-diftinctement
l'oreille de l'enfant du côté du *pubis*, le
derriere de la tête contre la partie intérieure

da

de l'*ifchium* du côté gauche où je reconnus
la futture lambdoïde qui traverfloit l'extrémité de la fagittale, & la fontanelle du côté
oppofé, mais plus haut dans le baffin, ce
que je reconnus également par la rencontre de la futture fagitale avec la coronale.
A mefure que la tête baiffa, l'occiput fe
tourna intérieurement vers le deffous des
os *pubis*. Les parties baffes de la femme
s'allongerent poftéricurement en forme de
groffe tumeur, l'orifice externe fe dilata
de plus en plus, le périnée s'allongea de
trois travers de doigt, & le fondement de
deux. Le fommet de la tête remonta par
degrés vers la partie fupérieure des lévres,
le front étant pour lors en arriere contre la
partie inférieure de l'os *facrum* & du coccix.
La tête étant defcendue encore davantage,
je fentis le derriere du col au-deffous des
os *pubis*; pour lors voyant le périnée allongé de quatre ou cinq travers de doigt, fort
tendu & fort mince, j'appliquai ma main
deffus pendant toutes les douleurs fuivantes,
afin d'empêcher qu'il ne fe déchirât, & de
délivrer la tête doucement en lui faifant faire
un demi tour en haut par-deffous les os *pu-*
bis. La même douleur qui fit fortir la tête fit
tout de fuite fortir les épaules que je dégageai avec la plus grande facilité, en plaçant
pour cet effet mes doigts fous les aiffelles.

Tome II.   S

Lorfque l'enfant fut au monde je le tins fous
les couvertures jufqu'à ce qu'il commençât
à refpirer & à crier ; alors je liai & coupai
le cordon, je lui mis un petit bonnet chaud
fur la tête, & l'enveloppai dans un lange,
puis je le confiai aux foins des affiftans. Le
placenta fe trouva enfuite expulfé par degrés
jufque dans le vagin, d'où je le dégageai
en le tirant doucement par fon bord inférieur & par le cordon. L'enfant étoit un
gros garçon des plus forts & des plus vigoureux. Par rapport aux fuites de cet Accouchement, la mere fe rétablit très-bien.

J'ai entré dans un détail particulier du
progrès de cet Accouchement, afin de mieux
faire entendre aux jeunes Praticiens la méthode ordinaire qu'ils ont à fuivre dans les
Accouchemens naturels, d'autant plus qu'il
s'eft rencontré dans cette Obfervation toutes les circonftances où fe trouvent pour
l'ordinaire les femmes en bonne fanté lorfqu'elles viennent à accoucher de leur premier enfant. Les légeres douleurs qui fe font
fentir de tems à autre pendant les derniers
jours qui précédent le travail, font d'un
grand fecours pour dilater doucement &
infenfiblement l'orifice de la matrice ; de
forte que quand les douleurs deviennent
plus aigues, le travail avance bien plus
vîte. L'orifice interne varie dans différen-

tes femmes, eu égard à fon épaiffeur & à fa tenfion : il lui faut en conféquence plus ou moins de tems à fe dilater en raifon de ces différences. Sur cinquante femmes, on en rencontre quarante neuf dont les membranes fe rompent d'elles-mêmes, lorfque l'orifice interne eft affez dilaté pour les laiffer avancer jufqu'au milieu ou vers la partie inférieure du vagin. Quand les membranes font rompues, il arrive fouvent que les douleurs tombent pendant plus ou moins de tems, après quoi elles redeviennent plus fortes ; pour lors elles chaffent davantage la tête de l'enfant, & le front fe tourne infenfiblement de l'*ifchium* vers la cavité de l'os *facrum*. Il arrive enfuite que le vertex ouvre l'orifice externe, ce qui s'opére en toute fûreté par la fucceffion des douleurs. En effet, il eft rare que l'on ait véritablement befoin de lubrifier les parties ou de recourir à tout autre moyen pour les dilater. Je le repete, lorfqu'il eft queftion d'un Accouchement naturel, l'Accoucheur n'a pour ainfi dire rien autre chofe à faire qu'à encourager la malade, & à prévenir les déchirures de la fourchette, lorfque la tête vient à traverfer l'orifice externe : & quoique l'on dife pour l'ordinaire, telle femme a été accouchée par tel Accoucheur, le plus fouvent ce font les douleurs

S ij

qui ont fait les frais de tout. Enfin avec
de la patience la nature toute seule acheve
l'ouvrage. C'est donc bien mal-à-propos que
l'on fatigue une femme en la mettant en
travail de trop bonne heure ; au contraire
on doit attendre patiemment que les douleurs contribuent d'elles-mêmes à sa délivrance, & pour lors il arrive le plus souvent
qu'il n'est besoin que de recevoir l'enfant.

OBSERVATION II.

EN 1747. j'ai accouché une femme au
commencement du septiéme mois de sa
troisiéme grossesse. Il y avoit environ vingt
jours que son mari étoit mort subitement,
sur ces entrefaites elle avoit senti son enfant
remuer avec une grande violence. Ces premiers mouvemens devinrent de plus en
plus foibles, de sorte qu'elle ne sentit bien-
tôt plus qu'une sorte de frémissement, &
depuis ce tems-là elle ne l'avoit plus senti
du tout remuer. Le neuviéme jour après
cet accident, il lui survint un dévoyement qui détermina le travail. Si tôt que
l'orifice de la matrice fut entierement ouvert, les membranes se rompirent, & elle
accoucha tout de suite après d'un enfant
mort qui vint fort aisément, quoiqu'il eût le
bas - ventre fort gonflé.

Article II.

De l'Orifice extérieur dilaté par les membranes.

OBSERVATION PREMIERE.

En 1742. je fus appellé au secours d'une de ces pauvres femmes que mes Eleves devoient accoucher ; je profitai d'une douleur pour la toucher, & pour lors je reconnus que les eaux avoient poussé les membranes au travers de l'orifice externe, où elles formoient une grosse tumeur en forme de boule. Lorsque cette douleur fut passée, & que les membranes furent relâchées, je sentis aisément avec mon doigt la tête de l'enfant située à la partie inférieure du vagin. Je fis coucher cette femme de maniere qu'elle eût les fesses au bord du lit, on lui mit ensuite une couverture ; les douleurs qui étoient de plus en plus fortes, & qui se suivoient les unes les autres de fort près, chasserent tout ensemble les membranes, les eaux, & la tête de l'enfant au travers de l'orifice externe, de maniere que les épaules & même une partie du corps se trouverent tout-à-fait sorties avant l'ouverture des membranes, qui pour lors se rompirent tout au tour des bords du *placenta*, formant encore une coëffe fur la tête & fur le corps de l'enfant qui ne pouvoit refpirer jufqu'à ce que je l'en euffe débarraffé. Cette femme avoit déja eu d'autres enfans ; elle avoit le baffin affez large : fon enfant étoit tout-à-fait à terme, & d'un volume ordinaire, mais il fut très - difficile de la délivrer du *placenta*. J'appris enfuite qu'elle n'avoit pas eu plus de fix douleurs lorfque j'entrai chez elle, & elle étoit accouchée avant qu'on eût eu le tems d'avertir mes Eleves de s'y trouver. Cette mere apprit avec beaucoup de fatisfaction que fon enfant étoit né coëffé. Elle demanda cette coëffe, la fit fécher, & la ferra avec beaucoup de foin, dans l'idée que fon enfant n'auroit aucun danger à effuyer ni par mer ni par terre, tant qu'elle pourroit la conferver.

OBSERVATION II.

L A même année (1742.) je fus mandé au fecours d'une autre pauvre femme que j'accouchai tout feul. Les membranes, les eaux, & la tête fe trouverent chaffés tout enfemble au travers de l'orifice externe, la femme étant appuyée fur le dos d'une chaife. Les membranes venant enfuite à fe rompre, fe déchirerent circulairement autour des épaules avant qu'elles fussent sorties, & demeurerent colées sur la tête de l'enfant. La même douleur expulsa tout à la fois le corps & le *placenta*, & j'arrivai précisément à tems pour recevoir l'enfant qui alloit tomber par terre.

OBSERVATION III.

EN 1746. j'accouchai une femme qui entra en travail vers la fin du huitiéme mois de sa grossesse. Cette femme avoit coutume d'accoucher très-promptement, & lorsque j'entrai chez elle, elle avoit des douleurs très-fortes & très-fréquentes. Les membranes & les eaux avoient ouvert l'orifice externe, & la tête de l'enfant étoit tout-à-fait descendue; cependant elle ne baissoit point à proportion de ce qu'avançoient les membranes qui sortirent enfin de la grosseur de la tête d'un enfant au-dehors de l'orifice externe. Pendant que la tête restoit engagée dans cette situation. Le poids des eaux distendoit les membranes qui paroissoient comme un grand sac rétréci dans sa partie supérieure, je le dégageai & le mit dans un plat; ensuite à la troisiéme douleur cette femme fut délivrée d'un enfant mort depuis huit à dix jours, qui avoit le ventre fort gonflé, ce qui avoit retardé sa naissance.   S iv

OBSERVATION IV.

EN 1748. on vint me chercher en grande hâte pour aller fecourir une Dame en travail de fon premier enfant au commencement du feptiéme mois de fa groffeffe, mais avant que j'euffe eû le tems de me rendre chez elle, les membranes, le *placenta*, les eaux & l'enfant avoient forti tout enfemble. La Gardienne avoit tout mis fur un plat, où je trouvai les membranes encore entieres, & l'enfant nageant dans une grande quantité d'eaux, je fis à la hâte l'ouverture de ces membranes fans penfer à la membrane allantoide, & je reconnus que l'enfant étoit mort depuis dix à quatorze jours.

OBSERVATION V.

CETTE même année on me pria d'affifter une autre femme à terme de fon premier enfant. Le travail fut lent; cependant à la longue les eaux & les membranes dilaterent par degrés l'orifice interne & l'orifice externe fans fe rompre; cette femme accoucha enfuite d'un enfant mort qui avoit le ventre fort gonflé.

OBSERVATION VI.

En 1751. j'accouchai une femme au huitiéme mois de sa grosseſſe, dont l'orifice externe fut ouvert par les membranes & par les eaux qui ſailloient conſidérablement en dehors : la tête avançoit auſſi juſqu'à un certain point, mais elle préſentoit quelque choſe de fort extraordinaire au toucher, comme ſi elle eût formé d'autres membranes & d'autres eaux dans leſquelles on auroit crû ſentir les os du crâne. Lorſque je vins à rompre les membranes, je trouvai le cuir chevelu, & je reconnus une hydrocephale à la tête de cet enfant, qui fut néanmoins délivré aſſez promptement : il vécut même pendant quelques jours, mais criant toujours de maniere qu'il paroiſſoit continuellement dans une grande agonie. *Voyez* Recueil XLIII n°. 13.

Outre le petit nombre de femmes qui m'ont fourni les Obſervations précédentes, j'en ai vû quantité d'autres chez leſquelles les membranes ont ouvert l'orifice externe, & chez leſquelles la tête de l'enfant étoit ſortie avant que les membranes fuſſent rompues. Bien mieux, toutes les fois qu'il eſt queſtion d'un Accouchement naturel, j'attens patiemment cette opération qui rend le paſſage de l'enfant beaucoup plus libre, mais je ne dis jamais à la mere si son enfant est venu coëffé ou non, pour ne point entretenir les idées superstitieuses dont elles s'amusent à cet égard.

Article III.

De l'Orifice interne dilaté par la tête de l'enfant & par les membranes, & de l'Orifice externe dilaté de la même maniere. Voyez Tab. XIII.

OBSERVATION PREMIERE.

En 1747. ayant été appellé au secours d'une femme grosse & en travail de son second enfant, je trouvai l'orifice de la matrice amplement dilaté, & sa Sage-femme me dit que les membranes étoient rompues ; cette nouvelle avoit beaucoup effrayé la malade qui s'étoit mis dans la tête que si elle n'accouchoit pas tout de suite elle perdroit par - là l'occasion de se délivrer , & ce fut sur ce préjugé qu'elle me fit appeller. Après que cette femme eût essuyé deux ou trois douleurs, je reconnus que la tête avoit dilaté par degrés l'orifice interne, que les membranes n'étoient encore point rompues, & que cette Accoucheuse avoit sûrement pris quelque légere évacuation d'urine pour l'écoulement des eaux. Sur ces entrefaites, j'assurai à la malade qu'elle ne couroit aucun danger , & que quand même les membranes seroient rompues , elle devoit attendre sa délivrance des douleurs de son travail ; ces douleurs eurent bientôt fait descendre la tête dans le milieu du bassin, & lorsque l'orifice de la matrice fut suffisamment dilaté , je sentis les membranes fort amincies. Une autre douleur fit descendre la tête jusqu'au bas du bassin, & pour lors les membranes s'étant rompues sur la tête, je sentis très-distinctement les cheveux, & très-peu de tems après l'Accoucheuse elle - même délivra cette femme heureusement. Je ne pus sentir aucunes eaux pendant ce travail, il n'en sortit non plus qu'une très - petite quantité après que l'enfant fut venu.

J'ai rencontré beaucoup de cas de cette nature dans le cours de ma Pratique, auparavant & après celui-ci ; ces cas sont pour l'ordinaire faciles & assez heureux, & se rencontrent communément lorsque l'enfant n'est environné que d'une petite quantité d'eaux. Je me suis quelquefois trouvé fort embarrassé pour déterminer si les membranes étoient rompues, ou non, jusqu'à ce que la tête fût descendue assez bas pour pouvoir y introduire aisément le doigt index & celui

du milieu, & pour fentir le cuir chevelu.
Qoiqu'il en foit l'incertitude où l'on peut
fe trouver en pareil cas ne doit être regar-
dée d'aucune conféquence, tant ces fortes
d'Accouchemens font faciles pour l'ordinaire : d'autres fois je n'ai pû fentir les eaux
jufqu'à ce que la tête fut tout-à-fait defcendue, & pour lors je les fentois pouffer les
membranes à la partie poftérieure du baffin.
Voyez Tab. XIV. & XV.

OBSERVATION II.

EN 1745. j'ai affifté à un Accouchement
dans lequel la tête de l'enfant defcendit
de la même maniere qu'il a été dit dans
l'Obfervation précédente. L'enfant étoit
petit & vint fort aifément au monde, mais
je ne pus fentir aucunes eaux, & les membranes ne fe rompirent point, que quand la
tête fut fortie. Dans d'autres cas où il n'y
avoit que très-peu ou point du tout d'eaux,
j'ai obfervé que pour l'ordinaire les membranes fe rompoient plutôt.

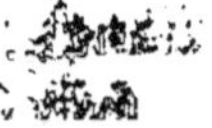

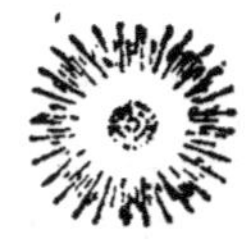

ARTICLE IV.

De la petitesse de l'enfant ou de la grandeur des os du bassin

OBSERVATION PREMIERE.

EN 1749. je fus mandé au secours d'une Dame qui m'avoit prié de l'aider dans son travail, parce que dans ses couches précédentes elle avoit ordinairement essuyé de très-longs travaux à cause de la grosseur de ses enfans & de la petitesse de son bassin ; mais elle étoit accouchée auparavant que j'eusse eû le tems de me rendre chez elle. La facilité extraordinaire avec laquelle elle s'en tira pour cette fois, venoit de l'extrême petitesse de son enfant qui vint au monde quatre ou cinq semaines auparavant que d'être arrivé tout-à-fait à terme.

OBSERVATION II.

EN 1751. je fus requis d'assister une femme dans ses premieres couches, parce que ses parens craignoient qu'elle n'eût de la peine à s'en tirer, d'autant qu'elle étoit assez mal conformée, qu'elle avoit été valétudinaire pendant tout le cours de sa grossesse, & que pendant tout ce même tems elle n'avoit pris que très-peu de nourriture.

Cette femme avoit déja senti de legeres douleurs pendant deux ou trois jours, mais on vint me chercher aussi - tôt qu'on s'apperçut que ses douleurs devenoient plus fortes ; & quoique l'on eût fait assez de diligence, je trouvai à mon arrivée l'enfant qui sortoit. Cet enfant étoit très-petit, le bassin étoit d'une grandeur moyenne, & l'orifice de la matrice étoit descendu jusqu'au dehors de l'orifice externe. La précipitation de cet Accouchement donna lieu à une inflammation de l'orifice de la matrice, qui se passa moyennant la précaution de lui faire boire des delayans en grande abondance : cependant elle se plaignoit encore, au bout de neuf jours, d'une grande douleur dans cette partie lorsqu'elle venoit à s'asseoir ; du reste elle se trouvoit assez bien lorsqu'elle étoit au lit. Pour obvier aux inconvéniens qui auroient pû en arriver, j'ordonnai à la malade de garder le lit & la chambre plus long-tems qu'elle ne l'auroit fait sans cet accident, & je lui fis tremper une éponge dans du vin pour mettre dans son vagin, ce que je lui conseillai de réitérer plusieurs fois par jour. Avec ces précautions la malade se trouva rétablie au bout d'un mois.

OBSERVATION III.

Il y a environ six à sept ans, on me manda

treize jours après un pareil Accouchement
au secours d'une femme à laquelle il étoit
survenu le même accident qu'à celle dont
il a été question dans l'Observation précédente, & cela en conséquence de la précipitation avec laquelle elle étoit accouchée.
Cette femme avoit le bassin grand, l'orifice de la matrice étoit gonflé & très-sensi-
ble au toucher, je lui ordonnai de garder
le lit. On appella le Médecin ordinaire de
la maison, & nous convînmes de faire boire
à la malade en grande abondance d'un léger
cordial, de l'eau de poulet, & pour varier,
de l'eau d'orge afin de favoriser la transpiration. Il fut encore arrêté entre nous qu'on
imbiberoit un morceau de linge fin dans
parties égales de décoction émoliente &
de vin de France, qu'on appliqueroit ensuite
dans le vagin. Les douleurs revinrent toujours pendant plusieurs jours, lorsque cette
femme vouloit sortir de son lit, jusqu'à ce
qu'enfin ayant appris une nuit que son petit enfant se trouvoit fort mal, elle se
leva précipitamment pour aller à son secours, & ce mouvement a entierement dis-
sipé tous ses maux.

J'ai été appellé dans plusieurs circonstances où les femmes se plaignoient, quoique moins vivement, lorsque leur travail
avoit été prompt, que leur enfant étoit

petit, ou qu'elles avoient le baſſin fort grand.

On m'a appellé au ſecours de pluſieurs femmes dans leur travail, que j'ai trouvées accouchées auparavant que j'euſſe eu le tems de me rendre chez elles, malgré toute la diligence que je pouvois y apporter. Je me ſouviens d'une entr'autres, qui dans cinq couches qu'elle a eues, a toujours eu un travail ſi ſubit, que quoique nous demeuraſſions dans le même voiſinage, aſſez près l'un de l'autre, & que je me ſois toujours trouvé à la maiſon chaque fois qu'on m'eſt venu chercher pour elle, je n'ai jamais pû arriver aſſez à tems pour lui être de quelque ſecours, que lorſqu'elle accoucha de ſon premier enfant.

RECUEIL XV.

Des Accouchemens longs & ennuyeux.

ARTICLE PREMIER.

Accouchemens longs à cauſe de la dureté des membranes lorſqu'elles ſont deſcendues avec les eaux.

EN 1743. on vint un jour ſur les ſept heures du ſoir me prier d'aller au ſecours d'une femme en couche dont les douleurs étoient déja paſſablement fortes, l'orifice
de

de la matrice étoit amplement dilaté, la tête
se présentoit à la partie supérieure du bassin,
& restoit appuyée comme à l'ordinaire sur
le bord supérieur des os *pubis*. A chaque
douleur une petite portion d'eaux faisoient
descendre les membranes vers la partie postérieure du bassin. J'attendis pour voir si la
tête de l'enfant avançoit, & quoique l'orifice fût bien dilaté, je ne voulus point risquer d'ouvrir les membranes, parce que je
me souvenois que dans son premier Accouchement, dont je l'avois délivrée l'année
précédente, son travail avoit été long &
ennuyeux à cause de la grosseur de la tête
de son enfant, quoique d'un autre côté il
fût descendu plus avant que n'étoit celui
qu'elle portoit, & que les membranes fussent rompues; je ne pouvois donc me déterminer à les rompres auparavant que la tête
fût descendue plus bas. Cette femme demeura sans pouvoir dormir, continuellement tourmentée de douleurs assez violentes, & qui ne garderent que cinq à six minutes d'intervale jusques vers les sept heures
du matin : pour lors malgré toutes les précautions que je prenois pour empêcher
qu'elle ne fut trop fatiguée, malgré les ex-
hortations que faisoit pour l'encourager le
Médecin de cette maison qui étoit présent,
cette femme commença à perdre la tête,

Tome II.   T

elle s'écria qu'elle alloit mourir avant que d'accoucher, & toute sa famille parut fort inquiete & fort allarmée de son état; pendant tout ce tems-là la tête n'avoit point du tout avancé, & ni les membranes ni les eaux n'étoient point non plus descendues plus bas. J'introduisis mon doigt dans le vagin, & après deux ou trois essais inutiles je vins enfin à bout de lescrever à la faveur d'une forte douleur, par ce moyen je procurai l'issue d'une grande quantité d'eaux qui chasserent la tête jusqu'au milieu du bassin. Lorsque les choses furent ainsi, elle ne tarda pas à accoucher d'un bel enfant, plus petit cependant que n'étoit le précédent.

OBSERVATION II.

En 1745. une Sage-femme m'envoya chercher vers les trois heures du matin pour aller secourir une femme en travail de son premier enfant. On me dit que les douleurs avoient été fortes & fréquentes, & que la famille étant inquiete de sa situation, on avoit eu recours à mon conseil & à mon secours. Je profitai d'une douleur pour toucher cette femme: je trouvai l'orifice de la matrice dilaté & ouvert d'environ le diametre d'une couronne, quoiqu'assez épais & tendu. Cette femme étoit fatiguée à force

de fe promener & d'effuyer les douleurs debout & en différentes autres poftures. Depuis deux jours elle n'avoit que très-peu ou
point du tout dormi, & elle étoit très-conf-
tipée. Je lui ordonnai un lavement émolient & laxatif, & quand il eut fait fon effet
je la touchai une feconde fois pendant le
tems d'une douleur. Je retrouvai cette fois
l'orifice interne à peu près dans le même
état, les membranes étant fortement pouf-
fées avec les eaux; vers la fin des douleurs
les membranes venant à fe relâcher, je fentois la tête de l'enfant qui nageoit & qui
paroiffoit fuivre l'impulfion du doigt lorfqu'on la touchoit, circonftance qui prou-
voit bien qu'il y avoit une grande quantité
d'eaux. J'affurai la malade & fa famille que
l'enfant fe préfentoit bien, & que jufqu'a-
lors il n'y avoit aucun danger à craindre;
je confeillai enfuite à la Sage-femme de
la mettre au lit, fans l'expofer davantage
à fe fatiguer, & fans lui recommander de
ppouffer, à moins qu'elle n'y fut contrainte
par la violence de fes douleurs; enfin j'ordonnai la potion fuivante par précaution,
en cas que la malade ne repofat pas affez
bien.

℞ *Eau alexitere fimple.* ʒ x i v.
   Teinture anodine, gut. x v.
   Syrop de diacode. ʒ i j. *mifce,* &c.

T ij

Je lui conseillai en outre de boire souvent & toujours chaud d'une boisson légerement cordiale, afin d'en retenir par ce moyen la transpiration. La Sage femme vint une seconde fois me chercher le lendemain matin, & me dit que la malade avoit pris la potion susdite, au moyen de laquelle elle avoit passablement bien dormi & sué abondamment quoique les douleurs l'eussent fort souvent réveillée ; elle ajouta que les membranes n'étoient pas encore rompues, quoique depuis quatre heures l'orifice de la matrice se fût amplement dilaté. En touchant cette femme je trouvai les membranes descendues, avec une grande quantité d'eaux, jusqu'à la partie inférieure du vagin, & lorsque la douleur vint à s'affoiblir, je sentis la tête passablement descendue : néanmoins elle suivoit encore les impulsions du doigt, ce qui me fit conclure qu'elle devoit être bien petite, ou que le bassin n'étoit pas étroit ; mais comme c'étoit son premier enfant, j'attendis encore deux heures, dans l'espérance que les membranes pourroient descendre plus bas, & dilater par leur présence l'orifice externe, enfin voyant qu'elles demeuroient toujours dans la même situation, je conjecturai que c'étoit leur rigidité qui retardoit l'Accouchement ; dans cette idée je pris le parti de les

ouvrir, & bien-tôt après cette femme
accoucha.

OBSERVATION III.

EN 1745. une Sage-femme vint me
chercher du grand matin pour aller fecourir une femme qui depuis vingt-quatre heures étoit en travail de fon premier enfant.
En la touchant, je trouvai l'orifice de la
matrice amplement dilaté, les eaux faifoient defcendre les membranes fous la
forme d'une groffe boule, & vers le déclin
de la douleur je fentis la tête de l'enfant
engagée au-deffus du *pubis*. La Sage-femme
me dit que la malade étoit dans cet état
depuis plufieurs heures, mais qu'elle n'avoit
ofé rifquer de rompre ces membranes, de
crainte de le faire trop tôt, parce qu'elle
avoit quelque foupçon que la malade pouvoit être mal conformée & qu'elle avoit le
baffin étroit: & comme les parens paroiffoient inquiets de voir cette femme fi long-
tems en travail, joint à ce qu'il étoit furvenu une perte de fang, elle avoit cru qu'il
étoit néceffaire de demander du confeil. Je
laiffai paffer deux autres douleurs pendant
lefquelles j'examinai de nouveau l'état des
chofes, & après de mûres réflexions je conclus enfin que l'Accouchement étoit retar-

T iij

dé par la rigidité des membranes qui me paroiſſoient avoir plus d'épaiſſeur qu'elles n'en
ont d'ordinaire ; en effet en touchant la tête
de l'enfant, je la ſentois flotante & ſuivre
les impulſions de mon doigt, ce qui prou-
voit clairement que cette tête ne pouvoit
être engagée, & que l'enfant nageoit dans
une grande quantité d'eaux. A en juger par
les apparences, la perte dont il a été parlé
précédemment, n'avoit pas été de plus de
douze onces de ſang, mais elle ſembloit
augmenter, ſur quoi je pris le parti de rompre les membranes à la premiere douleur ;
auſſi-tôt les eaux s'écoulerent en grande
quantité, & la tête de l'enfant ſe trouva
chaſſée plus en arriere vers la partie ſupérieure du baſſin : je reconnus encore que
l'orifice interne étoit devenu plus lâche &
plus mollet, & comme il n'étoit plus diſtendu par les membranes ni par les eaux, la
malade devint très-tranquille, elle fut long-
tems ſans avoir de douleurs, & ſa perte
ceſſa tout-à-fait. Avant l'ouverture des membranes cette femme avoit ſenti un grand
penchant au ſommeil dont les douleurs
avoient empêché l'effet, mais voyant qu'il
n'étoit plus queſtion de cet obſtacle, je la
fis deshabiller & mettre dans ſon lit pour y
être plus tranquille & en état de profiter du
repos, en cas qu'il pût venir naturellement ;

en effet elle s'endormit, ce qui lui servit beaucoup : quant à sa perte de sang elle lui fut plus avantageuse qu'autrement , car depuis quelques semaines elle se plaignoit d'une sorte d'assoupissement & de pesanteur sur les yeux, accompagnés de douleurs de tête, d'étourdissemens & de vertiges dont elle se trouva tout d'un coup soulagée, de maniere que dès ce moment elle se trouva beaucoup mieux disposée & plus à son aise. Je dis à la Sage-femme de la laisser reposer tranquille ; j'ajoutai que quand les douleurs reviendroient elle laissât le travail aller doucement son train, afin qu'à la longue la tête pût dilater le vagin & les parties basses, que du reste comme cette femme étoit forte & d'une bonne constitution, elle n'avoit besoin de rien autre chose que de boire souvent de quelque léger cordial, du bouillon ou de l'eau d'orge, afin de se procurer & d'entretenir une transpiration abondante. J'appris quelque tems après que cette femme avoit dormi pendant plusieurs heures, & que quand les douleurs étoient revenues , sa Sage-femme l'avoit accouchée heureusement.

OBSERVATION IV.

EN 1750. je fus mandé auprès d'une

Dame qui quoiqu'elle ne fut pas en travail de son premier enfant, étoit précisément dans le même cas que la femme dont il a été question dans l'Observation précédente, à cela près qu'elle n'avoit point de perte. Je lui fis tirer huit onces de sang, au moyen de quoi elle se trouva tout d'un coup soulagée: mais comme son Accouchement étoit retardé par la rigidité des membranes, quoique la tête fut assez avancée dans le bassin, on les ouvrit & cette Dame accoucha dès la deuxiéme ou troisiéme douleur qui lui survint ensuite.

ARTICLE II.

De la rigidité des membranes quoique les eaux ne soient pas formées.

OBSERVATION PREMIERE.

EN 1745. une Sage-femme vint me chercher sur les quatre heures du matin pour aller secourir une femme en travail d'enfant, qu'elle avoit accouchée autrefois avec assez de facilité, mais qui pour cette fois essuyoit un travail des plus rigoureux depuis plusieurs heures. Elle me dit que les eaux s'étoient écoulées pendant trois heures de tems, & qu'à chaque douleur elle avoit attendu la fortie de l'enfant, qu'elle fuppofoit être retardée, parce qu'il étoit trop gros & peut-être mort. En touchant cette femmé je trouvai la tête de l'enfant defcendue dans le baffin environ aux deux tiers : je m'apperçus encore qu'à chaque douleur il fortoit une très-petite quantité d'eaux, qui m'en impofa d'abord pour des eaux venans de la matrice, mais ayant relevé un peu la tête de l'enfant avec mon doigt fur la fin d'une douleur, j'obfervai que pendant ce tems-là il en fortòit une grande quantité qui venoit de la veffie, & lorfque je fus pour chercher le cuir chevelu je trouvai les membranes unies & toutes entières. Je foulevai une feconde fois la tête de l'enfant afin de procurer à la malade les moyens de lâcher plus copieufement & plus commodément fes urines. Sur ces entrefaites les membranes fe rompirent, la douleur fuivante fit avancer la tête de l'enfant jufqu'à l'orifice externe, & l'enfant vint très-peu de tems après.

OBSERVATION II.

DANS le cours de la même année j'ai affifté une femme en couche de fon premier enfant ; je ne pouvois fentir aucunes eaux, quoique la tête de l'enfant & les membranes

euſſent ouvert par degrés l'orifice de la matrice & qu'elles fuſſent deſcendues juſqu'au
milieu du baſſin où elles demeurerent pendant près de deux heures. Comme j'avois la
facilité d'inſinuer mes doigts inferieurement
tout au tour de la tête, que je ſentois l'o-
reille contre les os *pubis*, & que je pouvois
diſtinguer les ſutures, je conclus de-là que
la tête n'étoit point trop groſſe, ni le baſſin trop étroit, & qu'il falloit que l'Accouchement fut retardé par la rigidité des membranes : en conſéquence je profitai de la
premiere douleur pour tâcher de les amin-
cir à force de frotter contre avec mes on-
gles, qui étoient unies & roignées de fort
près. Cette manœuvre réuſſit ſi bien que dès
la premiere douleur elle s'ouvrirent ſur la
tête, qui dans l'inſtant ſe trouva pouſſée juſqu'à l'orifice externe; puis cet orifice s'étant
dilaté par degrés l'enfant vint au monde.

J'ai eu occaſion de voir pluſieurs travaux de cette nature, dans leſquels l'Accouchement étoit retardé par la rigidité
des membranes ; cependant, comme j'ai
reconnu très-ſouvent que trop de précipitation à rompre les membranes, donne
lieu à des Accouchemens longs & ennuyeux; j'aime mieux courir les riſques de
pécher par une extrêmité oppoſée, pourvû que je ne voye rien à craindre pour la

malade du côté de la foiblesse ni du côté des pertes.

ARTICLE III.

De la rupture prématurée des membranes.

OBSERVATION PREMIERE.

EN 1743. on me pria d'assister dans ses couches une femme qui étoit très-grasse & très-pesante : elle avoit d'abord senti quelques légeres douleurs, sur quoi les membranes s'étant rompues, il s'étoit écoulé une grande quantité d'eaux. Aussi-tôt on m'envoya chercher en diligence, je trouvai l'orifice de la matrice ouvert du dia-metre d'une piéce de douze sols, & mince quoique tendu. Cinq ans auparavant cette même femme avoit accouché d'un enfant qui étoit venu tout de suite après la rup-ture des membranes, ce qui lui faisoit esperer de s'en tirer cette fois avec la même expédition : je lui dis qu'il y avoit beaucoup de différence entre ce premier travail & celui où elle étoit, à cause de ce long intervalle, de son embonpoint actuel & de l'évacuation précipitée des eaux, ce qui ne manqueroit pas de rendre son Ac-couchement plus long. Cependant com-me ses douleurs étoient légeres, & que l enfant se présentoit bien, je l'encourageai à prendre patience, à ne point prendre d'inquiétude, & à ne point se fatiguer du tout. D'un autre côté, comme elle étoit constipée, je lui ordonnai un lavement qui procura tout l'effet qu'on en pouvoit attendre. Depuis ce tems-là elle a passé trois jours & trois nuits dans une sorte de faux travail auparavant que l'orifice de la matrice se soit suffisamment dilaté, de maniere que je fus obligé de lui faire prendre tous les soirs une opiate; je lui recommandai soigneusement en même tems de rester au lit le plus qu'elle pourroit, afin de ménager ses forces. Lorsque l'orifice interne fut entierement dilaté, les douleurs devinrent plus fortes, & bien-tôt elle se trouva accouchée d un très-petit enfant.

OBSERVATION II.

E N 1745. je fus appellé au secours d'une pauvre femme qui depuis deux jours étoit en travail de son troisiéme enfant; je trouvai l'orifice de la matrice dilaté du diametre d'un *shelin* ou environ, les lévres de cet orifice étoient encore épaisses mais assez molles; les membranes étoient rompues, la tête de l'enfant étoit restée à la partie supérieure du bassin, & la malade étoit

attaquée d'une perte qui avoit probablement donné lieu à quelques légeres douleurs. Cette pauvre femme n'avoit eu à son
secours qu'une personne sans connoissance
& sans aucune expérience dans l'art des
Accouchemens, qui voyant les membranes rompues, s'étoit imaginée qu'elle n'a-
voit plus à faire qu'à dépêcher l'Accouchement le plus promptement qu'elle
pourroit; dans cette vûe elle avoit épuisé
la malade de fatigue à force de la faire
marcher, & en la faisant pousser de toutes
ses forces pour peu qu'il lui survint la moindre douleur.

Voyant cette femme aussi abbatue, je la
fis mettre au lit, où je lui recommandai
de se tenir tranquille. Pendant ce tems là
je fis rester auprès d'elle un Chirurgien &
une Sage-femme, qui pour lors étoient tous
deux mes Eleves. Je leur dis de lui faire
prendre cinq grains de pillules de Morton,
& de repeter une ou deux fois cette dose
selon le besoin : par ce moyen la malade
devint tranquille, reposa & reprit ses
forces ; elle passa deux jours dans cette
tranquilité, à quelques douleurs près, qui
la reprenoient de tems à autre. Pendant
ce tems-là il s'évacua toujours une
petite quantité d'eaux : enfin la troisiéme
nuit les douleurs augmenterent, l'orifice

de la matrice s'amollit & se trouva dilaté
de plus en plus par la tête de l'enfant, qui
remplissoit les parties à mesure qu'elle
avançoit, ce qui fit cesser le suintement
des eaux, après quoi cette femme accoucha heureusement en très-peu de tems.

OBSERVATION III.

PEU de tems après je fus appellé à un autre
travail par un Accoucheur qui avoit très-
peu d'expérience dans cette partie; m'ayant
pris en particulier il me dit qu'il alloit accoucher une femme auprès de laquelle il
avoit déja passé un jour & une nuit : il ajouta que comme sa réputation n'étoit pas encore trop établie, il étoit bien aise d'avoir
avec lui quelqu'un de l'art. J'avoue que
je fus frappé de son appareil, qui me parut
également extraordinaire & bisarre. Il
avoit les manches retroussées, les bras
enveloppés de serviettes, & une nape soigneusement attachée au tour de lui, jusqu'à
la poitrine. Dans ce bel attirail, il se dispo-
soit à retourner l'enfant pour le délivrer
par les pieds, surquoi il me pria de toucher
cette femme, afin de justifier sa conduite
vis-à-vis des parens, en confirmant la nécessité où il se disoit de prendre ce parti
sans délai, comme l'unique moyen de sau-

ver la mere & l'enfant. Je fentis l'orifice interne dilaté du diametre d'un gros écu, la tête fe préfentant bien, & après m'être affuré de toutes les circonftances néceffaires en pareil cas, je prononçai que l'Accouchement traînoit ainfi en longueur à caufe de la rupture des membranes, & de l'écoulement prématuré de fes eaux. Je pris enfuite cet Accoucheur en particulier, & de lui à moi, je lui fis amicalement les reproches que méritoit fon inconduite, furquoi il mit bas tout fon équipage. Quant à la malade, elle étoit d'un tempérament affez fort, mais elle n'avoit point dormi du tout la nuit précédente; je lui fis prendre une opiate qui lui procura plufieurs heures de fommeil, & ce repos lui fut fort avantageux. Vers le matin les douleurs la prirent & la débarrafferent de fon enfant & de fon arriere-faix. J'ai rencontré fort fouvent des cas de cette efpece, & en prenant les précautions néceffaires, les parties fe font dilatées par degrés, & les femmes font accouchées heureufement. J'ai vû dans plufieurs femmes les membranes fe rompre des jours, des femaines & même des mois entiers avant le travail, fans que cette circonftance les ait empêchées d'accoucher heureufement & avec affez de facilité, pourvû que d'ailleurs elles ne fuffent pas fort affoiblies. J'ai observé dans ma Pratique que ce cas arrivoit principalement aux femmes graffes, ce qui vient peut - être chez elles d'un trop grand relâchement.

OBSERVATION IV.

Communiquée par le Docteur D'URBAN de Richemond in SURRY.

EN 1750. M. D'URBAN fut prié d'aller fecourir une femme en travail d'enfant, près de *Norwich*. Les eaux s'écouloient depuis deux jours, pendant lefquels la malade n'avoit point du tout dormi : elle étoit fort affoiblie & toute abattue, elle avoit de fortes naufées avec le hocquet, & lorfqu'il vint à la toucher, il trouva que l'enfant fe préfentoit bien à l'orifice : il la fit mettre au lit, lui ordonna une potion anodine qui lui procura deux ou trois heures de fommeil, après quoi les douleurs, qui jufqu'alors avoient été foibles, devinrent plus fortes & plus fréquentes, au point que cette femme accoucha enfin heureufement.

M. D'URBAN ajoute qu'il auroit pû délivrer cette femme avec les forceps, mais qu'il avoit jugé plus à propos de s'en tenir à mon opinion à cet égard, qui eft

de

de ne jamais s'en fervir que dans les cas d'une abfolue néceffité, enfin il dit que cette méthode lui a réuffi avec le même fuccès dans plufieurs autres occafions.

OBSERVATION V.

J'ai été prié d'affifter une femme en travail de fon premier enfant. Les membranes fe rompirent fur le foir, & elle fut travaillée de douleurs très-fréquentes pendant toute la nuit; néanmoins elle ne me voulut jamais permettre de la toucher que le lendemain matin environ fur les huit heures: alors je trouvai la tête de l'enfant arrêtée au-deffus du *pubis*, & l'orifice de la matrice mou & lâche, comme s'il eût été dilaté jufqu'à un certain point avant la rupture des membranes; quant au vagin, je le trouvai fort étroit auffi - bien que l'orifice externe. Cette femme n'avoit point du tout dormi pendant la nuit, fes douleurs étoient devenues extrêmement vives & fe fuivoient de fort près, fans que pour cela la tête de l'enfant eût avancé en aucune maniere. La violence des cris que lui faifoient faire les douleurs qu'elle fentoit dans le bas-ventre, me fit appréhender que les efforts extraordinaires qu'elle faifoit, ne fiffent crever & déchirer la matrice. Pour prévenir un pareil défor-

Tome II.   V.

dre, je lui ordonnai une potion paregorique propre à calmer ſes douleurs, & à lui
procurer un peu de repos. Cette femme
étoit dans l'uſage de prendre des opiates, en
conſéquence je lui ordonnai juſqu'à trente
gouttes de *teinture anodine* avec deux gros
de *ſirop de diacode*, ie tout mêlé dans une
quantité proportionnée d'*eau de canelle
ſimple.* Cette potion produiſit tout l'effet
que l'on en pouvoit attendre : la malade
dormit pendant pluſieurs heures, quoique
la violence de ſes douleurs interrompît
ſon ſommeil de tems à autre. Vers minuit,
lorſque l'*opium* eût fait ſon effet, la malade ſe trouvant de nouveau preſſée de
douleurs auſſi violentes que les précédentes, elle me permit de la toucher une ſeconde fois : je retrouvai encore la tête dans
la même poſition, ſur quoi je lui fis prendre une ſeconde potion pareille à la premiere ; l'effet de celle-ci la rendit aſſez
tranquille juſqu'au matin ſur les huit heures, que le retour de ſes douleurs me détermina à lui en donner une troiſiéme ; enfin
pour le même motif ce reméde fut encore
réitéré à ſix heures du ſoir & le lendemain
matin à quatre heures. Cette même matinée,
ſur les huit heures, elle me permit de la toucher pour la troiſiéme fois, & pour lors je
trouvai la tête deſcendue ſous une forme

oblongue jufque vers le milieu du baflin, mais la partie inférieure du vagin étoit encore bien étroite auffi bien que l'orifice externe, & il falloit du tems pour en opérer la dilatation, & pour faire defcendre & allonger la tête qui étoit groffe. Au commencement de fon travail cette femme eut une efpece de dévoyement, mais depuis ce tems-là elle avoit paffé trois nuits & deux jours fans rendre aucunes urines, de maniere que quand l'*opium* ceffoit de faire fon effet, l'extrême diftenfion de la veffie devenoit pour elle un nouveau furcroît de douleurs; cependant quelques repréfentations qu'on pût lui faire à ce fujet, elle ne voulut jamais confentir que je la fiffe uriner, ce qui m'obligea de recourir encore une fois à l'*opium*. Elle fit tous les efforts poffibles pour cacher la violence de fes douleurs qui la fuivoient d'un moment à l'autre, de peur que je ne demandaffe à la toucher; pour mieux y réuffir elle ne voulut fouffrir auprès d'elle que la Garde. Enfin fur le foir on vint précipitamment me chercher dans un autre appartement où je m'étois rétiré, & pour lors je trouvai la tête prefque fortie, de maniere que j'arrivai à peine affez à tems pour prévenir la lacération des parties extérieures. Je fentis bien un efpece de mouvement languiſſant dans les vaiſſeaux du cordon, mais j'eus beau mettre en uſage tous les moyens uſités en pareil cas pour faire reſpirer l'enfant, je ne pus en venir à bout. Je travaillai enſuite à délivrer le *placenta*, puis ayant examiné la matrice que je trouvai en bon état, je fis rendre une quantité prodigieuſe d'urine par le moyen du catheter. Je fus cependant encore obligé de recourir aux potions quatre ou cinq fois dans l'eſpace de vingt - quatre heures, parce que la malade ne pouvoit ni repoſer ni ſuer ſans le ſecours de ce reméde, que ſon pouls étoit tombé, qu'elle avoit les eſprits abattus, & que tous les autres cordiaux ne produiſoient pas le moindre effet ſur elle. Après qu'elle fût accouchée elle eut une ſuppreſſion d'urine qui dura trois jours : elle fut enſuite deux mois entiers qu'elle ne pouvoit retenir ſes urines, mais cette incommodité ſe paſſa inſenſiblement à meſure qu'elle reprit des forces. Quant à l'enfant, il eſt très - probable que la crainte & les ſcrupules mal fondés de ſa mere, qui lui firent rejetter avec la derniere opiniâtreté tous les ſecours qu'on lui propoſa ſur la fin de ſon travail, furent la cauſe de ſa perte.

RECUEIL XVI.

Des Accouchemens longs & ennuyeux.

ARTICLE PREMIER.

*De l'Accouchement prolongé par quelque obsta-
cle qui empêche la tête de se tourner en arriere dans la partie inférieure & concave de
l'os sacrum. V. Tab. XIII. & Sect. 3. n°. 3.*

OBSERVATION PREMIERE.

EN 1749. je fus appellé au secours d'une
femme, qui depuis long - tems étoit en travail de son premier enfant, & qui étoit d'un
tempérament naturellement foible & délicat. Sa Sage-femme me dit que pour cette
raison elle l'avoit fait tenir la plûpart du
tems au lit, & qu'elle n'avoit voulu rien
faire qui eût pu la fatiguer : elle ajouta que
le travail étoit allé très-bien quoique les
douleurs eussent été légeres & fort éloignées les unes des autres; enfin que depuis
l'écoulement des eaux, la tête de l'enfant
avoit avancé insensiblement jusqu'aux parties extérieures où elle étoit arrêtée depuis
très-long-tems. L'examen que je fis de l'état
de la malade me confirma tout ce que je

V iij

venois d'en apprendre. On lui avoit donné
un lavement qui avoit opéré avec beaucoup
de succès, & elle avoit assez bien dormi
dans l'interstice de ses douleurs ; cependant
comme je lui trouvois le pouls foible &
languissant, j'ordonnai qu'on lui fit prendre,
de demi-heure, en demi-heure deux cueillerées du mélange suivant.

> ♃ *Eau de canelle simple.* ℥ iv. *& ʃ.*
> *Eau de canelle spiritueuse.* ℥̄ j.
> *Sel volatil de corne de cerf.* ℈ ʃ.
> *Confection hyacinte.* ℈ j.
> *Syrop de grande consoude.* ℥ ʃ. *m.*

Je restai pendant quelque tems auprès de
la malade sans appercevoir que la tête pro-
duisit aucune dilatation sensible de l'orifice
externe. Je sentis une des oreilles contre
les os *pubis* ; la suture lambdoïde dans
l'endroit de son concours, avec la suture
sagittale donnoit contre la partie inférieure de l'os *ischium* du côté droit, &
la fontanelle répondoit à la partie supérieure du pareil os de l'autre côté ; je
m'apperçus que les douleurs n'étoient
pas assez fortes pour dégager l'*occiput* de
l'os *ischium* du côté droit, de maniere à le
faire passer sous l'arcade des os *pubis*, ni
pour faire tourner le front du côté opposé
dans la concavité de l'os *sacrum*. Pour y rémé
dier je pris le parti, à la premiere douleur,

d'infinuer mes doigts le long de la tempe gauche de l'enfant, & je tournai le front en arriere vers l'os *facrum*. Pour lors le diametre le plus petit de la tête répondant aux côtés & à la partie inférieure du baffin, le fommet de la tête avança tout de fuite, en dilatant par degrés l'orifice externe à chaque douleur; par ce moyen cette femme fe trouva heureufement délivrée, après quoi le *placenta* fe décola peu à peu, & fut enfin expulfé dans l'efpace d'environ une demi-heure.

OBSERVATION II.

EN 1744. je fus appellé au fecouts d'une femme en travail de fon premier enfant, auprès de laquelle je trouvai une Sage-femme & un Accoucheur; celui-ci me fit entendre qu'à fon arrivée il avoit trouvé cette femme dans de fortes douleurs dont elle étoit travaillée depuis long-tems; que quand l'orifice de la matrice avoit été fuffifamment dilaté, les membranes s'étoient rompues, & que les douleurs avoient difcontinué pendant quelque tems, mais que depuis elles étoient revenues avec plus de violence, & qu'elles avoient chaffé la tête dans la partie inférieure du baffin où elle étoit reftée enclavée depuis une heure ; qu'il avoit fait tous fes efforts pour la déclaver, au moyen d'un lac ou d'un filet dont il faifoit un grand miftere, mais que la groffeur de la tête l'avoit toujours empêché de le placer à propos; il ajouta encore qu'il avoit fait plufieurs tentatives pour retourner l'enfant afin de le délivrer par les pieds, mais qu'il n'avoit jamais pû y réuffir, d'où il concluoit qu'il étoit d'une néceffité abfolue d'ouvrir la tête de cet enfant. Je touchai la malade & je trouvai la tête de fon enfant précifément dans la même pofition que celui dont il a été queftion dans l'Obfervation précédente, avec cette différence peut-être qu'elle pouvoit être fituée tant foit peu plus haut dans le baffin. Les douleurs étoient paffablement fortes, le pouls de la malade étoit beaucoup plus vîte qu'il ne l'eft d'ordinaire, même dans le tems des douleurs, elle fe plaignoit d'un mal de tête terrible, d'une grande altération, & avoit la peau extraordinairement chaude & féche : cependant on remédia à tous ces accidens en lui tirant douze onces de fang du bras. Je dis à cet Accoucheur que comme la malade avoit beaucoup de force & que les douleurs fe foutenoient, il étoit à propos de fe repofer fur les efforts de la nature, fans recourir aux forceps ni au filet, & que j'avois pour maxime de ne jamais recourir à ces fortes d'expédiens, que lorsqu'il étoit queſtion d'aider la nature, dans certains cas où elle ſe trouve trop foible. En touchant cette femme une ſeconde fois je m'apperçus que la tête avoit baiſſé, ſurquoi je tournai le front en arriere vers l'os *ſacrum :* la tête une fois ſituée de cette maniere dilata l'orifice externe à meſure qu'elle vint à baiſſer davantage, & par ce moyen cette femme ſe trouva délivrée en très-peu de tems d'un enfant d'un volume extraordinaire ; mas dans les différentes tentatives qui avoient été faites pour l'application du filet, le cuir chevelu ſe trouva en partie excorié & déchiré dans la région de l'occiput ; cet accident donna lieu à une inflammation des plus violentes dont l'enfant mourut peu de jours après ſa naiſſance ; du reſte la mere ſe rétablit aſſez bien, & depuis ce tems-là elle a ſupporté aſſez aiſément le travail de ſes autres couches.

OBSERVATION III.

En 1750. une Sage-femme me fit appeller auprès d'une femme chargée d'embonpoint, âgée de près de quarante ans, & en travail de ſon premier enfant. Il y avoit long-tems que les membranes étoient rompues quand j'y arrivai ; j'appris pour-lors

que les parens inquiets de l'état de la malade avoient envoyé chercher un Accoucheur qui avoit fait d'abord quelques tentatives pour la délivrer, dans lefquelles il dit
enfuite qu'il avoit caffé fon inftrument, &
qu'il falloit qu'il retournât chez lui pour en
avoir un autre, mais qu'au lieu de revenir
il avoit envoyé dire qu'il étoit obligé de fe
rendre ailleurs pour accoucher une autre
femme. Comme les douleurs étoient fortes,
l'orifice externe & la partie inférieure du
vagin fe dilaterent peu-à-peu; pour-lors
je retournai le front en arriere, après quoi
la tête avança, & par ce moyen cette femme fe trouva délivrée environ demi-heure
après mon arrivée.

Il fe trouva une petite bleffure qui péné-
troit tout au travers du crâne de cet enfant,
néanmoins il ne s'étoit fait aucune déper-
dition de la fubftance du cerveau, feulement elle avoit donné iffue à une quantité
de fang confidérable, mais on eût beau y
appliquer des compreffes, cet enfant ne
difcontinua point de crier, & mourut enfin
cinq ou fix heures après fa naiffance.

OBSERVATION IV.

Dans le cours de la même année je
fus appellé par un Accoucheur qui avoit

autrefois affifté à quelques unes de mes
leçons, pour l'aider auprès d'une femme
qu'il avoit effayé de délivrer avec les forceps. Il me dit qu'il étoit fûr d'avoir bien
appliqué les branches de fon inftrument,
qu'il avoit tiré de toute fa force fans
pouvoir faire remuer la tête de l'enfant,
& que cette femme étoit dans un danger fi
grand, qu'il defefperoit en quelque forte
que nous puffions la trouver en vie ; quoiqu'il m'en eût dit, je trouvai que la malade
avoit le pouls bon & fort, que fes douleurs alloient bien, & qu'il n'y avoit pas
un tiers de la tête defcendu dans le baffin.
On me dit encore que cette femme n'accouchoit pour l'ordinaire qu'avec beaucoup de lenteur, ce qui venoit probablement de la petiteffe de fon baffin. Je pris
cet Accoucheur en particulier pour lui re-
montrer fa faute, je lui fis obferver que
comme les douleurs étoient bonnes, il n'y
avoit aucune violence à faire, & que l'ufage
des forceps ne réuffiffoit jamais que quand
la tête étoit tout-à-fait defcendue ; enfin
que dans ces cas là même on ne devoit pas
encore s'en fervir, à moins qu'on ne vit une
femme en danger, foit à caufe de fa trop
grande foibleffe ou faute de douleurs.
Nous convînmes enfemble d'une potion
pour amufer la malade, & elle accoucha.

heureusement environ cinq heures après.

ARTICLE II.

Des cas où le Vertex *se préfente, quoique fort enfoncé dans le baffin , l'enfant ayant le front tourné du côté des os* pubis.

OBSERVATION PREMIERE.

EN 1747. Je fus appellé par une Sage-femme pour l'aider à délivrer une femme auprès de laquelle elle avoit déja paffé près de deux jours, & qui avoit coutume d'accoucher avec beaucoup de facilité, ce qui lui faifoit juger que pour cette fois l'enfant devoit être d'un volume extraordinaire. En touchant cette femme je reconnus que l'enfant étoit fitué de maniere que la fontanelle fe trouvoit vers l'aîne du côté gauche, & le vertex au côté droit du coccix. Je dilatai doucement l'orifice externe pendant chaque douleur, obfervant de relever un peu la tête chaque fois que les douleurs commençoient à fe ralentir, & de tourner le front vers le côté gauche de l'os *facrum*. A mefure que les douleurs reprenoient. je retirois ma main qui étoit fuivie de la tête de l'enfant, & par ce moyen cette femme fut délivrée en peu de tems.

OBSERVATION II.

EN 1744. j'affiftai une Dame qui avoit coutume d'accoucher toujours avec beaucoup de facilité. Lorfqu'on m'appella, les membranes étoient rompues, & l'orifice de la matrice étoit amplement dilaté ; néanmoins la tête avançoit très-lentement. Enfin trouvant le vertex à la partie inférieure du coccix & la *fontanelle* au - deffous du *pubis*, j'effayai de relever la tête & de tourner le front vers le côté gauche du baffin, mais je ne pus en venir à bout : cependant lorfque je vins à retirer ma main la tête fe trouva chaffée encore plus bas par une forte douleur ; dans cet inftant le *vertex* refoula le perinée & les parties poftérieures au point de les faire faillir en forme de groffe tumeur ; pour-lors le front, la face & le menton fe tournerent de bas en haut vers le *pubis*, & le *vertex* remonta en faifant un demi tour pour fe dégager de contre le périnée & les parties poftérieures. Cet enfant étoit petit : il n'eût pas plutôt la tête à l'air qu'il fe mit à crier, même auparavant que d'avoir le corps dégagé.

ARTICLE III.

Des cas ou la Fontanelle se présente.

J'AI été appellé à quantité d'Accouche-mens où j'ai trouvé la fontanelle se présen-ter. En pareils cas les Accouchemens sont pour l'ordinaire longs & ennuyeux ; cepen-dant j'ai observé que communément les douleurs du travail sont suffisantes par elles-mêmes. D'autres fois la tête de l'enfant m'a paru affaissée des deux côtés en forme de dos d'âne, circonstance qui vient pro-bablement de la compression qu'elle souf-fre dans le bassin lorsqu'elle est forcée d'a-vancer dans cette étrange position. Lorsque j'ai vû les Accouchemens traîner ainsi en longueur, je suis quelquefois venu à bout de changer la mauvaise position de la tête, en relevant le front avec mes doigts, de maniere que le *vertex* put descendre plus bas, comme on le peut voir par l'Observa-tion suivante.

OBSERVATION PREMIERE.

EN 1750. j'assistai dans son travail une femme que j'avois accouchée trois fois pré-cédemment avec assez de facilité. Je trou-

vai l'orifice de la matrice tout-à-fait ouvert,
& les membranes se rompirent très-peu de
tems après que je fus entré chez elle. La
malade essuyoit depuis long-tems de vives
douleurs, qui ne portoient point & qui l'a-
voient fatiguée inutilement. Cette circonstance me fit redoubler mon attention pour
mieux m'assurer de la position de la tête,
de maniere que je reconnus très - distinctement que la fontanelle se présentoit de front,
mais je ne pus déterminer positivement
quelle étoit la situation de la face qu'après
quelques douleurs dont je profitai pour dilater par degrés l'orifice externe. Pour-lors je
trouvai le *vertex* situé du côté gauche, & le
front & la face de l'autre côté. Comme la
malade étoit couchée sur le côté gauche, il
ne m'étoit pas aisé de l'assister dans cette
position, pour y rémedier je la fis coucher
sur le dos en travers du lit, la tête & les
épaules élevées avec des oréillers , & les
genoux rapprochés contre son ventre;
la malade étant dans cette position, il me
fut d'autant plus aisé d'agir que ses douleurs en devinrent aussi plus fortes. Je profitai de la premiere douleur qui vint ensuite, & dès qu'elle commença à se faire sentir, j'insinuai ma main droite dans le vagin,
& je relevai le front & la face; à mesure que
cette douleur augmenta, je retirai ma main

& je sentis le *vertex* descendre vers la partie inférieure de l'*ischium* du côté gauche. Moyennant quelques douleurs de plus, le front se tourna en arriere, la partie posterieure de la tête s'avança sous l'arcade des os *pubis*, l'orifice externe se dilata par degrés, & l'enfant vint enfin heureusement au monde.

A R T I C L E   IV.

Des cas où l'enfant présente le front.
Voyez T A B L E XXII.

OBSERVATION PREMIERE.

EN 1747. je fus appellé au secours d'une femme en travail d'enfant, dont les parens étoient fort consternés de la voir souffrir depuis long-tems : d'un autre côté ils imaginoient que ce pouvoit être par la faute d'une Sage-femme qu'on avoit fait venir avant moi, parce que la malade qui avoit eu précédemment plusieurs enfans, avoit été délivrée de tous fort aisément par une autre Sage-femme. On me dit que l'orifice de la matrice étoit entierement ouvert; qu'il y avoit quelques heures que les membranes étoient rompues; que du reste l'enfant se présentoit bien, & que les douleurs étoient fortes, mais que la tête avoit très-peu avancé,
cé,

cé, quoique l'enfant fut defcendu confidérablement dans le baffin depuis qu'on avoit
envoyé me chercher. Je profitai de la premiere douleur pour toucher cette femme,
& pour lors je crus réellement que le *vertex*
fe préfentoit, parce qu'il me fembloit fentir
la fontanelle de côté comme dans les autres
cas; mais les douleurs fuivantes ayant fait
avancer la tête au point de repouffer le perinée & les parties poftérieures, je fentis le nez
& les yeux du côté oppofé vers la partie inférieure de l'*ifchium*. Dès la premiere ou la
deuxiéme douleur qui vinrent enfuite, l'orifice externe étant fuffifamment dilaté, la
face fe tourna en-dedans par-deffous les os
pubis, contre lefquels le menton remonta;
par ce moyen, la fontanelle, le *vertex*, & la
nuque fe trouverent relevés & fortirent
moyennant un demi tour pour fe dégager
du périnée & des parties baffes; & le corps
fortit dès cette même douleur.

L'enfant étoit petit & mort, il avoit le
front allongé en forme de pain de fucre, le
vertex applati, & le vifage & le cuir chevelu
tout tuméfiés.

Pendant les premiers jours qui fuivirent
cet Accouchement, la mere fe plaignit de
grandes douleurs dans le dos & dans la région des os *pubis*, qui paroiffoient venir de
la diftenfion démefurée des ligamens qui

Tome II. X

ſervent à maintenir ces os enſemble : mais
moyennant qu'elle garda tranquillement
le lit, & un grand uſage de legers délayans
qu'elle buvoit toujours chauds, il lui ſurvint des ſueurs copieuſes qui eurent bien-
tôt emporté ſes douleurs.

OBSERVATION II.

L'ANNÉE ſuivante je fus appellé dans
un cas ſemblable où la tête étoit fort élevée, & avoit reſté long-tems engagée ſur
le bord du baſſin. Je crus d'abord qu'elle ſe
préſentoit bien, mais voyant qu'elle n'avoit
point avancé du tout depuis pluſieurs heures, quoique les douleurs euſſent été aſſez
fortes, & ayant appris ſur ces entrefaites
que cette femme étoit accouchée précédemment de ſon ſecond & de ſon troiſiéme
enfant avant que ſa Sage-femme eût eu le
tems de ſe rendre auprès d'elle, je conclus de-là que la tête pouvoit bien n'être
pas dans la ſituation ordinaire ; pour m'aſſurer du fait j'introduiſis doucement ma main
dans le vagin, cette femme étant pour-
lors couchée ſur le côté gauche ; pour lors
voyant que l'enfant préſentoit le front, &
qu'il avoit la face contre l'*ilium* du côté
gauche, je repouſſai la tête de ce côté-là,
& en retirant un peu ma main je la repouſ-
ſai encore avec mes doigts afin qu'elle ne

revint pas avant la prochaine douleur qui degagea le *vertex* de l'autre côté & le fit defcendre ; la tête baiffa enfuite par degrés, & moyennant quelques douleurs de plus, cette femme accoucha heureufement.

ARTICLE V.

Des cas où les oreilles fe préfentent.

J'AI vû quelques Accouchemens où l'enfant préfentoit une oreille. Lorfque ces enfans ne fe font point trouvés par trop gros, pour l'ordinaire les douleurs du travail ont fuffi pour corriger cette mauvaife pofition, en faifant defcendre le *vertex*, après quoi l'Accouchement devenoit affez aifé : c'eft ce que j'ai vû encore arriver affez communément lorfque la fontanelle fe préfentoit : mais toutes les fois que la tête s'eft trouvée groffe, le travail étoit bien plus long & plus fatiguant. En pareil cas j'ai coutume de repouffer la tête de maniere à mettre le *vertex* en état d'avancer, comme on le peut voir par l'Obfervation fuivante.

OBSERVATION PREMIERE.

EN 1749. une Sage-femme me fit appeller à fon fecours auprès d'une femme qui étoit depuis long-tems en travail : j'introduifis ma main dans le vagin, d'où je fentis que l'enfant préfentoit une oreille , & en relevant la tête, le col & l'épaule vers la partie poftérieure de la matrice , je m'apperçus que la partie fuperieure de la tête étoit arrêtée fur le *pubis*, & que la face étoit tournée vers le côté droit. Comme toutes les eaux étoient écoulées depuis long-tems, il auroit fallu faire beaucoup de violence pour retourner cet enfant afin de le délivrer par les pieds ; en conféquence je pris le parti de repouffer la tête en faifant en même tems remonter le front, après quoi le *vertex* étant defcendu dans le baffin à mefure que je retirois ma main, l'enfant fe trouva délivré tout de fuite.

ARTICLE VI.

Des cas où l'enfant préfente la face, l'épaule & la poitrine. Voyez TABLE. XXIII.

OBSERVATION PREMIERE.

EN 1740. je fus appellé au fecours d'une femme qui étoit en travail depuis plufieurs heures : lorfque l'orifice de la matrice fut entierement ouvert, & que les eaux furent écoulées, je trouvai la tête defcendue tout-à-fait au fond du baffin où l'enfant préfentoit la face & avoit le menton fitué contre la partie inférieure des os *pubis* ; les joues étoient fi extraordinairement gonflées &

tuméfiées, que j'imaginai d'abord que c'étoient les feffes, & je ne revins de cette erreur que par un fecond examen, dans lequel je reconnus diftinctement avec mes doigts la bouche, les yeux & le nez. On me demanda s'il pouvoit y avoir du danger, fur quoi je répondis avec un peu trop de précipitation, qu'il n'y en avoit que pour la vie de l'enfant qu'on pourroit encore fauver en délivrant la mere de bonne heure; on me répartit que pourvû que la mere ne courut aucun rifque, on s'embarraffoit peu de l'enfant, d'autant que cette femme en avoit déja plus qu'elle n'en pouvoit foutenir. La malade me dit que de moment à autre elle fentoit remuer fon enfant, & véritablement je le fentis remuer moi-même, en appuyant ma main fur fon ventre. Quoiqu'il en fût, comme tous les affiftans fatisfaits de ce que je leur avois dit que la malade ne couroit aucun danger pour elle-même, s'oppoferent au fecours que j'aurois pû lui donner, je l'abandonnai aux foins de fa Sage-femme qui n'avoit furement point du tout été d'avis qu'on m'envoyat chercher. J'aurois pû fort aifément délivrer cette femme avec les forceps, & j'aurois dû m'expliquer d'une maniere plus vague, en difant en général que le cas étoit dangereux. Je fçavois que la tête de l'enfant étoit petite, & que l'Accouchement étoit retardé ou par quelques circonvolutions du cordon au-tour de l'enfant, ou par la contraction & le resserrement de la partie inférieure de la matrice au-tour du col ou au devant des épaules, parce que la tête remontoit chaque fois que les douleurs venoient à se ralentir.

Je fis cette premiere visite dans l'après-midi, & l'enfant ne vint au monde que sur le soir qu'on vint une seconde fois me chercher en grande hâte pour délivrer le *placenta* que j'amenai fort aisément. J'examinai l'enfant que je trouvai mort. J'apperçus que la tête avoit souffert une grande compression qui devoit avoir été de longue durée, d'autant qu'il avoit le col & la face fort tuméfiés & d'une couleur livide.

OBSERVATION II.

EN 1744. j'examinai une de ces pauvres femmes que mes Eleves entretiennent à leur charge pendant leur grossesse ; elle étoit en travail de son premier enfant qui étoit encore fort haut, & je crus qu'il présentoit les fesses. Les membranes s'étoient rompues lorsque l'orifice de la matrice avoit été dilaté du diametre d'un petit écu. Comme les douleurs étoient légeres, & que cette femme étoit forte, je dis à mes Eleves qu'il falloit laisser descendre les fesses peu à peu,

pour leur donner le tems de dilater doucement l'orifice interne : en attendant je laiſſai
la malade aux ſoins d'une Sage-femme, à laquelle je recommandai de nous avertir lorſque cette dilatation ſeroit ſuffiſante. Environ trois heures après on vint me chercher,
& pour lors la Sage-femme me dit que quand
l'orifice de la matrice avoit été entierement
ouvert, l'enfant avoit deſcendu fort vîte,
& que d'abord il avoit paru préſenter la
joue, mais que pour-lors elle reconnoiſſoit
diſtinctement la face. En touchant cette
femme, je trouvai le menton deſcendu
juſqu'à la partie inférieure de l'*iſchium* du
côté gauche, qui remonta par-deſſous les os
pubis, & moyennant quelques douleurs de
plus, l'orifice externe étant ſuffiſamment
dilaté, le front & le *vertex* ſe dégagerent du
périnée, de maniere que cette femme ſe
trouva délivrée tout de ſuite, d'un petit
enfant, avant qu'aucun de mes Eleves eût
eu le tems de s'y rendre.

OBSERVATION III.

Voyez TABLE XXV.

EN 1748. je fus appellé au ſecours d'une
femme en travail d'enfant par une Sage-
femme, qui me dit qu'elle trouvoit la fontanelle au-deſſous des os *pubis*, & qu'elle

croyoit que l'enfant venoit mal, le front de ce côté-là. Je fus d'abord de son opinion lorsque je vins à toucher cette femme; mais pour mieux m'assurer du fait je profitai de la premiere douleur, qui fut très - forte, pour-lors je reconnus que la tête étoit descendue beaucoup plus bas dans la partie postérieure du bassin, & ayant cherché dans cet endroit la suture lambdoïde avec mon doigt, je reconnus distinctement la face & le menton plus en arriere contre le coccix. Deux douleurs de plus firent avancer la face & le front, au point de chasser devant eux les parties posterieures en forme de grosse tumeur ; le périnée & le fondement s'allongerent considérablement, le *vertex* & l'occiput se dégagerent de dessous les os *pubis*, ensuite le front & la face se dégagerent du périnée, que j'eus la précaution de soutenir avec ma main, parce qu'il étoit fort aminci. Par ce moyen cette femme se trouva délivrée d'un petit enfant ; elle avoit le bassin large, & elle accouchoit pour l'ordinaire très-promptement.

OBSERVATION IV.

EN 1749. j'assistai une Dame que j'avois accouchée deux fois précédemment après de rudes travaux occasionnés tels, & prolongés par la grosseur de ses enfans & par

l'étroitesse de son bassin. Lorsqu'on me
manda dans cette troisiéme couche, l'orifice de la matrice étoit ouvert du diametre
d'un gros écu ou environ : les eaux & les
membranes étoient fort tendues dans le
fort de la douleur, mais elles se relâ-
cherent à mesure qu'elle vint à décliner,
& pour-lors je sentis quelques parties de
l'enfant, mais qui me parurent plus inégales
que ne l'est le sommet de la tête. Je patientai jusqu'à ce que les membranes eussent
opéré par degrés une plus ample dilatation
des parties, & que ces mêmes membranes
fussent descendues jusqu'au fond du vagin ;
pour-lors je touchai de nouveau la malade,
& je sentis au travers des membranes que
l'enfant présentoit la face. Après avoir bien
réfléchi sur les obstacles que cette femme
avoit eû à surmonter dans ses couches précédentes, & prévoyant que si je laissois venir la tête dans cette position, la malade
auroit beaucoup à souffrir ; que d'un autre
côté si j'entreprenois de retourner l'enfant
pour le délivrer par les pieds, il seroit en
danger d'y perdre la vie, je fis coucher la
malade sur le dos, les fesses appuyées sur les
pieds du lit, le corps soutenu avec des
oreillers, de maniere qu'elle étoit moitié
assise & moitié couchée, & cela sous prétexte que cette position lui seroit plus avan-

tageufe dans fon travail : je fis placer une femme derriere elle pour lui foutenir la tête, jen employai deux autres, une à chacun de fes côtés pour lui foutenir les jambes & les genoux, alors pendant chaque douleur je travaillai à dilater par degrés l'orifice externe, jufqu'à ce que j'euffe la liberté d'introduire ma main dans le vagin. En l'avançant un peu plus loin je fentis les membranes fe rompre, mais comme j'avançois toujours ma main, l'orifice externe fe trouva exactement rempli par la partie inférieure de mon bras qui retint les eaux jufqu'à ce qu'ayant fenti le menton à droite & le front du côté gauche, j'euffe fait remonter le front avec mes doigts, en amenant en même tems le *vertex* entre mes doigts & le pouce ; alors je retirai doucement ma main pour laiffer couler les eaux, afin que par ce moyen la matrice put fe contracter & maintenir par elle-même l'enfant dans cette pofition. Voyant que cet expédient réuffiffoit, je retirai ma main tout d'un coup, de maniere que la malade crut être délivrée. Pour-lors je lui fis connoître que je n'avois rien fait qui ne fut abfolument néceffaire, & que pour l'heure elle étoit en beau chemin d'une heureufe délivrance, pourvû qu'elle prit autant de courage & de patience qu'elle en avoit toujours eû dans

ses couches précédentes. L'événement jus-
tifia mon prognostic : en effet elle accoucha beaucoup plus promptement qu'elle
n'avoit fait précédemment.

OBSERVATION V.

EN 1751. je fus appellé au secours d'une
femme en couche, par une Sage-femme qui
avoit été précédemment mon Eleve : elle me
dit que l'orifice de la matrice étoit amplement ouvert, & que quoique les membranes
ne fussent pas encore ouvertes, néanmoins
elle sentoit quelque chose de semblable à
une main & aux doigts : elle me dit encore
que la malade étoit fort étroite, qu'elle l'a-
voit déja accouchée une fois avec beaucoup
de peine & de fatigue pour elle & pour cette
femme, dont l'enfant qui vint mort avoit la
tête extrêmement allongée. En touchant
la malade je trouvai tout conforme à
l'exposé que je venois d'entendre, je sentis
de plus quelque chose qui me paroissoit
ressembler à une épaule ou à une des hanches, & que je voyois bien certainement ne
pouvoir être la tête ; comme j'étois instruit
que cette femme avoit eu précédemment
des travaux très-rudes, & que j'avois peur
d'exposer la vie de l'enfant en le retournant
pour le délivrer par les pieds, je pris le

parti d'effayer d'amener la tête, d'autant
que les membranes n'étoient pas encore
rompues. Pour cet effet je me conduifis à
peu près de la même maniere qu'il a été expofé dans l'Obfervation précédente ; mais
j'eus beaucoup plus de peine à diriger la
tête, d'autant qu'elle étoit bien plus glif-
fante & bien plus groffe que dans le premier cas : un autre inconvénient encore,
fut que je perdis une grande quantité d'eaux,
ayant été obligé de retirer confidérablement ma main avant que de pouvoir faire
baiffer la tête, lorfque j'eus repouffé fuffifamment l'épaule, & par les effais que je
fis pour repouffer une des mains de l'enfant
qui venoit avec la tête. Par cette manœuvre
je fis baiffer le *vertex*, de maniere que l'enfant avoit une de fes oreilles du côté des
vertebres des lombes, après quoi je retirai ma
main. Alors le front & la main droite étoient
du côté droit & l'occiput du côté gauche
du baffin. Les douleurs cefferent pendant
quelque tems, comme c'eft l'ordinaire lorfque les membranes font rompues. Voyant
les chofes dans cet état, j'encourageai cette
femme en lui difant que fon enfant fe préfentoit bien, après quoi je la quittai. Environ trois heures après elle accoucha heureufement, mais ce ne fut qu'avec beaucoup
de peine & après un rude travail.

OBSERVATION VI.

EN 1752. je fus appellé au secours d'une femme que j'avois délivrée précédemment d'un enfant qui se présentoit mal, mais que je n'avois cependant pû sauver à cause de l'étroitesse du bassin. Pour cette fois la malade avoit eû de fréquentes douleurs, mais assez legeres, la veille qu'elle me fit appeller. Vers le matin les membranes s'étoient rompues, il étoit sorti en conséquence une petite quantité d'eaux, & depuis ce moment elle n'eut plus aucunes douleurs jusqu'à mon arrivée. En touchant cette femme je trouvai quelque chose qui se présentoit, mais qui ne pouvoit être ni la tête ni les fesses, & je reconnus ensuite que c'étoit la poitrine. Comme les douleurs étoient cessées, j'esperois encore que quoique les membranes fussent rompues il pouvoit être resté quelques eaux dans la matrice, & ayant suivi la même méthode que dans les deux cas précédens, je fis descendre le *vertex*, à la vérité ce fut avec beaucoup de peine, tant le corps de l'enfant étoit glissant de même que la tête, qui après plusieurs violens efforts, & moyennant le retour des douleurs, s'allongea & sortit enfin, après quoi cette femme se trouva heureusement délivrée.

Il eſt rare qu'en pareil cas les Sage-femmes appellent un Accoucheur auparavant
que les membranes ſoient rompues, autrement lorſque l'enfant ſe préſente mal, on
auroit plus de facilité à diriger & amener
le *vertex*, lorſque le baſſin eſt ſi étroit ou la
tête ſi groſſe qu'il y a lieu de craindre pour
la vie de l'enfant ſi l'on entreprend de le
retourner pour le délivrer par les pieds.

OBSERVATION VII.

Communiquée par M. HARGOOD, *dans une
Lettre écrite de* CHATHAM *en* 1751.

LORSQUE M. HARGOOD fut arrivé auprès
de la malade, la Sage-femme lui dit qu'il
y avoit pluſieurs heures que les membranes
étoient rompues. En touchant cette femme
il trouva que l'enfant préſentoit la face, le
menton vers l'*iſchium* du côté droit, &
qu'elle étoit deſcendue fort bas. Après pluſieurs tentatives qui n'avancerent de rien,
M. *Hargood* réſolut de recourir aux forceps ; mais dans l'inſtant même qu'il ſe diſ-
poſoit à les appliquer, la malade fut priſe
d'une violente douleur pendant laquelle il
travailla avec ſes doigts à amener le menton
du côté du *pubis*, & par ce moyen l'enfant
vint heureuſement.

OBSERVATION VIII.

Communiquée par M. Cook le 26 Septembre 1752.

Je fus appellé au secours d'une femme en travail d'enfant, dit M. *Cook*, & je reconnus que son enfant présentoit la face. On me dit que dans deux couches que cette femme avoit eûes précédemment, elle ne s'en étoit tirée qu'avec des travaux des plus rudes & des plus fatiguans, quoique ses enfans fussent fort petits, d'où je conclus qu'elle devoit avoir le bassin étroit, ce que j'éprouvai réellement en introduisant ma main dans le vagin. Voyant les choses dans cet état, je ne pensai plus du tout à retourner l'enfant pour le délivrer par les pieds, comme j'aurois fait si j'avois trouvé le bassin plus large. Comme l'enfant avoit la face fort haut, & que les douleurs étoient très-fortes, je patientai pendant quelque tems dans l'esperance que ces douleurs pourroient la faire descendre plus bas. Au bout de six heures ou environ, l'événement répondit à mon attente, & le menton se trouva contre l'*ischium* du côté gauche. Pour lors je profitai de toutes les douleurs qui se présenterent, pendant lesquelles je tachai de relever avec mes doigts le menton du côté des os *pubis*, &

par ce moyen je vins à bout de délivrer l'enfant. La tête s'étoit allongée confidérablement, les os pariétaux étoient affaiffés l'un par-deffus l'autre, & il y avoit à un des côtés de la tête une impreffion très - profonde, formée par la faillie de l'os *facrum*. Le vifage étoit auffi tout contus & tuméfié, & l'enfant étoit mort. J'ordonnai une opiate pour la malade qui avoit beaucoup fatigué : elle repofa bien & s'eft bien rétablie.

RECUEIL XVII.

Des Accouchemens qui traînent en longueur à caufe de la rigidité de l'orifice interne, du vagin, ou de l'orifice externe ; & de l'obliquité de la matrice.

ARTICLE PREMIER.

De la rigidité de l'orifice de la matrice.

OBSERVATION PREMIERE.

En 1731. je fus appellé au fecours d'une femme âgée de plus de quarante ans, en travail de fon premier enfant qui étoit depuis deux jours dans une efpece de travail, quoiqu'à l'entendre & felon le calcul de fa Sage - femme, elle eut encore trois femaines ou un mois à courir avant que d'être

tre arrivée à son terme. Les membranes se
rompirent sur les six heures du soir, & comme elle demeuroit assez loin de moi, je ne
pus me rendre chez elle que le lendemain
matin environ sur les quatre heures : pour
lors la Sage - femme me dit que quand les
membranes avoient été rompues, la malade
avoit eu de tems à autre de fortes douleurs,
mais que ces douleurs n'avoient pas ouvert
l'orifice de la matrice , comme il arrive
d'ordinaire , & qu'elle avoit peur de voir
sortir tout ensemble par l'orifice externe, la
matrice & tout ce qui y étoit contenu Je pris
le tems d'une douleur pour m'assurer de ce
qui en étoit , & pour lors je trouvai l'orifice de la matrice ouvert du diametre d'un
petit écu ou environ , mais épais, tendre &
chassé d'environ un demi pouce au dehors
de l'orifice externe qui étoit fort dilaté. Je
reconnus en même tems que l'enfant présentoit la tête. Il y avoit un grand feu tout
au tour de l'orifice de la matrice , & la
malade se plaignoit d'y sentir de vives douleurs, même dans le tems qu'elle n'étoit
point tourmentée de celles de son travail.
Cette femme étoit assez mince, mais d'un
tempérament fort & assez vigoureux , elle
avoit le pouls vîte, plein & dur; la peau chaude & séche ; elle étoit fort altérée ; & on me
dit que pour mieux soutenir son travail,

Tome II.   **Y**

elle avoit pris de tems à autre des cordiaux, tels que le vin blanc & autres liqueurs
fpiritueufes. Après avoir bien examiné &
réfléchi murement fur toutes ces circonftances & fur l'état de la malade , je conclus que les obftacles qui s'oppofoient à fon
Accouchement venoient de la rigidité de
l'orifice interne , d'autant plus qu'elle avoit
toujours été en plus grande partie couchée,
& qu'elle n'avoit point été fatiguée. Je
conclus encore que la tête de fon enfant
devoit être petite , puifqu'elle avoit pouffé
l'orifice de la matrice fi bas. A l'égard de
la fiévre, on pouvoit bien l'attribuer à l'u-
fage indifcret qu'elle avoit fait des liqueurs
fpiritueufes. En conféquence je lui fis tirer
douze onces de fang du bras ; je lui fis
boire quantité d'eau d'orge, je lui fis garder le lit, couchée fur un côté , les feffes
un peu plus élevées que le corps; & à chaque douleur je foutenois la matrice & la
tête avec mes doigts , afin de contrebalan-
cer par ce moyen , & de ralentir la violence de fes efforts. Toutes ces précau-
cautions lui furent d'un grand fecours,
elle dormit quelques paufes & fua copieufement : l'orifice de la matrice devint plus
molet & plus fouple, & quand il fut bien
ouvert, je le fis remonter doucement avec
mes doigts tout au tour de la tête qui cou-

la enfin aifément, & fe trouva ainfi délivrée. J'ufai des mêmes précautions pour
dégager les épaules & le corps, enfuite je
recommandai à la Sage - femme de faire
garder le lit plus long-tems qu'on ne fait
d'ordinaire, & je confeillai à la malade de
ne faire aucun exercice violent pendant
long-tems après qu'elle feroit en état de
marcher, afin de prévenir les chutes de
vagin. J'ai apris depuis que cette femme
s'eft parfaitement bien rétablie, & qu'il ne
lui en eft furvenu aucune incommodité.

OBSERVATION II.

En 1746. j'affiftai un femme âgée de
près de quarante ans, en couche de fon
troifiéme enfant, à laquelle il étoit furvenu une chute de matrice depuis fa derniere groffeffe. Elle avoit quelques légeres
douleurs lorfqu'on me manda, l'orifice de
la matrice étoit très-peu ouvert, paroiffoit
mince & tendu, & étoit fitué plus antérieurement dans le vagin qu'il ne l'eft pour l'ordinaire. Comme elle avoit le pouls très-
vîte, je lui fis tirer huit onces de fang, je
lui fis auffi donner un lavement émolient
& laxatif, qui procura une évacuation copieufe de matieres très-dures : d'un autre
côté, comme elle n'avoit point du tout re-

posé ni la nuit ni le jour précédent, je lui
ordonnai une potion anodine, & lui pres-
crivis un usage copieux d'eau d'orge. Tous
ces remédes réussirent à mon gré ; en effet
la malade dormit & sua pendant la plus
grande partie de la nuit. Le lendemain matin les douleurs étant devenues plus fortes
& plus fréquentes, on me manda une seconde fois. Pour lors je trouvai l'orifice de
la matrice beaucoup plus ouvert, il étoit
cependant poussé jusqu'au dehors de l'orifice externe. Je sentis aussi les cheveux de
l'enfant entre mes doigts, quoique sa mere
ne se fut pas apperçue que les membranes
étoient rompues ni que les eaux étoient
écoulées. A chaque douleur, je soutins la
tête de l'enfant & l'orifice de la matrice
que je dilatai par dégrés avec mes doigts,
jusqu'à ce qu'étant suffisamment ouvert il
pût remonter aisément tout au tour de la
tête qui sortit ensuite heureusement, par la
dilatation graduée de l'orifice externe.

OBSERVATION III.

Dans le cours de la même année on me
pria d'assister dans ses couches une femme
qui pour l'ordinaire n'accouchoit qu'après
un long travail & avec beaucoup de peine.
Lorsqu'on me manda, je trouvai la tête de

l'enfant defcendue dans la région inférieure
de la matrice, dont le fond étoit tellement
abaiffé en devant, que je fus quelque tems
fans pouvoir trouver l'orifice de la matrice
qui s'étoit retiré en arriere & en haut jufqu'à
la partie fupérieure de l'os *facrum*. Avec le
fecours de quelques douleurs, la tête fit
defcendre la matrice au deffous des os *pubis*
jufqu'à l'orifice externe; pour lors je fentis l'orifice de la matrice très-mince & affez
mollet : mais la malade fe plaignoit d'une
grande douleur à caufe de cette protrufion
de la partie inférieure de la matrice que la
tête chaffoit ainfi devant elle. Je la foula-
geai beaucoup en preffant contre avec mes
doigts; & ayant introduit en même tems le
doigt index de mon autre main dans l'orifice
de la matrice, je le ramenai du côté des os
pubis & le maintins dans cette pofition pendant plufieurs douleurs qui le dilaterent par
degrés, moyennant quoi la tête defcendit
de plus en plus bas, enfuite je fis remonter
doucement l'orifice de la matrice entre les
os *pubis* & la tête qui pour lors avança
promptement, & ne tarda gueres à fortir.

OBSERVATION IV.

EN 1747. j'affiftai dans fon premier travail une femme dont le ventre étoit pendant & lui tomboit antérieurement par
deffus les os *pubis*. (*Voyez*. Table. XII.)
Lorfque j'entrai chez elle je la trouvai fort
ferrée dans fes habits, les douleurs étoient
fortes, les eaux & les membranes portoient
en bas, l'orifice interne étoit en arriere
fort relevé, où je le trouvai épais, tendu
& ouvert du diametre d'un petit écu ou
environ. Je fis tout de fuite délacer cette
femme, & je fis difpofer un lit par fa Garde, de maniere qu'elle pût y être couchée
les feffes plus hautes que les épaules; je
recommandai encore à cette Garde de lui
faire remonter le ventre en le foulevant
avec fes mains dans le tems des douleurs.
L'orifice de la matrice fe dilata par degrés,
les membranes fe rompirent & la tête de
l'enfant defcendit au fond du baffin. Néanmoins l'orifice interne étoit toujours en
arriere, & voyant que la tête preffoit fur
la partie inférieure & antérieure de la matrice, je fus obligé d'y mettre la main comme je l'avois fait dans le cas de l'obfervation précédente, jufqu'à ce que la tête fût
defcendue, encore ne fe dilata-t-il qu'avec

beaucoup de peine ; il me fallut auffi travailler à dilater l'orifice externe avant que de pouvoir délivrer l'enfant.

OBSERVAITON V.

J'ai été appellé pour accoucher une jeune perfonne qui n'avoit pas plus de quinze ans, en travail de fon premier enfant. Il préfentoit la tête. Les eaux & les membranes, qui avoient dilaté par degrés l'orifice interne, avançoient directement vers l'orifice externe que j'efperois qu'elles alloient dilater auffi, mais elles fe rompirent, au moment qu'elles vinrent à toucher fur cette partie. Pour lors la tête avança & repouffa les parties baffes en forme de groffe tumeur de cinq pouces de diametre, de maniere que le périnée étoit fort aminci, & avoit cinq doigts d'étendue ; cependant l'orifice externe étoit très-peu dilaté, & les douleurs étoient fi fortes que je fus obligé de foutenir les parties avec ma main, pour empêcher que la fourchette ne fe déchirât, & afin de donner à l'orifice externe le tems de fe dilater par degrés, en diminuant par ce moyen de la violence des efforts de la tête contre lui. Voyant que les douleurs étoient revenues conftamment à cinq ou fix minutes d'intervalle les unes des autres pendant une heure, fans opérer aucun changement, je crus qu'il étoit néceffaire de donner à la malade un opiat dont l'effet pût les ralentir afin d'avoir le tems de lubrifier les parties avec quelque pommade, & de dilater doucement l'orifice externe avec mes doigts. Avec ces précautions cet orifice fe dilata par degrés, de maniere à laiffer paffer librement la tête fans aucune déchirure des parties.

OBSERVATION VI.

DANS le même tems à peu près, je fus appellé au fecours d'une autre femme qui n'étoit pas tout-à-fait fi jeune, mais dont le travail prit à peu près la même tournure. J'eus d'abord la précaution de foutenir les parties avec ma main pendant quelques douleurs, afin d'empêcher par ce moyen qu'elles ne fuffent déchirées, mais l'ayant retirée pour prendre un peu de pomade dont je me propofois de lubrifier les parties, il furvint dans cet inftant, contre mon attente, une douleur des plus violentes, & j'eus beau me dépêcher, avant que j'euffe eû le tems de replacer ma main, la tête de l'enfant fe trouva délivrée, & le périnée déchiré jufqu'à l'anus. Ma trop grande précipitation m'empêcha de prévenir cet accident, d'autant que pour remettre ma main que j'avois tirée, je la paſſai par-deſſus le drap, & le mal fut fait avant que j'euſſe eu le tems de la débarraſſer & de la mieux conduire.

Depuis que cet accident m'eſt arrivé, touces les fois que j'aſſiſte des femmes en travail de leur premier enfant, j'ai toujours la précaution de relever le drap de deſſus, & de l'attacher aux quenouilles du lit, lorſ-que la tête eſt deſcendue juſqu'à la partie inférieure du baſſin.

OBSERVATION VII.

Communiquée par M. A U S T I N *Docteur en Médecine à Edimbourg, en* 1749.

M. A U S T I N fut appellé au ſecours d'une jeune femme en travail de ſon premier en-fant, qui eut de violentes douleurs depuis le mardi juſqu'au ſamedi qu'enfin elle accoucha. Pendant tout cet intervalle la tête ſe trouva ſerrée dans le baſſin & les os du crâne reſterent croiſés les uns par-deſſus les autres dans le vagin pendant vingt-qua-tre heures. Environ deux heures avant qu'-elle accouchât M. *Auſtin* ſe mit en devoir d'introduire les forceps ; mais il s'en déſiſta, & ne jugea point à propos de s'en servir parce que les douleurs devinrent plus fortes, & qu'il crut l'enfant mort. Il y avoit en effet beaucoup d'apparence qu'il devoit en être ainſi, cependant au bout de quelques minutes il fut agréablement ſurpris en le trouvant encore en vie; il s'eſt même fait aſſez bien nourrir, & la mere s'eſt bien rétablie, à cela près que deux jours après ſon Accouchement, il fut obligé de lui introduire le catheter, au moyen duquel il lui fit rendre cinq pintes d'urines.

RECUEIL XIII.

Du danger qui peut ſurvenir dans les couches, à cauſe de la foibleſſe, de l'inquiétude, de la peur, des pertes, des devoyemens, des convulſions, &c.

Article Premier.

Des accidens qui peuvent ſurvenir à cauſe de la foibleſſe.

OBSERVATION PREMIERE.

En 1743. je fus appellé pour une des pauvres femmes ſoumiſes à l'inſtruction de mes Eleves, en travail de ſon premier enfant. Elle étoit jeune, mais ſi exténuée faute de nourriture, qu'en la voyant on

croyoit qu'elle alloit véritablement ex-
pirer. Une autre femme qui demeuroit
dans la même maifon, nous dit que cette
jeune perfonne étoit tout-à-fait étrangere,
qu'on l'avoit reçue le foir précédent dans
la maifon, feulement pour lui donner le
couvert, & qu'elle avoit parû dans un extrême befoin. Enfin cette pauvre femme nous
dit elle-même que pendant trois jours elle
n'avoit pris que de l'eau pour toute nourriture. Elle avoit fenti quelques légeres douleurs la nuit & le jour précédent. En la
touchant je trouvai l'orifice de la matrice
entierement ouvert, les membranes rompues, & l'enfant qui préfentoit la tête.
Mais les douleurs gardoient entr'elles de
fi longs intervalles, & fa grande foiblefie
paroiffoit fi preffante, que j'envoyai fur le
champ chercher de la bierre dans laquelle
je fis mettre un peu de fucre, de mufcade
& *d'eau de genievre*, à laquelle je pouvois bien fuppofer qu'elle étoit accoutumée, ce qui me fit préférer cette compo-
fition au meilleur cordial qu'on eût pu
prendre chez un Apoticaire. Je lui dis de
prendre de tems à autre de cette nourriture, ce qu'elle fit, moyennant quoi fes
efprits abatus fe réparerent, de maniere
que quoique fon Accouchement ait été
long, au moins les douleurs du travail ont

fait heureusement les frais de sa délivrance.

OBSERVATION II.

E N 1724. une Sage-femme me fit prier
de l'aider auprès d'une femme d'une foible
complexion & d'un tempérament mélancholique, qui étoient les suites d'une perte
dont elle avoit été attaquée dans un Accouchement antérieur. Depuis ce tems-là elle
étoit devenue grosse, même avant que d'a-
voir réparé ses forces : en effet elle en avoit
rarement eû assez pour se soutenir hors du
lit, & son estomach étoit si affoibli, qu'elle
ne pouvoit prendre ni digerer qu'une très-petite quantité de nourriture. La Sage-femme
me dit que les douleurs étoient si foibles,
qu'elle ne croyoit pas que cette femme pût
accoucher sans secours; que depuis qua-
rante-huit heures elle n'avoit que très-peu
ou point du tout dormi, & qu'il lui étoit
survenu de fréquentes foiblesses, dont elle
avoit eu chaque fois beaucoup de peine à
revenir : elle ajouta que du reste l'orifice
de la matrice étoit assez mollet & tant soit
peu ouvert. Je trouvai le pouls de la malade
très-foible. Du reste, j'attendis pour la toucher l'instant d'une douleur qui ne poussa
que très-imperceptiblement les eaux & les
membranes, au travers desquelles je sen-

tis la tête. Sur ces entrefaites j'attirai en avant avec mon doigt l'orifice de la matrice vers le *pubis*, & pour lors je le trouvai beaucoup plus ouvert que la Sage-femme ne le croyoit; je sentis en même tems qu'il y avoit dans le *rectum* des matieres endurcies: enfin on me dit que comme elle avoit de l'aversion pour toutes sortes d'alimens, elle mangeoit très-peu, ce qui faisoit qu'elle alloit rarement à la selle, & que pour l'ordinaire elle étoit constipée.

J'ordonnai qu'on lui fit prendre fréquemment une petite tasse de bouillon à la fois, & par intervalles quelques cueillerées d'eau de canelle simple. On lui fit prendre un lavement de bouillon qui nétoya les intestins, après celui-là on lui en donna un second pareil, dans lequel je fis dissoudre deux grains d'*opium* afin qu'elle put le garder plus l'ong-tems. Pendant ce tems-là je la fis tenir tranquillement dans son lit pour y attendre le sommeil en cas que la nature se portât de ce côté là. J'ordonnai encore que de quatre heures en quatre heures on lui fit prendre une once d'eau de canelle spiritueuse.

Avec ces précautions les foiblesses quitterent notre malade; elle dormit passablement bien cette nuit là dans les intervalles de ses douleurs qui devinrent par degrés de plus en plus fortes, au moyen de quoi elle accoucha heureusement le lendemain matin.

OBSERVATION III.

EN 1744. j'affistai dans fes couches une Dame groffe de fon troifiéme enfant. Elle étoit d'un tempérament mélancholique, rarement elle fortoit, à peine pouvoit-on lui faire quitter le lit à mefure qu'elle approchoit du terme de fa groffeffe : vers le commencement du huitiéme mois elle avoit eu des naufées fréquentes, & depuis ce tems-là elle rejettoit tout ce qu'elle prenoit foit folide ou fluide, & comme ces accidens l'empêchoient de retenir aucune nourriture, elle étoit tombée infenfiblement dans une foibleffe extrême.

J'ordonnai à fa Garde de lui donner cinq à fix lavemens par jours faits avec une pinte de bouillon de bœuf & de mouton, de l'engager autant qu'elle pourroit à fe lever par paufes, & à faire quelques tours dans fa chambre, & même à monter quelquefois en carroffe autant qu'elle en pourroit foutenir la fatigue.

Moyennant ce régime la malade reprit un peu de forces, & avec un peu d'eau de menthe & d'eau antihyfterique, fon eftomach fe remit, de maniere qu'elle gardoit

un peu de bouillon. Du reste je la traitai
à peu prèsde la même maniere que celle
qui m'a fourni l'Observation précédente,
lorsqu'il fut question de son travail qui fut
long & ennuyeux à la vérité, mais qui se
termina heureusement.

ARTICLE II.

Des accidens que le chagrin & les inquiétu-
des peuvent occasionner dans le travail.

OBSERVATION PREMIERE.

EN 1747. j'assistai une Dame en travail
de son premier enfant, qui peu de jours auparavant avoit été tellement consternée de
la mort subite de son mari, que depuis ce
tems-là elle avoit eu des foiblesses très-fréquentes, tant ses esprits étoient épuisés &
abatus. Lorsque j'entrai chez elle ses douleurs étoient très foibles, & les membranes s'étoient rompues, même avant que
l'orifice de la matrice fût beaucoup dilaté,
de maniere que quoique son enfant eût la
tête très-petite, elle passa trois jours dans
une espece de travail. Cependant à force
de l'encourager & de la soutenir avec
des cordiaux & de bons alimens, &
moyennant la précaution de lui procurer
autant de repos qu'il fut possible, elle

accoucha heureufement d'un enfant qui paroiſſoit être mort dès le tems même que ſa mere avoiț été frapée de la mort de ſon mari.

OBSERVATION II.

En 1749. je fus appellé au ſecours d'une autre Dame à peu près dans le même état, & qui étoit pareillement fort affligée de la mort de ſon mari, décédé environ deux mois avant le tems de ſon travail. Je trouvai cette Dame dans une ſi extrême foibleſſe, & ſon travail fut en conſéquence ſi long, que je ne croyois pas qu'elle pût y réſiſter. Cependant elle accoucha heureuſement, d'un enfant très-foible à la vérité, moyennant toutes les précautions détaillées ci-devant.

J'ai affiſté pluſieurs autres femmes en couche dont la vie étoit menacée des plus grands dangers à cauſe de l'extrême foibleſſe où elles étoient réduites pour différentes cauſes, & moyennant ces précautions, j'ai eu le bonheur de les conduire à un heureux Accouchement. Les chagrins, les peines, & les accidens qui ſurviennent quelquefois aux femmes en travail d'enfant, les mettent ſouvent à deux doigts de leur perte. La peur dont elles peuvent être frapées par différens évenemens, leur fait

ſouvent

souvent faire une fauſſe couche, par exemple, lorſqu'elles voyent le feu dans leur
voiſinage, &c. Le tremblement de terre
qui arriva à *Londres* en 1749. nous a
fourni pluſieurs exemples de cette eſpece.
Enfin tout ce qui peut exciter les paſſions
au point d'agiter l'ame avec trop de violence peut produire chez elles cet effet. En
pareil cas une femme accouche quelquefois
tout d'un coup, mais lorſque le travail eſt
en train & commencé avant que la malade
ſoit frappée de ces ſortes d'événemens il
s'arrête pour l'ordinaire tout d'un coup, &
les douleurs ſont long-tems ſans revenir.

Quoiqu'il en ſoit lorſque ces accidens,
la peur, &c. ne ſont pas accompagnés de
pertes violentes, de convulſions ni de fiévre,
les malades en réchapent pour l'ordinaire,
il eſt vrai que bien ſouvent il en coute la
vie à leurs enfans ; cependant malgré de
pareilles complications, j'ai encore vû
quelquefois, dans ces cas là même, la mere
& l'enfant s'en tirer aſſez heureuſement.

Article III.

Sur les dangers que courent lés femmes en tra-
vail lorsqu'il leur survient en même tems
une perte de sang.

OBSERVATION PREMIERE.

EN 1735. je fus appellé auprès d'une
femme grosse & près de son terme, prise en
même tems d'une perte de sang & de mal
d'enfant, ce qui lui fut occasionné en partie par la frayeur subite qu'elle eutde voir
le feu à sa maison, & en partie par la grande fatigue qu'elle essuya dans ce fatal moment pour démeubler & transporter ses
meubles hors de la portée du feu. Le feu
étoit éteint lorsque j'arrivai auprès d'elle, je
la trouvai couchée dans une grange sur du
foin, & perdant considérablement. Comme
l'orifice de la matrice étoit passablement
ouvert, je rompis sur le champ les membranes qui descendirent à chaque douleur
avec les eaux, & bien-tôt après l'hémorragie s'arrêta : la malade étoit gelée de
froid parce que c'étoit en hiver, & qu'en
outre elle étoit très-mal couverte. Tant
que j'ai pratiqué à la campagne, j'étois
dans l'usage de porter dans ma poche un

peu d'*esprit de corne de cerf*, *de teinture* de *castorcum* & de *laudanum* liquide dans différentes phioles. Moyennant une dose proportionnée de ces ingrédiens mélés avec un peu d'eau-de vie & d'eau, je préparai sur le champ une potion cordiale & anodine, dont on lui faisoit prendre souvent deux ou trois cuellerées à la fois, & moyennant la précaution que l'on eût de la mieux couvrir avec des couvertures que l'on apporta du voisinage, elle recouvra sa chaleur naturelle, après quoi les sueurs percerent insensiblement & furent accompagnées d'un sommeil qui la restaura beaucoup. Les douleurs qui ne se succédoient que par de très-longs intervalles augmenterent insensiblement. Le travail avança à mesure que le pouls & les forces lui revinrent, & quoiqu'il fut long, néanmoins elle s'en tira. Mais cependant le desastre de sa maison incendiée vint encore après troubler son repos par des songes effrayans, & elle se réveilloit souvent en délire, de maniere qu'elle fut encore pendant vingt jours en danger. Cette femme avoit allaité tous ses autres enfans, mais il ne lui vint point de lait après ses couches de ce dernier, & ses lochies ne coulerent qu'en très-petite quantité : le cours de ces évacuations fut intercepté par les idées effrayantes

des malheurs qui lui étoient arrivés, & qui
lui revenoient toujours en penſée. Cependant comme ſon plus grand danger paroiſſoit venir de ſon extrême foibleſſe occaſionnée par la perte de tant de ſang, je jugeai que ce qui méritoit le plus d'égards
étoit la circulation que j'eus ſoin de ſoutenir par le moyen des cordiaux & des reſ-
taurans; d'un autre côté comme elle étoit
priſe de friſſons de tems à autre, & qu'elle
avoit le pouls bas & foible, je lui ordonnai quelques doſes de quinquina & un uſage modéré de bon vin, qui lui firent beaucoup de bien.

Lorſque le travail eſt en train, & que de
pareilles allarmes donnent lieu à une perte ſi conſidérable que la malade en ſoit
épuiſée, il n'y a pas de meilleur expédient
pour la faire diminuer, ſi même on ne l'ar-
tête tout-à-fait, que de rompre les membranes; & dans ces derniers tems, j'ai ſouvent réuſſi à arrêter des pertes qui étoient
ſurvenues avant le travail, en dilatant doucement l'orifice de la matrice avec mon
doigt de maniere à faire naître des douleurs
& à faire venir le travail, comme on peut
le voir dans l'Obſervation ſuivante.

OBSERVATION II.

En 1745. une Sage-femme me fit appeller au secours d'une femme qui avoit été prise d'une perte de sang vers le milieu du neuviéme mois de sa grossesse, sans qu'il parut aucune cause à laquelle on pût attribuer cet accident. Cette femme avoit accouché précédemment de plusieurs enfans avec beaucoup de facilité. Comme cette perte n'étoit pas assez grande pour exiger qu'on l'arrêtât tout de suite, & que la malade avoit le pouls assez bon & même plutôt fort que foible, j'ordonnai qu'on lui tirât huit onces de sang, & qu'elle se tint tranquillement dans son lit : je lui fis ensuite donner un lavement, parce qu'elle avoit le ventre paresseux, & je lui fis prendre souvent deux cueillerées à la fois d'un mêlange composé avec six onces de teinture de roses, & environ vingt gouttes de *laudanum* liquide. L'écoulement s'arrêta, & la malade passa assez tranquilement cette nuit, mais quant ce vint à la lever pour faire son lit, elle évacua avec une grande douleur quelques gros caillots qui furent suivis d'un nouvel écoulement, qui s'arrêta cependant bien-tôt moyennant la précaution que l'on eut de la remettre tout de suite au lit. La malade

Z iij

paſſa pluſieurs jours dans cet état, je veux
dire qu'au moindre mouvement qu'elle faiſoit, elle rendoit par le vagin de nouveaux
caillots de ſang, qui comme la premiere
fois, étoient toujours ſuivis d'un nouvel
écoulement, dont la malade ſe trouvoit
inſenſiblement fort affoibiie, malgré toutes les précautions que l'on put prendre
pour ſoutenir & entretenir ſes forces. Cet
accident l'ayant repriſe un ſoir avec plus
de violence que jamais, on vint me chercher en grande hâte. Je la trouvai extrêmement foible & languiſſante, & tous ceux
qui l'environnoient conſternés & pour ainſi
dire ſans eſpérance. J'avois eu précédemment la précaution d'expoſer à la Sage-
femme & aux parens le danger imminent
dont elle étoit menacée ſi la perte ne diſ-
continuoit pas, ou qu'on ne l'accouchât
pas, je les avois même priés d'appeller en
conſultation quelqu'un de l'art, tant pour
leur ſatisfaction que pour la mienne, mais
ils ne furent pas du goût de ſuivre mon avis
à cet égard. Me voyant ainſi abandonné à
moi-même, & ſentant l'orifice de la matrice fort mollet, quoique très-peu dilaté,
j'y inſinuai doucement le bout de mon
doigt, à deſſein de le dilater, avertiſſant
en même tems la malade de faire valoir
ſes douleurs en pouſſant autant qu'elle

pourroit, comme pour réſiſter aux efforts
que je faiſois. Cette manœuvre, que je réi-
térai par degrés de tems à autre, fit dilater les parties du diametre d'un petit écu.
Je lui excitai enſuite quelques légeres douleurs qui revinrent par après d'elles-mêmes;
cependant malgré les différentes tentatives
que je pus faire, il ne me fut pas poſſible
de rompre les membranes; pour cet effet a
meſure que je dilatois l'orifice externe pendant chaque douleur, j'avançois le plus
qu'il m'étoit poſſible ma main dans le vagin, & j'allongeois mon doigt juſqu'où il
pouvoit s'étendre, mais voyant que cet
expédient ne me reuſſiſſoit point, j'introduiſis un catheter femelle que j'enfonçai au
travers du chorion & de l'amnios, au moyen
de quoi les eaux s'évacuerent en grande
quantité. L'hémorragie s'arrêta immédiatement après, & la tête de l'enfant vint ſe poſer
ſur l'orifice de la matrice. Pour lors la malade reſta tranquile pendant aſſez long-tems,
ſans que ſes douleurs la repriſſent. Pendant
cet intervale on lui fit prendre ſouvent du
bouillon pour la nourrir & rétablir un peu
ſes forces; cependant comme j'apréhen-
dois que le ſang ne coulât encore intérieurement, quoiqu'il n'en parut rien à l'extérieur, d'autant que la tête de l'enfant, placée comme elle étoit, pouvoit lui boucher

Z iv

le paſſage, je dis à la malade de pouſſer
autant qu'elle pourroit pendant que je rele-
verois un peu la tête avec mon doigt. Cette
manœuvre donna jour à quelques caillots
qui ſortirent de la matrice; je jugeai par-
la qu'il étoit à propos de déterminer les
douleurs, & de les exciter à force de dilater les parties, comme j'avois fait précédemment. Cet expédient réuſſit à ſouhait, dès
lors les parties ſe dilaterent de plus en plus,
les douleurs devinrent auſſi plus fortes, &
la malade accoucha enfin heureuſement.
Pendant le cours du travail, j'avois la précaution de lui tater ſouvent le pouls, qui
bien loin de tomber, paroiſſoit au contraire reprendre plus de force d'un inſtant à
l'autre.

OBSERVATION III.

En 1750. une Sage-femme m'envoya
prier de l'aller ſecourir auprès d'une femme
en travail d'enfant : elle me dit que la malade avoit été priſe d'une violente perte,
mais que le travail étant ſurvenu ſur ces
entrefaites les membranes s'étoient rompues, après quoi l'hémorragie s'étoit calmée, que néanmoins elle m'avoit fait mander parce qu'elle avoit trouvé le cordon ombilical dans le vagin, que cette femme étoit
extraordinairement foible, & qu'elle n'avoit

que très-peu ou point du tout de douleurs.

La malade étoit veritablement si foible qu'à peine je pouvois lui trouver le pouls : elle avoit les lévres pâles & les extrêmités de son corps étoient déja froides : je trouvai bien le cordon descendu dans le vagin, mais je ne pus y appercevoir aucune pulsation : l'enfant présentoit la tête, malheureusement elle étoit repoussée sur le devant contre les os *pubis*, par la partie inférieure du *placenta* qui étoit étendu sur l'os *sacrum*. Cependant la perte de sang étoit arrêtée tout-à-fait.

Je lui fis prendre sur le champ une dissolution de gelée de viande, & je fis envelopper dans un morceau d'étoffe des briques chaudes qu'on lui mit près des pieds & des mains. Avec ces précautions, au bout d'une heure ou environ, son pouls reprit plus de force, ses extrémités recouvrerent leur chaleur naturelle & les douleurs revinrent. Pour lors voyant que le *placenta* empêchoit la tête d'avancer, je le delivrai d'abord, après quoi la malade mit enfin au monde un petit enfant mort : mais elle étoit si foible qu'elle fut pendant plusieurs semaines après son Accouchement sans pouvoir marcher seulement dans sa chambre.

OBSERVATION IV.

EN 1744. on m'envoya chercher pour aller fecourir une Dame qui avoit été prife d'une perte la nuit précédente; la Sage-femme me dit que l'orifice de la matrice étoit dilaté du diametre d'une *couronne*, que le *placenta* fe préfentoit, que les douleurs étoient fort légeres & fort éloignées les unes des autres, & que pour lors la perte de fang étoit plus violente qu'au moment qu'on l'avoit envoyée chercher; cependant je trouvois que la malade n'avoit pas le pouls auffi foible qu'on auroit pû l'imaginer, vû la grande quantité de fang qu'elle avoit perdu.

Cette Dame avoit déja eû plufieurs enfans. La perte dont elle étoit pour lors attaquée étoit une récidive d'une hémorragie dont elle avoit été prife dès le commencement du huitiéme mois de fa groffeffe, qui l'avoit reprife plufieurs fois de tems à autre, pour peu qu'elle fe fût expofée à fortir; cependant moyennant les fecours & les confeils d'un autre Accoucheur qui pour lors étoit retenu auprès d'une autre malade, elle s'en étoit toujours tirée avec affez d'avantage, jufqu'à ce moment où elle n'étoit encore qu'au commencement de fon neuvieme mois.

La malade ne voulut jamais me permettre de la toucher ; pour y suppléer je dis en particulier à sa Sage-femme d'introduire sa main dans le vagin, d'examiner tout au tour si elle n'y trouveroit point le bord du *placenta*, & si elle l'y trouvoit de déchirer les membranes en cet endroit ; elle les trouva effectivement du côté gauche, & les ayant rompues conformément à mon avis, il s'écoula une grande quantité d'eaux après quoi la tête de l'enfant descendit en refoulant la partie inférieure du *placenta* du côté droit. Pour lors les douleurs augmenterent, la tête dilata insensiblement l'orifice de la matrice, & comme elle étoit petite elle baissa de plus en plus, de sorte que quelques douleurs de plus délivrerent la malade. L'hémorragie commença à se calmer dès que les eaux furent écoulées, & elle cessa tout-à-fait aussi-tôt que la tête eût bouché l'orifice interne. De tems en tems je touchois le pouls de la malade que je trouvois toujours à peu près dans le même état, si même il ne devenoit tant soit peu plus fort. Cette circonstance me fit juger que s'il se faisoit à l'intérieur quelque écoulement de sang, il ne devoit pas être considérable. On la soutint dans cet état en lui faisant prendre souvent une petite tasse de bouillon ou de vin & d'eau.

OBSERVATION V.

EN 1747. une Sage-femme me fit appeller à son secours auprès d'une Dame qu'elle avoit accouchée précédemment de plusieurs enfans. Cette Dame étoit attaquée d'une petite perte de sang, n'étant encore qu'au neuviéme mois de sa grossesse: en conséquence j'ordonnai qu'elle fut saignée & qu'on lui donnât un lavement, j'ajoutai une potion paregorique à prendre après l'effet de ce dernier reméde. Ces précautions n'empêcherent point l'hémorragie de subsister pendant plusieurs jours; il est vrai qu'elle n'étoit pas considérable. Cependant voyant les choses dans cet état, je touchai la malade & je trouvai l'orifice de la matrice assez mollet, mais il étoit retiré si haut & si en arriere que je ne pus trouver le *placenta* qui se présentoit quoique je sentisse au travers du vagin & de la matrice que la tête de l'enfant étoit retenue contre les os *pubis*. Comme les pertes que souffroit la malade ne l'avoient point affoiblie, je ne jugeai pas à propos de lui rien faire : seulement je lui recommandai de ne point sortir du tout.

Huit à dix jours après elle fut prise de mal d'enfant, & comme on s'apperçut sur

Ces entrefaites que l'hémorragie augmentoit, on m'appella une feconde fois. Pour
lors la Sage-femme me dit que l'orifice de
la matrice étoit entierement ouvert, que
les eaux venoient de s'écouler immédiatement avant mon arrivée, que le *placenta*
étoit tout-à-fait defcendu, mais qu'elle ne
pouvoit trouver aucune partie de l'enfant.
Il furvint dans cet inftant une forte douleur
dont je profitai pour la toucher ; pour lors
je reconnus que le *placenta* faifoit effort
pour traverfer l'orifice externe. Sa délivrance fut immédiatement fuivie de celle de l'enfant qui vint vivant quoique le *placenta* fût
forti le premier. La Sage-femme me dit que
quand elle avoit trouvé le *placenta* fe préfentant à l'orifice, elle avoit bien pris garde de le toucher avec fes doigts , parce
qu'elle s'étoit fouvenue que dans mes leçons
lorfqu'elle les écoutoit, elle m'avoit entendu faire cette obfervation que *dans les cas
de pertes, l'enfant pouvoit mourir en perdant
tout fon fang au travers du* placenta, *lorfqu'il
étoit décolé.*

OBSERVATION VI.

EN 1750. on vint me prier d'aller voir
une femme qui étoit vers la fin du huitiéme
mois de fa feconde groffeffe. Une Sage-

femme qu'elle avoit auprès d'elle me dit
que les eaux s'étoient écoulées environ
deux heures avant mon arrivée, & que depuis ce tems là la perte s'étoit arrêtée;
qu'elle avoit senti une espece de substance
charnue se présenter à l'orifice, sur quoi
elle avoit essayé d'en faire l'extraction,
s'imaginant que c'étoit un faux germe;
mais que les tentatives qu'elle avoit faites
pour en venir à bout, avoient été suivies d'u-
ne évacuation copieuse de sang. En examinant cette substance, je trouvai que c'étoit
le *placenta* qui étoit descendu jusqu'à l'orifice externe, & ayant glissé ma main entre
lui & les os *pubis*, je trouvai la tête de
l'enfant. Dès la premiere douleur qui survint à la malade, elle fut délivrée du *placenta* qui étoit tout déchiré, & qui fut suivi
d'un enfant mort.

J'ai vû arriver plusieurs fois que quand
les pertes n'étoient pas considérables on
réussissoit assez facilement à les arrêter, &
par ce moyen les femmes arrivoient heureusement au terme de leur grossesse.

OBSERVATION VII.

*Communiquée par M. E. W. par une Lettre
écrite de T. W. en 1747. avec ma Réponse.*

On m'envoya chercher il y a quelque
tems pour aller secourir une femme sur laquelle une Accoucheuse avoit exercé inutilement toute son industrie. J'appris par
les perquisitions que je fis que cette femme
n'étoit pas encore arrivée à son terme, que
les membranes étoient rompues, & qu'il
lui étoit survenu une hémorragie considérable qui subsistoit encore. Je touchai la
malade, mais je ne pus trouver l'orifice de
la matrice. Sur ces entrefaites je fis quelque peu de violence pour introduire ma
main au travers de l'orifice externe, & néanmoins j'eus encore de la peine à trouver
l'orifice de la matrice, parce qu'il se présentoit une substance charnue qui m'en empêchoit, que je pris pour le *placenta*, & qui
se trouva telle comme je le reconnus par
la suite. L'enfant étant au − dessus & fort
haut, où il étoit soutenu par le *placenta* qui
m'empêchoit de l'aller chercher avec ma
main, & qui s'opposoit à son passage au
travers de l'orifice interne : je ne pus ni le
sentir ni m'assurer de sa position, ce qui

me donna de l'inquiétude. Quoiqu'il en pûť
être je retirai ma main, je me compofai autant que je le pus, & j'exhortai de mon
mieux la malade à prendre courage. Enfin la
violence de fes pertes, jointe aux circonftances précédentes me fit juger qu'il étoit
abfolument néceffaire de forcer l'Accouchement en effayant de dilater les parties
contraftées, & de retourner l'enfant ; dans
cette vûe je ne me fus pas plutôt affis devant
elle, que par un effet de la Providence, elle
fe trouva prife d'une ou de deux fortes douleurs, & à mon grand étonnement, le *placenta* fortit d'abord, & fut fuivi de l'enfant
encore enveloppé dans fes membranes. Ce
fait me convainquit pleinement de l'erreur
de ceux qui foutiennent que le *placenta* eft
toujours attaché au fond de la matrice, puifque dans ce cas, ce devoit évidemment
êtretout le contraire.

Voici maintenant fur quoi roulent les
éclairciffemens que je vous prie de me
donner par rapport à ce cas.

Je fuppofe que l'enfant ne fût pas venu au
monde comme il fit, fçavoir fi j'aurois dû
tenter d'introduire ma main à côté du pla-
centa, ou le délivrer avant l'enfant ?

Je fuppofe, d'un autre côté, qu'une partie de
l'orifice de la matrice eût été couverte par une
portion du placenta, *qu'aurois-je dû faire*
en pareil cas ? Voyez

Voyez Recueil XXXIII. Article II.
Observation III.

RÉPONSE.

JE me suis trouvé dans un cas à peu près semblable ; le *placenta* étoit attaché à la partie inférieure de la matrice, & à mesure que l'orifice de la matrice vint à se dilater, il se fit dans cet endroit un décolement du *placenta* qui fut suivi d'une petite perte : la malade sentoit déja quelques mouches lorsqu'on m'appella, je la touchai & je trouvai l'orifice interne ouvert du diametre d'un petit écu ou environ, & le *placenta* tant soit peu engagé dedans. Comme la perte n'étoit pas fort considérable, & que cette femme étoit assez robuste, j'attendis pour la délivrer que l'orifice interne fut dilaté davantage. Au bout de quelques heures on vint me chercher une seconde fois, l'hémorragie étoit devenue pour lors plus violente, je trouvai l'orifice interne entierement ouvert, & le *placenta* en remplissoit totalement l'ouverture. Je fis coucher la malade sur le dos, les cuisses raprochées de son ventre, j'introduisis ensuite ma main dans le vagin, au travers duquel je la conduisis à côté du *placenta* jusque dans la matrice, je rompis les membranes & je délivrai l'enfant par les pieds, au moyen de quoi j'empêchai le *placenta* de venir le premier. Cet en-

Tome II.   A a

fant étoit en vie, parce qu'une portion du *placenta* étoit encore adhérente à la partie inférieure de la matrice.

J'ai vû des cas où le *placenta* étoit descendu dans le vagin avant la tête de l'enfant, de maniere qu'il falloit absolument en faire l'extraction avant que de pouvoir délivrer l'enfant, mais pour l'ordinaire dans ces sortes de cas on trouve l'enfant mort.

Il paroît que dans le cas que vous me communiquez, l'orifice interne avoit été entierement ouvert, que le *placenta* remplissoit toute la partie supérieure du bassin; enfin que l'enfant étant petit & le *placenta* tout-à-fait décolé, ils trouverent une issue assez libre, au moyen de quoi la délivrance a été si prompte & si heureuse.

OBSERVATION VIII.

EN 1733. M. BURNET me fit appeller environ sur les cinq heures du soir, pour aller voir une femme, pour lors vers la fin du huitiéme mois de sa grossesse, à laquelle il étoit survenu la nuit précédente un écoulement de sang considérable par la matrice, & qui de tems à autre sentoit de légeres douleurs; je reconnus en touchant cette femme que le *placenta* se présentoit à l'orifice de la matrice, qui étoit tant soit peu ouvert. Voyant les choses dans cet état, je conseillai à M. *Burnet* de dilater doucement les parties à mesure qu'il surviendroit des douleurs, & de rompre les membranes aussi-tôt qu'il pourroit atteindre jusqu'au bord du *placenta*. Il agit en conséquence,& réussit moyennant quelques douleurs. Les eaux ne furent pas plutôt écoulées que la perte s'arrêta d'elle-même, après quoi les douleurs étant devenues plus fortes, firent descendre la tête de l'enfant qui dilata par dégrés l'orifice de la matrice, mais en passant elle entraîna avec elle la portion détachée du *placenta* qu'elle sépara du reste, quinze ou vingt minutes avant que l'enfant fut délivré; pendant tout cet intervalle nous comptions que cette lacération feroit périr l'enfant, mais il vint en vie, contre notre attente, & s'est bien porté. La mere s'est aussi parfaitement rétablie quoiqu'elle eût perdu une si grande quantité de sang, qu'elle en étoit tombée en foiblesse dès avant qu'on m'eût appellé.

OBSERVATION IX.

Communiquée par une Lettre de M. J ——; écrite de F ——, en 1751.

J'AI été appellé au secours d'une femme arrivée au dernier terme de sa grossesse, qui depuis trois ou quatre jours souffroit une perte de fang qui augmentoit toujours.

Sur le champ je lui tirai douze onces de fang du bras, & lui ordonnai enfuite une opiate qui la fit répofer pendant trois heures de tems, pendant lefquelles fes pertes fe calmerent; mais dès qu'elle s'éveilla & qu'elle vint à remuer, l'hémorragie recommença, avec cette différence pourtant qu'elle n'étoit pas fi violente.

Dans l'après-midi, la malade me permit de la toucher, je trouvai l'orifice interne fort aminci, & ouvert du diametre d'une piece de douze fols ou environ. Cependant la perte paroiffant augmenter fur le foir, je fis tremper des linges dans de l'oxicrat frais, pour les lui appliquer fur le bas-ventre. On réitéra deux fois cette application, & par ce moyen l'hémorragie s'arrêta tout-à-fait; il furvint enfuite des douleurs, & en moins d'une heure elle accoucha heureufement d'une fille bien vivante.

ARTICLE IV.

Sur les mauvais effets de la diarrhée pendant le cours de la groffeffe & pendant les Couches.

OBSERVATION PREMIERE.

Au mois d'Août 1734. il regna épidémiquement une efpece de colique bilieufe,

accompagnée de vomiſſement & de diarrhée. Je fus appellé pour pluſieurs femmes
attaquées de cette maladie en différens
tems de leur groſſeſſe ; je vins à bout de les
guérir en plus grande partie en lavant l'eſtomach & les inteſtins au moyen d'une
boiſſon d'eau tiéde, & de quelques opiates
que je lui ordonnois enſuite. Je dois cependant en excepter un cas dans lequel j'eus
beaucoup de peine à réuſſir ; je fus appellé
au ſecours d'une femme qui étoit épuiſée &
fort affoiblie par les grandes évacuations
qu'elle avoit ſoufferte pendant les dernieres
douze heures qui avoient précédé mon arrivée. Une Sage-femme qui étoit auprès d'elle
me dit qu'elle étoit en travail de ſon premier
enfant, quoiqu'il manquât encore trois
ſemaines de ſon terme. Je propoſai à la
malade de la toucher pour m'aſſurer par
moi-même de ſa ſituation, mais elle ne
voulut pas y conſentir : au reſte cette circonſtance étoit pour lors d'autant moins
néceſſaire que, ſoit qu'elle fut réellement
en travail ou qu'elle n'y fut pas, les premieres indications qui ſe préſentoient à
remplir, devoient être de calmer le vomiſſement & le dévoyement, de réparer ſes forces, & de remettre un peu ſes eſprits, tout
cela le plutôt qu'il feroit poſſible. En conſéquence je lui fis prendre ſur le champ un

bon bouillon de mouton qui se trouva prêt
par hazard, coupé avec de l'eau tiede. Bien-
tôt après elle le rejetta à plusieurs reprises,
toujours en faisant quelques efforts, sur quoi
je lui fis prendre trente gouttes de *laudanum* liquide dans un verre d'eau-de-vie &
d'eau ; son estomach ne garda pas mieux
cette potion qu'elle rejetta sur le champ.
Pour lors je versai dans un petit bouillon
environ quinze gouttes de *laudanum* liquide, & j'appliquai en même tems extérieurement sur la région de l'estomach un morceau de papier gris imbibé de *laudanum*.
Dès lors les douleurs commencerent à s'a-
doucir par degrés, le vomissement & le
dévoyement se calmerent de même, & pour
lors elle me permit de la toucher : je trouvai l'orifice de la matrice épais & assez
mollet, ouvert du diametre d'un gros écu :
je sentis en même tems les membranes,
les eaux, & l'enfant. Lorsque je m'apperçus que les symptômes se disposoient à une
nouvelle incursion, je réiterai le même
reméde, & une demi-heure environ après
qu'elle l'eut pris, elle tomba dans un profond sommeil qui dura plusieurs heures, & dont elle se réveilla entierement
libre de tous ces symptômes. La malade
passa toute cette journée sans aucune douleur d'enfantement, & comme je la trou-

vois extrêmement foible, je lui conseillai de prendre souvent des bouillons de poulet un peu forts, qui rétablirent un peu ses forces. La nuit suivante elle dormit assez bien, le lendemain matin son mal d'enfant la prit, il fut assez long & même fatiguant, cependant elle accoucha enfin d'un gros enfant mort. Au bout de six semaines elle se trouva parfaitement rétablie.

OBSERVATION II.

EN 1743. je fus appellé au secours d'une Dame travaillée d'une rude dyarrhée qui étoit la suite d'un rhume qu'elle avoit gagné pour avoir sorti dans un cabriolet, dans un tems pluvieux, étant pour lors au huitiéme mois de sa seconde grossesse. Elle étoit épuisée des grandes évacuations qu'elle avoit soufferte la nuit & le jour précédent qu'elle avoit passés sans fermer l'œil; lorsque je la vis le lendemain matin, je lui trouvai le pouls foible & lent, & les extrêmités froides : Elle me dit qu'en faisant des efforts pour aller à la selle elle avoit senti quelque chose de semblable aux douleurs de l'enfantement. Aussi-tôt je lui ordonnai le bol & la potion suivante.

℞ *Theriaque d'Andromaque.* ℈ *ij.*

A a iv

que la malade prendra avec la potion suivante.

℞ *Eau de canelle simple.* ℥ j. ſ.
De Noix muſcade. ℥ ſ.
Laudanum liquide. gut. v.
Syrop de diacode. ʒ ij.

J'ajoutai qu'on lui fit boire abondamment du petit lait coupé avec du vin blanc.
& qu'on enveloppât dans un morceau d'é-
toffe des briques chaudes, qu'on lui appliqueroit enſuite près des extrèmités ſupérieures & inférieures, afin de rétablir la
chaleur naturelle, d'exciter les ſueurs, &
de lui procurer du repos. Pendant que l'on
préparoit ces remédes, je touchai la malade:
Je trouvai l'orifice de la matrice amplement dilaté, & la tête qui s'y préſentoit:
Enfin je ſentis le cuir chevelu, ce qui me
fit appercevoir que les membranes étoient
rompues. L'effet des remédes que j'avois
ordonnés fut tel que la chaleur revînt,
le pouls ſe releva, les ſueurs la ſuivirent,
& la malade dormit trois heures; au bout
de ce tems elle ſe trouva réveillée par une
douleur & par de nouvelles épreintes, ſur
quoi je lui fis réiterer la moitié de l'ordon-
nance ci deſſus, qui la tranquiliſa une ſeconde fois, de maniere qu'elle ſe rendormit, &
quand elle ſe réveilla ſur le ſoir elle n'avoit
plus ni douleurs, ni tranchées, ni épreintes,

mais elle étoit encore bien foible. Pour obvier à de nouvelles rechutes, je lui ordonnai de prendre de tems à autre un peu de rôtie au vin avec la muscade, & du bouillon de poulet par intervalles. Avec ces précautions elle passa tranquillement la nuit suivante. Le lendemain matin elle me dit qu'elle avoit quelques légeres douleurs, & je trouvai que la tête de son enfant étoit descendue plus bas dans le bassin. Enfin les douleurs augmenterent de maniere qu'elle accoucha heureusement deux heures après mon arrivée.

J'ai souvent vû en pareil cas des douleurs d'enfantement prématurées se dissiper, & les femmes aller ensuite jusqu'au terme complet de leur grossesse.

ARTICLE V.

Sur les accidens qui peuvent provenir des convulsions.

OBSERVATION PREMIERE.

EN 1746. une Sage-femme m'envoya chercher pour l'assister auprès d'une femme en couche, & me dit que le travail avoit assez bien commencé; que les membranes ne s'étoient rompues que quand l'orifice de la matrice avoit été amplement ouvert, mais que la tête n'avoit pas plutôt été descendue dans la partie supérieure du bassin, que la malade étoit tombée dans de violentes convulsions qui se passoient & revenoient alternativement à chaque douleur. Cette malade étoit une jeune femme forte & d'un tempérament sanguin ; elle étoit en couche de son premier enfant, & comme elle avoit le pouls plein, dur & vîte, je lui fis tirer sur le champ dix onces de sang du bras : dès-lors ses convulsions commencerent à diminuer à chaque douleur, jusqu'à ce qu'elles fussent tout-à-fait passées, & elle accoucha heureusement environ une heure après qu'elles l'eurent quittée.

OBSERVATION II.

En 1747. une femme grosse de son premier enfant, & tout près de son terme, fut prise tout d'un coup de vertiges, qui furent immédiatement suivis de fortes convulsions ; sa Sage femme m'appella sur ces entrefaites, & ayant profité du moment d'une de ses convulsions pour la toucher, je trouvai l'orifice de la matrice ouvert ; j'apperçus en même tems que ses convulsions faifoient defcendre les membranes & les eaux, de la même maniere que le font pour l'ordinaire les douleurs du travail. La malade étoit fans fentiment, & fes convulfions revenoient régulierement de fix ou de huit minutes en huit minutes : elle avoit le pouls fort agité & plein. Je lui fis tirer dix onces de fang, & lui fis appliquer des veficatoires fur les épaules : ces remédes ralentirent d'abord, & firent bien-tôt paffer les convulfions, mais le fentiment ne lui revint pas pour cela, & elle ne pouvoit avaler d'aucun liquide quelconque. Ses parens s'oppofant à ce que je la délivraffe ; je leurs dis qu'en cas que les convulfions revinffent on m'envoyât chercher fur le champ pour l'accoucher, fans quoi elle périroit infailliblement. L'événement confirma mon prognoftic à la lettre : en effet, tout au plus une heure après que je fus forti elle en fut reprife avec tant de violence qu'elle expira auparavant que j'euffe le tems de me rendre auprès d'elle, mais l'enfant étoit forti pendant un de ces accès de convulfions.

J'ai affifté cette année plufieurs malades qui en ont été prifes de même, étant près de leur terme. Quelques-unes en ont été guéries moyennant la faignée & les veficatoires, après quoi elles ont été heureufement jufqu'au terme ordinaire. Il s'en eft

trouvé d'autres chez lesquelles cette méthode ne réuſſiſſoit point, & qu'il falloit
déli rer tout de ſuite pour ſauver la mere &
l'enfant. D'autres Accoucheurs ont également que moi, rencontré des cas de cette
eſpece dans le même tems, d'où il paroît
que ces accidens étoient un effet de la
conſtitution de l'année. *Voyez* Volume III.
Recueil XXXIII. Article III.

OBSERVATION III.

Communiquée par M. MUDGE, *dans une
Lettre écrite de Plymouth en* 1748.

UN matin M. *Mudge* avoit ſaigné une
femme au neuviéme mois de ſa groſſeſſe qui
ſe plaignoit d'un très-grand mal de tête. On
le manda une ſeconde fois le ſoir à l'occaſion
de quelques convulſions qui lui étoient ſurvenues enſuite, pour leſquelles il ordonna
un lavement, des veſſicatoires & une potion
antiſpaſmodique. Sur les neuf heures les
accès étoient devenus plus violens & du-
roient plus long-tems, & voyant que pour
ſauver la malade il falloit néceſſairement
en venir tout de ſuite à l'Accouchement,
il la toucha; il mit enſuite la malade dans
une ſituation convenable, puis il introduiſit ſa main dans le vagin pour tâcher de

dilater l'orifice de la matrice qui étoit très-tendu, à peine affez ouvert pour le paffage d'une plume, & qu'il eût d'abord beaucoup de peine à trouver.

Après avoir fait avec fon doigt plufieurs tentatives inutiles, il fut obligé d'en demeurer là, efpérant que le lendemain matin il trouveroit les parties mieux difpofées à fe dilater, mais on le fit revenir deux fois dans le cours de cette même nuit là, parce que la malade étoit toujours dans des convulfions continuelles, & il n'apperçut point que les parties fuffent aucunement mieux difpofées. Il y retourna encore le lendemain vers midi ; pour lors les convulfions ne la quittoient plus. Néanmoins la violence des accès n'avoit point du tout dilaté l'orifice de la matrice, & elle ne pouvoit plus ouvrir la bouche pour prendre aucun reméde. Sur les fept heures du foir on vint le chercher en grande hâte, & la Sage-femme lui dit que pour lors l'enfant avoit la tête au paffage. Il eut d'abord de la peine à l'en croire fur fa parole, mais il reconnut bien-tôt par lui même qu'il en étoit véritablement ainfi, fur quoi il envoya tout de fuite chercher fes forceps pour aider l'Accouchement, mais comme il travailloit à les appliquer, les convulfions chafferent & délivrerent la tête. Il tira enfuite le corps , puis il delivra le *placenta*, après quoi les convulfions s'arrêterent tout de fuite.

ARTICLE VI.

Des Fiévres pendant l'Accouchement.

OBSERVATION PREMIERE.

L'ANNÉE 1729. a été remarquable dans le pays où je demeurois en ce tems là, par des pleuréfies qui regnerent épidémique-ment pendant le printems, & qui furent fouvent mortelles lorfqu'on n'avoit pas eû la précaution de prévenir le cours de cette maladie par de copieufes faignées dès la premiere attaque. Je fus appellé au mois de Mars de cette année là auprès d'une Dame qui avoit déja eû plufieurs enfans, & qui étoit pour lors au feptiéme mois d'une au-tre groffeffe. Cette Dame avoit été prife tout d'un coup d'un violent point de côté du côté gauche, accompagné d'une grande difficulté de refpirer : en conféquence on lui avoit tiré fur le champ dix onces de fang. J'en avois fait tirer jufqu'à vingt onces à d'autres malades attaquées de la même maladie, & en réitérant une ou deux fois la même éva-cuation, j'avois fort fouvent réuffi à détruire l'inflammation & la fiévre, au lieu que celles dont on avoit trop ménagé le fang , ou qui

avoient été faignées trop tard fuccomboient
à la maladie ; mais je n'ofai rifquer de répan-
dre auffi profufément le fang de cette malade
par rapport à fon état. Cependant comme
les fymptômes s'étoient adoucis, quoique
cette premiere faignée n'eût pas été fuffifante pour les diffiper, je fuivis la méthode
de *Sydenham*, en lui ordonnant de faire
un ufage copieux de boiffons délayantes, &
le lendemain matin je fis réitérer la faignée
à la même quantité que la premiere fois.
Dès le commencement que j'avois vû la
malade j'avois fait appeller un Médecin
fort renommé, qui demeuroit dans les environs. Il approuva tout ce que j'avois fait,
fur quoi il ajouta que comme il pourroit y
avoir du danger à tirer une grande quantité
de fang à la fois d'une perfonne dans un
pareil état, il faudroit réitérer la faignée
plus fouvent. Telle fut la méthode que je
fuivis, par laquelle en deux ou trois jours
tous les fymptômes fe diffiperent, & j'empêchai la fuppuration & peut-être la mortification de la plévre. Quoique la malade
fe foit trouvée fort affoiblie de ces évacuations, néanmoins elle a repris par degrés
affez de force pour conferver fon enfant,
& environ quinze jours après qu'elle a été
rétablie, elle eft accouchée heureufement,
quoi qu'avant le terme, d'un enfant foi-

ble qui n'a pas vécu long-tems après sa
naissance.

OBSERVATION II.

EN 1746. je fus appellé au secours d'une
femme qui dans le neuviéme mois de sa
quatriéme grossesse avoit été attaquée d'une
fiévre violente après s'être enrhumée. Elle
s'étoit plainte d'abord d'un violent mal de
tête, elle avoit été en délire de tems à autre, & le cinquiéme jour de sa fiévre elle
entra en travail, sur quoi je fus mandé. Elle
avoit le pouls très vîte, & avec cela foible
& intermittent. Il y avoit aussi soubresaults
dans les tendons, & en fort peu de tems
elle accoucha d'un enfant très-foible qui
mourut bien-tôt après. Son Accouchement
fut suivi de quelques évacuations de peu
de conséquence, & dès le soir elle mourut.

J'ai assisté plusieurs femmes à différens
tems de leur grossesse, au commencement,
pendant les progrès, dans l'état, & vers la
fin des fiévres, & pour l'ordinaire j'ai vû
les malades se rétablir, soit qu'elles fussent
au terme de leur grossesse, soit qu'elles fis-
sent une fausse couche, lorsqu'elles s'en déli-
vroient au commencement ou vers la fin
de la maladie, pourvu qu'il ne survint point
d'évacuation extraordinaire ; mais lorsque

la fiévre étoit violente & dans son état, j'ai observé que pour l'ordinaire elles n'en revenoient pas. J'ai encore observé que bien souvent l'enfant vient mort lorsqu'elles accouchent vers le déclin de la fiévre.

ARTICLE VII.

- De la petite Vérole pendant les couches.

OBSERVATION PREMIERE.

LES Observations que je viens de rapporter à l'occasion des fiévres, doivent aussi être prises dans le même sens à l'égard de la petite vérole.

EN 1749. j'ai assisté une Dame qui étant au cinquiéme mois de sa grossesse, avoit été prise d'une petite vérole confluente dont elle eût le bonheur de se rétablir, après quoi elle porta son enfant jusqu'à terme; il ne paroissoit aucune marque de cette maladie sur le corps de l'enfant qui étoit mort quelques jours avant sa naissance, mais il avoit une hydrocephale si considérable que le travail ne fut point suffisant pour pousser la tête, qui ne put venir qu'après qu'on y eût fait une incision qui fut suivie de l'évacuation des eaux.

Tome II. Bb

OBSERVATION II.

M. Coock qui affiſtoit à mes Cours en
1752. me communique l'Obſervation ſuivante, dont quelqu'un de la campagne
lui avoit fait part.

Une Dame de *Ofweſtry in Shropshire*,
âgée de vingt-huit ans, & étant pour lors au
ſeptiéme mois de ſa groſſeſſe, ſentit les premiers ſymptômes de la petite vérole, le 24
Février, le 28 du même mois on vît paroître à la ſurface de la peau des puſtules fort
épaiſſes, & fort menues. On appella ſur ces
entrefaites un Médecin de *Shrewfbury*, qui
jugea que cette petite vérole étoit confluente, & mêlée de petechies, ſur quoi il ordonna
une décoction de quinquina avec l'elixir
de vitriol & la teinture de roſes pour boiſſon ordinaire. La malade ſe rétablit, & le
29 Avril ſuivant elle accoucha d'un enfant
mort, ſur le corps duquel on voyoit des
puſtules qui paroiſſoient être vers le tems
de la criſe.

RECUEIL XIX.

Des circonvolutions & des nœuds du cordon ombilical, du resserrement de la matrice au-devant des épaules, &c.

ARTICLE PREMIER.

Des circonvolutions du cordon.
Voyez Table IX.

OBSERVATION PREMIERE.

EN 1750. je fus mandé au secours d'une Dame au huitiéme mois de sa grossesse, par sa Sage-femme, qui me dit que le travail avoit été fort long : que pendant près de deux heures la tête de l'enfant étoit restée descendue jusqu'à l'orifice externe, mais qu'elle étoit toujours remontée après chaque douleur.

Voyant que la malade ne vouloit point du tout me permettre de la toucher, je dis à sa Sage-femme d'introduire un ou deux doigts dans le *rectum* pendant une forte douleur que la tête étoit descendue, & d'appuyer sur le front à la racine du nez, pour contenir la tête dans cette disposition pendant quelques douleurs. Par cette

méthode la malade se trouva bien-tôt délivrée d'un enfant mort, dont le cordon faisoit quatre fois le tour de son col.

OBSERVATION II.

En 1745. j'assistai dans ses couches une
Dame en travail de son premier enfant,
dont les eaux & les membranes dilaterent
l'orifice de la matrice doucement & par
degrés, jusqu'à ce qu'il fût entierement ouvert, de maniere que les membranes s'étant
avancées jusqu'à l'orifice externe, se rompirent; pour lors la tête descendit jusqu'-
au milieu du bassin; ensuite ayant avancé
encore davantage à l'occasion d'une forte
douleur, elle remonta jusqu'au même endroit, à mesure que cette douleur vint à se
ralentir, puis elle continua d'avancer & de
reculer de la même maniere pendant plusieurs heures, ce qui fatigua beaucoup la
malade, & mit sa famille dans une grande
consternation.

Pour me mettre mieux à portée de bien
examiner l'état des choses, je commençai
par dilater & ouvrir doucement l'orifice externe pendant chaque douleur, jusqu'à ce
que je pusse aisément introduire mes doigts
tout au tour de la partie inférieure de la tête
de l'enfant; par ce moyen je reconnus que

ce n'étoit point la grosseur de la tête ou la petitesse du bassin qui retardoit l'Accouchement; il ne pouvoit point non plus être différé par la contraction ou le resserrement de la matrice au devant des épaules, parce que la tête avoit commencé à remonter immédiatement après que les membranes s'étoient rompues, & qu'il arrive rarement des contractions de cette espece, jusqu'à ce que les eaux soient tout-à-fait évacuées. Après avoir réfléchi sur toutes ces circonstances, je conclus que l'embarras devoit venir des circonvolutions que faisoit le cordon ombilical au-tour du col de l'enfant, dont la tête étoit située de maniere que son oreille gauche étoit contre l'aîne gauche de sa mere, & que son oreille droite étoit du côté droit entre les os *sacrum* & *ischium*, le front tourné du côté gauche.

J'avois résolu de procéder à cet Accouchement en faisant descendre la tête plus bas, & en l'y maintenant dans cette situation au moyen des forceps, si elle avoit demeuré plus long-tems dans la même situation; mais comme il survenoit de tems à autre de fortes douleurs, je jugeai plus à propos de tenter d'abord ce qui pourroit résulter du changement de situation: en conséquence je lui fis essuyer ses douleurs, tantôt debout,

tantôt aſſiſe, couchée ſur le côté, ou ſeulement appuyée ſur ſon lit, de maniere qu'elle n'y fut ni aſſiſe ni couchée. Cette derniere poſition ſe trouva la plus heureuſe,
& moyennant trois ou quatre fortes douleurs, la tête qui néanmoins remontoit
encore, deſcendit enfin de plus en plus
bas, & commença à dilater l'orifice externe.
Pour lors voyant qu'elle s'arrêtoit encore,
j'introduiſis deux doigts dans le *rectum*
lorſque je la vis pouſſée bien bas par une
forte douleur, & les appuyant contre la
partie inférieure du front, je l'aſſujettis
dans cet endroit, & j'empêchai par ce
moyen la tête de remonter juſqu'à ce qu'il
revint une nouvelle douleur. Je continuai
cette méthode à meſure que la tête venoit
à avancer de plus en plus, & j'en procurai
la ſortie de cette maniere, en faiſant remonter le front moyennant un demi tour de la
partie inférieure de l'orifice externe. Cette
femme ne tarda plus gueres à être délivrée,
& on trouva le cordon faiſant trois fois le
tour du col & une fois le tour des bras de
ſon enfant.

J'ai puiſé l'idée de cette manœuvre dans
le Traité de M. *Ould*, imprimé en 1742.
& je l'ai ſouvent pra iquée avec ſuccès lorſque j'ai trouvé le front deſcendu juſqu'au
coccix; lorſqu'il eſt deſcendu encore plus

bas, je retire mes doigts du *rectum* pour
ne point expofer cette partie à être contu-
fe, ce qui pourroit encore arriver également au vagin, & pour appuyer avec mes
doigts fur les parties extérieures & de chaque côté du coccix. Je dois avertir que
lorfqu'on vient à appuyer ainfi avec fes
doigts, il faut avoir grand foin d'éviter les
yeux, fans quoi il pourroit dans la fuite y
furvenir une inflammation.

Il faut obferver qu'il n'eft bon de recourir à une telle pratique que dans les cas
où la tête eft defcendue bien bas fans continuer de dilater l'orifice externe; car quoiqu'elle remonte à chaque douleur à mefure
que ces douleurs s'affoibliffent, néanmoins
fi elle dilate encore cette partie en avançant
à chaque douleur, une pareille dilatation
opérée naturellement & par degrés, eft bien
plus falutaire pour la femme, que ne l'eft
une diftenfion fubite qui met les parties
en danger de s'enflammer & de fe déchirer.

OBSERVATION III. & IV.

J'ai procédé conformément à cette
même manœuvre, dans quelques cas où
l'enfant ne venoit point, parce que le cordon étoit trop court, & en particulier deux
fois, l'une en 1744. où la femme fut déli-

vrée par le moyen des forceps ; & l'autre
en 1750. où les douleurs du travail firent
les frais de l'Accouchement , moyennant
que je les aidai de la maniere fufdite. Dans
ce dernier cas le cordon n'avoit pas plus
de fix à fept pouces de longueur, quoiqu'il
fut fort épais.

MAURICEAU, pag· 336. Obferv. 406. dit
avoir accouché une femme de fon premier
enfant, dont le cordon ombilical étoit extrêmement court , & fi monftrueufement
gros qu'il égaloit la groffeur de fon bras.
C'étoit une groffe fille morte en fon ventre
douze ou quinze heures auparavant, fans
aucune caufe manifefte.

Il eft bon d'obferver que quand l'Accouchement eft retardé par la briéveté ou par
les circonvolutions du cordon, on ne commence à s'appercevoir que la tête remonte
après chaque douleur, que quand elle eft
tout-à-fait defcendue dans le baffin , au
lieu que quand cet accident vient de ce
que la matrice s'eft refferrée au - devant
des épaules on s'en apperçoit bien plutôt.

Il faut encore que la tête foit defcendue
dans le baffin auparavant que l'Accouchement puiffe être retardé par une des épaules, qui au lieu de donner fur les côés du
bord du baffin, refte accroché au-deffus des
os *pubis* ou de l'os *facrum*.

ARTICLE II.

Des nœuds du cordon ombilical.
Voyez Table XXIX.

OBSERVATION PREMIERE.

EN 1744. on vint me prier d'aller au secours d'une femme qui se croyoit en travail d'enfant, quoiqu'elle ne fut encore que vers la fin du huitiéme mois de sa grossesse, mais l'évenement fit voir qu'elle n'étoit tourmentée que d'une colique, occasionnée par un resserrement du ventre, qui s'ouvrit par le moyen d'un lavement.

Environ quinze jours après on me manda une seconde fois, & pour lors je trouvai les membranes rompues ; les eaux étoient d'une couleur brunâtre, & répandoient une très-mauvaise odeur. L'Accouchement fut très-long, & l'enfant, lorsqu'il fut délivré, parut tout livide : l'épiderme s'enlevoit aisément par tout son corps, le bas-ventre étoit tout tuméfié, & le cordon ombilical gonflé & livide, long d'environ deux pieds & demi ou trois pieds, avec un nœud fort serré dans son milieu.

OBSERVATION II.

EN 1747. j'ai affifté une autre femme dans un Accouchement qui fut très - long, & je la délivrai d'un enfant vivant, quoiqu'il y eût un nœud à fon cordon qui étoit très - long ; à la vérité ce nœud étoit affez lâche.

OBSERVATION III.

EN 1748. j'ai affifté à un Accouchement où le cordon ombilical fe trouvoit long d'environ deux pieds & demi avec un nœud affez lâche, & s'étoit entortillé au tour du col de l'enfant qui étoit mort ; je n'attribuai cependant la mort de cet enfant , ni au nœud ni aux circonvolutions du cordon qui étoit fort lâche , mais plutôt à la nature du travail qui fut très-long, de maniere que la tête vint toute applatie ; & à ce que le cerveau fut trop long-tems comprimé dans le baffin qui étoit fort étroit.

ARTICLE III.

Du resserrement de la matrice au-devant des épaules, & des épaules accrochées au-dessus des os pubis ou de l'os sacrum. Voyez Table XIV.

OBSERVATION PREMIERE.

EN 1745. j'appris par l'Accouchement dont il va être question, que les travaux deviennent souvent longs & ennuyeux par la contraction ou le resserrement de la partie inférieure de la matrice au-devant des épaules, lorsque les membranes se sont rompues, & que les eaux se sont écoulées trop tôt. Non-seulement cette contraction retient le corps de l'enfant, mais encore elle empêche quelquefois les épaules de se détourner du bord supérieur du *pubis* vers les côtés du bassin où le passage est plus ample. Une Sage-femme me fit appeller pour l'assister auprès d'une femme âgée de trente cinq ans, en travail de son premier enfant, dont les membranes s'étoient rompues depuis long-tems. Je trouvai la tête descendue presque jusqu'au milieu du bassin. L'orifice interne étoit entierement ouvert, les douleurs étoient fortes & fré-

quentes, & néanmoins la tête n'avançoit
point, au contraire elle remontoit toujours
un peu après chaque douleur: circonstance
que je crus d'abord provenir du cordon.

Comme la malade étoit fort agitée & ses
parens fort inquiets, je lui ordonnai une
potion à prendre par cueillerée de demie
heure en demie heure, dans la vûe seulement de les amuser, n'ayant d'autre intention que celle de gagner du tems, parce
que je sentois l'oreille de l'enfant au-dessus
du *pubis* : la tête étoit petite & fort peu engagée dans le bassin, & je ne voyois rien de
menaçant dans ce cas. Je me retirai en conséquence après les avoir assurés qu'il n'y
avoit rien que de bon à en esperer, & qu'-
en peu de tems sa Sage-femme pourroit la
délivrer heureusement. Environ deux heures après on vint me chercher une seconde
fois, & on me dit que la potion que j'avois
ordonnée n'avoit produit aucun effet; la
Sage-femme me dit encore que la tête de
l'enfant avoit fort peu avancé, quoique
néanmoins elle eût toujours tenu la malade
dans une position avantageuse, conformément aux avis que je lui avois donnés. J'attendis le moment d'une forte douleur pour
voir dans quel état étoient les choses, &
pour lors je trouvai que la tête étoit descendue plus bas, mais je m'apperçus ensuite

qu'elle remontoit à mesure que la douleur se ralentissoit, & qu'ainsi elle reprenoit sa première place. Sur ces entrefaites je fis mettre la malade sur le côté, dans les vûes d'amener la tête avec les forceps; cependant je voulus encore essayer auparavant ce qui arriveroit en dilatant les parties. En conséquence je lui fis approcher les fesses sur le bord du lit, puis je travaillai à ouvrir par degrés l'orifice externe pendant chaque douleur, ensuite j'introduisis ma main dans le vagin, & je fis remonter la tête au-dessus du bord du bassin, mais avec beaucoup de peine. En insinuant ma main posterieurement entre l'orifice de la matrice & la tête, je sentis que la partie inférieure de la matrice étoit contractée, de maniere qu'elle serroit fortement tout au tour du col de l'enfant : pour lors je fis remonter l'enfant & je dilatai par degrés la partie contractée, de sorte que quand je retirai ma main il survint tout de suite une forte douleur qui poussa la tête jusqu'à la partie inférieure du bassin, & avec quelques autres douleurs qui survinrent ensuite, l'enfant se trouva heureusement délivré.

Quoique l'enfant ne soit pas fort gros, ni le bassin petit, il arrive fort souvent que l'Accouchement se trouve rétardé par de pareilles contractions, lorsque les membra-

nes fe font rompues trop tôt, & pour cette
raifon, dans la pratique, on doit attendre à
les ouvrir jufqu'à ce que l'orifice de la matrice foit entierement ouvert, afin que la
tête defcendant tout de fuite dans le baffin,
puiffe le remplir, & empêcher par fa préfence que les eaux ne s'écoulent trop tôt;
il faut cependant en excepter les cas de
perte où l'on doit s'expofer à un petit danger pour en éviter un plus grand, & où il
faut rompre les membranes pour arrêter
l'hémorragie.

Il arrive rarement que ces fortes de contractions retiennent la tête auffi long-tems
qu'elle l'a été dans le cas dont il étoit
ici queftion; il eft plus ordinaire qu'elle
defcende par degrés; & le travail devient
plus ou moins long, relativement à la violence de la contraction, & à la force ou à
la foibleffe des douleurs. En un mot, il
eft affez rare que l'on ait befoin du fecours d'un Accoucheur, à moins que les
douleurs ne viennent à manquer, comme
j'aurai occafion de le faire voir dans mes
Obfervations fur les Accouchemens laborieux.

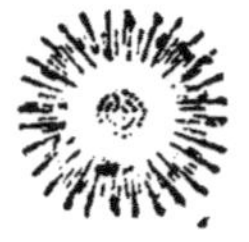

RECUEIL XX.

Des Accouchemens qui traînent en longueur à cause de la grosseur demésurée de l'enfant, & de l'hydrocephale.

ARTICLE PREMIER.

De la grosseur de l'enfant. Voyez Table XXI. XXVII. & XXVIII.

OBSERVATION PREMIERE.

EN 1742. on vint me prier d'aller au secours d'une femme dont les parens me dirent qu'elle étoit en travail depuis trois jours, & que la Sage – femme qui n'avoit point saisi le moment favorable, travailloit continuellement pour le ratrapper. Celle-ci me dit pour sa justificarion, qu'elle avoit accouché cette même femme deux fois précédemment, que son premier Accouchement avoit été très-long, encore son enfant étoit très – petit, & vint au monde avant son terme : que son second Accouchement fut aussi assez long, & l'enfant qui étoit étoit gros, vint mort, parce que quand on l'avoit envoyée chercher il étoit trop tard pour lui préparer les voyes : que dans les

vûes de prévenir de femblables accidens
dans ce troifiéme Accouchement, ayant été
appellée d'affez bonne heure , elle avoit
dilaté confidérablement les parties ; mais
que quand les eaux s'étoient écoulées, les
douleurs n'avoient pas été affez fortes pour
opérer la délivrance de l'enfant. Elle m'affura encore que quand on l'avoit appellée
l'orifice interne n'étoit point du tout ouvert,
& qu'il n'avoit commencé à fe dilater que
la nuit précédente ; que la malade avoit
été tourmentée d'une colique accompagnée
d'un dévoyement qui s'étoit arrêté en conféquence de quelque reméde que l'Apoticaire avoit ordonné, après quoi les douleurs
étoient devenues plus fortes : enfin elle
ajouta qu'elle n'avoit point du tout perdu
de tems, qu'au contraire elle avoit effayé
de foulager cette femme en la mettant
dans toutes fortes de pofitions, & qu'elle
avoit profité de toutes les douleurs qui lui
étoient furvenues pour dilater les parties.
Il eft vrai que le dévoyement pouvoit avoir
beaucoup contribué à affoiblir la malade,
mais elle étoit en outre extrêmement fatiguée de la mauvaife manœuvre de fa Sage-
femme, qui étoit tout-à-fait ignorante, qui
n'avoit jamais rien appris de l'art des Accouchemens , & qui paroiffoit n'avoir aucune difpofition à mieux faire ou à fe corriger
de fa mauvaife pratique.   En

La premiere fois que je touchai la malade, je trouvai l'orifice de la matrice affez dilaté, mais épais & gonflé, les parties externes étoient auffi toutes tuméfiées & enflammées. Je la touchai pendant une autre douleur, & pour lors je fentis que la tête fe préfentoit, mais elle étoit encore fort haut. Comme elle avoit le pouls foible & fort agité, je dis aux affiftans de la mettre fur fon lit & de l'y tenir auffi tranquillement qu'il feroit poffible. Elle fe plaignoit d'une grande altération, pour y rémédier je lui dis de boire beaucoup d'eau d'orge & de prendre de tems à autre quelque peu de bouillon avec du pain roti; & pour la raffurer un peu, également que fes parens, je lui ordonnai une potion compofée avec quelque fyrop & de l'eau toute fimple, à prendre de deux heures en deux heures. Je l'exhortai enfuite à ne point faire attention aux fauffes douleurs qu'elle avoit effuyées, l'affurant qu'il lui en viendroit de plus fortes & de plus efficaces lorfqu'elle auroit pris un peu de repos. Après avoir donné tous les confeils néceffaires en pareil cas, je me retirai environ fur les huit heures du matin, & y étant retourné le foir, j'appris qu'elle avoit dormi fort tranquillement pendant cinq à fix heures, qu'elle avoit fué beaucoup, & que de tems à autre il lui étoit furvenu de vives douleurs.

Voyant les parties beaucoup plus fou-
ples, la chaleur diminuée, & que les douleurs faifoient defcendre par degrés la
tête de l'enfant dans le baffin, j'encourageai la malade en lui difant que tout
alloit bien, mais qu'à caufe de la grande
foibleffe où elle étoit réduite, fon Accouchement feroit plus long, ce qui exigeoit
d'elle un peu plus de patience. Je dis en
particulier à la Sage-femme de la laiffer
tranquille dans fon lit, & de l'y laiffer dormir auffi long-tems qu'elle y paroîtroit dif-
pofée, fans la fatiguer davantage comme
elle avoit fait auparavant. Malgré cet aver-
tiffement exprès, on vint me chercher le
lendemain du grand matin, & pour lors j'appris qu'elle avoit tenu une conduite diamétralement oppofée, qu'elle l'avoit fait lever,
& qu'elle l'avoit tracaffée comme elle avoit
fait la premiere fois, de maniere que la
malade en étoit toute épuifée, & que les
parties externes étoient auffi enflammées
& auffi gonflées que je les avois trouvées
dabord. Je la fis remettre au lit tout de
fuite, & lui ayant fait mettre un cataplafme
de mie de pain avec le lait, j'attendis pour
voir quel en feroit l'effet. La malade dormit & fua beaucoup, après quoi les douleurs l'ayant réveillée on lui donna de tems
à autre, tantôt du bouillon, tantôt du vin

chaud avec de l'eau, tantôt d'une boisson cordiale, de maniere qu'elle reprit beaucoup de force & de vigueur. L'inflammation se calma aussi, après quoi on ôta le cataplasme, on nettoya les parties, & les douleurs étant revenues plus fortes, elle accoucha vers midi d'un enfant mort dont la tête étoit extraordinairement allongée.

J'ai accouché cette femme trois fois depuis, tous ses enfans étoient extrêmement gros, mais avec du tems & ayant la précaution de soutenir ses forces, je l'ai accouchée heureusement, & tous ses enfans sont venus vivans.

OBSERVATION II.

En 1725. uneSage-femme vint me chercher sur le soir pour une femme en couche qu'elle me dit être en travail depuis longtems de son premier enfant, sur quoi elle ajouta que l'orifice de la matrice s'étoit ouvert doucement & par degrés, qu'il y avoit déja plusieurs heures que les eaux étoient écoulées & que la tête de l'enfant n'avançoit point du tout.

Je reconnus au toucher que la tête étoit descendue jusqu'au milieu du bassin ; & comme la malade étoit forte, qu'elle avoit le pouls vîte, plein & dur, je lui fis tirer dix onces de sang. On la tint ensuite tranquillement dans son lit où elle dormit dans l'intervalle de ses douleurs, qui de deux en deux ou de trois en trois étoient assez fortes. Je recommandai à la Sage-femme de la laisser reposer autant qu'elle y auroit de disposition, & de m'envoyer chercher en cas que la malade devint plus foible, & que les douleurs du travail ne fussent pas suffisantes pour la délivrer.

En conséquence on vint me chercher le lendemain matin, & pour lors je trouvai la tête de l'enfant descendue jusqu'à la partie inférieure du bassin : comme la malade étoit épuisée & que ses douleurs se ralentissoient, je résolus de retourner son enfant afin de l'en délivrer, ou en cas que cela ne fut pas possible, de la délivrer, soit avec le filet ou avec le crochet, parce qu'alors je ne connoissois pas encore l'usage du forceps.

Après avoir dilaté l'orifice externe par degrés avec mes doigts, je tâchai de faire remonter la tête & d'introduire ma main dans la matrice afin d'y aller chercher les pieds, mais je la trouvai tellement resserrée que je ne pus pas avancer au-delà de la partie supérieure du vagin; sur ces entrefaites j'avois résolu de me servir du filet, mais il survint tout d'un coup une forte douleur, à mesure que je retirai ma main, la tête descendit de plus en plus, & moyennant deux autres douleurs, cette femme se trouva délivrée d'un enfant dont la tête étoit extraordinairement allongée.

J'ai réussi plusieurs fois en pareil cas, en suivant la même méthode.

OBSERVATION III.

Je fus appellé la même année au secours d'une autre femme qui depuis long-tems étoit en travail de son troisiéme enfant. Lorsque je vins à la toucher je crus d'abord que je sentois les fesses de son enfant, mais je m'apperçus ensuite que c'étoit une grosse tumeur à la tête, qui étoit descendue assez bas dans le bassin. La malade avoit été extrêmement fatiguée par le mauvais traitement de sa Sage-femme, de maniere que ses douleurs s'étoient ralenties & que son pouls étoit devenu très-foible. Je la fis mettre au lit, je lui fis prendre quelque chose de chaud, & lui recommandai de tâcher de dormir dans les intervalles de ses douleurs. Avec ces précautions les forces lui revinrent, ses douleurs devinrent ensuite plus fortes, & en me conduisant comme je l'ai rapporté dans l'Observation précédente, je la délivrai d'un enfant mort dont la tête qui étoit extraordinairement grosse s'étoit extrêmement allongée.

OBSERVATION IV.

En 1729. je fus appellé au secours d'une femme que j'avois accouchée deux fois précédemment. Dans son premier Accouchement je m'étois servi du crochet, dans le second je voulus me servir du filet, mais cet expédient ne réussit point, sur quoi je me déterminai à retourner l'enfant pour le délivrer par les pieds; cependant il me fut impossible de le sauver, parce qu'il avoit la tête trop grosse.

Ayant reconnu par expérience que l'on perd beaucoup d'enfans pour avoir mis trop tôt ces expédiens en usage, & pour avoir retourné l'enfant lorsqu'il présente une grosse tête dans un petit bassin, je résolus de me comporter en pareil cas avec plus de précaution, pourvû que je fusse appellé assez à tems.

En conséquence, à mon arrivée chez la malade dont il est ici question, sa Sagefemme me dit qu'elle ne l'avoit point fatiguée du tout, & qu'elle ne l'avoit touchée qu'une seule fois. L'orifice de la

matrice étoit amplement dilaté, & comme
cette Dame étoit d'un tempérament foible,
je la fis refter la plus grande partie du tems
au lit. Les eaux s'écoulerent peu de tems
après que je fus arrivé ; le travail fut très-
long à caufe de l'extrême groffeur de la
tête qui avançoit fort lentement dans le baffin ; cependant moyennant que je l'encourageai & que je foutins fes forces, elle accoucha enfin heureufement.

OBSERVATION V.

Dans le courant de la même année j'affiftai une femme qui avoit été long-tems
en travail, & dont les eaux s'étoient écoulées plufieurs heures avant mon arrivée.
Je trouvai l'orifice de la matrice amplement dilaté, la tête de l'enfant defcendue
jufqu'au milieu du baffin & la malade fort
fatiguée, fur quoi fa Sage-femme me dit
que les douleurs avoient été fortes, mais
qu'elles s'étoient beaucoup ralenties.

Comme il n'y avoit pas moyen de retourner l'enfant, je fis un nœud à une jarretiere
que j'affujettis, quoi qu'avec beaucoup de
peine, fur le front & fur le derriere de la
tête, au moyen de laquelle je tirois doucement à chaque douleur; mais voyant que cet
expédient ne réuffiffoit point, j'y employai

plus de force, de maniere que ce lacq gliſſa.
Pour lors je pris le parti d'eſſayer ce que
la nature pourroit faire par elle - même.
Je fis prendre à la malade un opiat léger,
puis je la fis mettre au lit où elle dormit
tranquillement dans les intervalles de ſes
douleurs ; par ce moyen elle reprit des
forces peu à peu, & les douleurs étant enſuite devenues plus fortes, elle fut heureuſement délivrée environ deux heures après.
Le lacq avoit contus & même écorché le
cuir chevelu de l'enfant, mais il n'en réſulta
rien de fâcheux, moyennant l'application
des remédes convenables.

OBSERVATION VI.

EN 1750. j'aſſiſtai une Dame de cette Ville,
(*Londres*) en travail de ſon premier enfant ;
elle étoit jeune, forte & d'un très - bon
temperament : ſelon ſon calcul elle avoit
paſſé d'un mois le terme ordinaire de la
groſſeſſe, & ſon travail étoit fort fatiguant.
En effet, après que les membranes furent
rompues & que la tête fut un peu deſcendue dans le baſſin, elle eſſuya quantité de
douleurs très - vives pendant l'eſpace de
quatre heures avant qu'elle fut deſcendue
dans la partie inférieure, où elle reſta encore
pendant deux heures avant que l'Açcou-
chement fut terminé.

Je m'apperçus que le principal obftacle venoit de l'extrême groffeur de la tête, & comme la malade paroiffoit forte & que fes douleurs étoient vives, je crus qu'il n'y avoit rien à faire que de l'encourager & de l'empêcher de fe fatiguer. Cependant avant qu'elle fut délivrée fes efprits s'abattirent, fes douleurs commençoient auffi à fe ralentir, ce qui répandit une grande confternation & une vive allarme dans fa famille, & j'avoue que je n'étois pas exempt moi-même de toute apréhenfion pour fa vie & pour celle de fon enfant.

Quoique les douleurs portaffent davantage rant qu'elle étoit appuyée fur fon lit, de maniere qu'elle n'y fut ni affife ni couchée, lorfque je m'apperçus qu'elles commençoient à fe ralentir, comme la tête étoit defcendue fort bas, je réfolus de la délivrer avec les forceps : mais avant que de recourir à cet expédient, je jugeai à propos de lui faire changer de fituation & d'effayer ce qui pourroit arriver en lui faifant effuyer fes douleurs debout, pofture qui dans d'autres cas m'avoit réuffit ; en conféquence je la fis fortir de fon lit, habillée légerement & foutenue par deux femmes. Ce changement de pofture fit effectivement augmenter les douleurs, & après qu'elle en eût effuyé plufieurs très-vives, je m'apperçus

que la tête de l'enfant commença à defcendre de plus en plus, & à repouffer les parties baffes en forme de groffe tumeur. Pour
lors je la fis remettre au lit, & j'eus beaucoup de peine à empêcher que le périnée
ne fut déchiré. Après que la tête fut délivrée, je fus obligé d'employer beaucoup
de force pour amener les épaules, d'autant
que cet enfant étoit le plus gros que j'aye
jamais délivré en vie.

La tête de cet enfant étoit extrêmement
allongée : il y avoit fur le *vertex* une tumeur
confidérable, & fi le baffin de fa mere n'a-
voit pas été fort ample, il n'auroit jamais
été poffible de le fauver.

OBSERVATION VII.

EN 1742. je fus appellé auprès d'une
femme âgée d'environ quarante ans, en
travail de fon premier enfant ; elle ne voulut point me permettre de la toucher, cependant on m'engagea à refter dans un autre
appartement en cas de befoin. Selon les
raports que m'en faifoit la Sage-femme de
tems à autre, je compris que l'enfant avançoit très-lentement, quoique l'orifice de la
matrice fut amplement dilaté, & que les
membranes fuffent rompues : elle me fit
auffi entendre que les douleurs étoient affez

fortes, mais cependant un peu éloignées les unes des autres.

Tel fut le cours du travail pendant douze heures, après quoi la Sage-femme me dit que quoique d'abord l'enfant lui eût paru vivant par les mouvemens de sa tête, elle avoit néanmoins peur qu'il ne fut mort, d'autant que les douleurs étoient tombées depuis long-tems, & qu'il y avoit deux heures qu'il paroissoit exterieurement une petite portion de la tête. Cependant l'enfant se trouva délivré peu de tems après qu'elle m'eut fait ce raport ; mais il ne me parut être mort que depuis fort peu de tems, & il est très-probable que quand la tête fut descendue si bas, & que les douleurs se ralentirent, on auroit pû le sauver en se servant des forceps, qui ne manquent jamais, ou du moins très-rarement, lorsque les choses font dans cet état.

J'appris par la suite que l'opiniâtreté de la malade à refuser mes services, venoit des mauvais conseils que sa Sage-femme lui avoit donnés, & de l'horreur qu'elle lui avoit inspirée contre l'usage des instrumens.

Pendant la premiere année de ma Pratique, lorsque j'étois appellé à des Accouchemens longs, ce qui venoit souvent de la mauvaise pratique & de l'ignorance des

Sage - femmes & de leur précipitation à
hâter le travail ; comme lorsqu'elles tracaf-
fent & font marcher les femmes, & qu'elles les font pousser de toutes leurs forces à
la moindre douleur, jusqu'à ce qu'elles les
ayent tout-à-fait épuisées; qu'elles les tour-
mentent mal-à-propos & sans nécessité, &
qu'elles forcent prématurément les parties
au point d'y occasionner des inflammations.
Dans ces fortes d'occasions, sans m'informer de ce qu'on avoit fait jusqu'alors, on
me disoit que la malade avoit essuyé un
rude travail pendant plusieurs heures, quelquefois pendant plusieurs jours, & que l'on
m'appelloit pour l'empêcher de mourir son
enfant dans son ventre. Sur de pareilles
requêtes, lorsque je trouvois la tête à la
partie supérieure du bassin, c'étoit assez mon
ordinaire de retourner l'enfant & de le délivrer par les pieds ; par ce moyen, quand il
étoit petit, je le sauvois le plus souvent,
pourvu qu'il ne fut pas mort avant mon arrivée, mais lorsqu'il se rencontroit que la
tête fût grosse ou le bassin étroit & mal conformé, la grande violence qu'il falloit employer pour en faire l'extraction, devenoit
souvent l'occasion de sa mort. D'un autre
côté lorsque la tête étoit descendue si bas
dans le bassin qu'il n'y avoit plus moyen de
le faire remonter dans la matrice pour le

retourner, j'étois obligé d'ouvrir le crâne avec des ciseaux, & d'en faire l'extraction avec mes doigts, aidés d'un crochet mousse ; cependant, je n'ai jamais mis cette pratique en usage, à moins que dans les cas où je trouvois la tête tout-à-fait descendue, & la malade si épuisée, qu'il n'y avoit plus à attendre que ses douleurs pussent la délivrer, encore n'en venois-je à cette derniere ressource qu'après avoir essayé le filet de *Mauricèau*, qui me manquoit toujours, & un autre filet en forme de nœud, que j'introduisois avec mes doigts, & qui m'a quelquefois réussi lorsque l'enfant étoit petit, encore étoit-ce rarement. Pour prévenir la perte des enfans qui me mortifioit extrêmement, je fis faire une paire de forceps *Français* d'après le modèle qu'en a donné M. *Butter* dans les Essais de Médecine de la Société d'Edimbourg, mais je les trouvai si longs & si mal disposés qu'ils ne répondoient nullement à l'esperance que j'en avois conçu. Je parcourus ensuite les Traités de *Chapman* & de *Giffard*, qui avoient fort souvent réussi à sauver les enfans par des instrumens de cette espece ; sur ces entrefaites je fus passer quelque tems à Londres, dans les vûes d'y acquérir de meilleures connoissances sur ce sujet. Je n'y appris rien de satisfaisant, & suivant

l'avis de feu M. *Steward*, Doct. en Médecine. Je passai à Paris où M. *Gregoire* faisoit
pour lors des Cours d'Accouchemens. Je
ne trouvai dans cette Capitale rien qui répondit davantage à mon attente, car quoique la méthode de M. *Gregoire* put être
fort instructive pour les jeunes Praticiens,
la machine dont il se servoit pour figurer
dans les cas difficiles, n'étoit autre chose
qu'une espece de panier d'ozier dans lequel
il avoit mis un vrai *bassin* recouvert d'un
morceau de cuir, mais avec cette machine
il ne pouvoit pas expliquer clairement les
difficultés qui se rencontrent à retourner
les enfans, soit que ces difficultés viennent
de la contraction de la matrice, de celle
de l'orifice interne, ou de celle de l'orifice
externe. A l'égard des forceps il montroit
à ses Eleves à les introduire par où ils
pourroient les insinuer, & à tirer ensuite
avec beaucoup de force, mais il préferoit
l'instrument de *Chapman* à celui dont on
se servoit en France, & il aprouvoit les
corrections que l'on avoit faites à la coëfe
de *Mauriceau* qui ne peut jamais être d'aucune utilité.

Peu satisfait de cette maniere d'ensei-
gner, je fis attention qu'il étoit possible de
construire des machines capable d'imiter
si exactement une vraye femme & son en-

fant, que les Etudians pussent y appercevoir
tous les obstacles qui se présentent dans
la pratique des Accouchemens, telle est
celle que j'ai inventée & construite à force
de travail & d'aplication.

J'ai tâché de réduire l'art des Accouchemens à des principes mécaniques, j'ai
déterminé la forme, la figure & la situation
du bassin, relativement à la forme & aux
dimensions de la tête de l'enfant, & j'ai
expliqué la maniere d'en faire l'extraction
par les régles des corps mus en différentes directions. Néanmoins j'ai reconnu
qu'il restoit encore des cas où les enfans
étoient perdus, & où la mere couroit de
grands risques si l'on entreprenoit de les
tourner, lorsque la tête étoit grosse ou qu'-
elle se présentoit, ou même en laissant trop
long-tems la tête à la partie inférieure du
bassin, lorsque les douleurs étoient foibles
& que la malade étoit épuisée : car dans ce
dernier cas, lorsque l'on étoit venu à bout
de délivrer l'enfant, pour l'ordinaire on le
trouvoit mort à cause de la grande compression que le cerveau avoit souffert : bien souvent encore cette même compression avoit
occasionné une inflammation dans le vagin,
à l'orifice interne, & quelquefois à la matrice de la mere. Pour obvier à ces sortes d'inconvéniens, j'ai été quelquefois obligé de

recourir au filet ou aux forceps, & avec
ce dernier inſtrument j'ai très-ſouvent
réuſſi aſſez heureuſement pour ſauver les
enfans ; néanmoins il m'eſt quelquefois ar‑
rivé de voir arriver des déchirures aux
parties externes des femmes lorſque je me
ſervois des forceps, juſqu'à ce que j'en aye
corrigé la forme, & que j'aye établi de nou‑
velles régles de s'en ſervir, par leſquelles on
n'eſt plus expoſé à de ſemblab'es accidens.

En un mot j'ai été fort attentif au cours
& aux opérations de la nature dans toute
ma Pratique, c'eſt elle qui m'a ſervi de
régle, & à laquelle j'ai raporté toutes mes
connoiſſances, ſans néanmoins rejetter les
idées des autres Ecrivains & Praticiens qui
m'ont ſuggeré de très-bonnes penſées,
d'après leſquelles j'ai pû rendre mes leçons
plus profitables. Je dois beaucoup, en
particulier au Doɛt. GORDON de *Glaſcow*
& au Doɛteur INGLICH de *Lanarc* en
ÉCOSSE. Le premier m'a fait connoître l'u‑
ſage du crochet mouſſe ; le ſecond m'a ap‑
pris à me ſervir des nœuds, & depuis que
je ſuis à LONDRES le Doɛt. NISBET m'a aidé
à corriger le forceps, & M. HUNTER à réfor‑
mer la mauvaiſe maniere de délivrer le
placenta.

J'ai cru devoir entrer ici dans ce petit
détail ſur ma conduite pour l'inſtruɛtion
des

des jeunes Praticiens, qui verront par-là
que bien loin de ne m'être attaché qu'à
une feule méthode, j'ai faifi avidement toutes les occafions de me perfectionner, &
que j'ai renoncé volontiers à toutes les
mauvaifes maximes que j'avois pû adopter
dans le commencement de ma Pratique.

ARTICLE II.

De l'Hydrocephale.

OBSERVATION PREMIERE.

EN 1747. j'affiftai une Dame en travail
de fon quatriéme enfant, je trouvai les
membranes defcendues, l'orifice interne &
l'orifice externe amplement dilatés. La
tête refta fort long-tems au-deffus du bord
du baffin avant que les membranes fe rom-
piffent, & l'enfant fe préfentoit d'une
maniere fi extraordinaire que je fus pendant
quelque tems dans l'incertitude fi c'étoit
la tête ou les feffes. Mais lorfque les
eaux furent évacuées il defcendit un peu
plus bas ; pour lors je fentis le cuir chevelu, & je reconnus qu'il y avoit une hydrocephale, parce que les os du crâne étoient vacillans & fort éloignés les uns des autres.

Après plufieurs vives douleurs la tête
avança jufqu'à l'orifice externe, qu'elle avoit
tellement dilaté par la grande quantité

d'eaux dont elle étoit remplie, qu'il s'y trouva enfin un paſſage aſſez libre. L'enfant qui ſe trouva délivré ſur le champ, paroiſſoit n'être mort que depuis fort peu de tems.

OBSERVATION II.

En 1753. je fus appellé au ſecours d'une femme en travail de ſon premier enfant. Les eaux & les membranes ouvrirent doucement l'orifice de la matrice ; & lorſqu'elles furent deſcendues juſqu'au milieu du vagin, elles parurent comme s'il y avoit eû deux ſortes de membranes l'une dans l'autre, mais dont celle du dedans paroiſſoit beaucoup plus épaiſſe que celle du dehors. Auparavant que l'orifice de la matrice fût entierement ouvert, les vrayes membranes ſe rompirent, & pour lors je reconnus que l'autre étoit le cuir chevelu qui étoit ainſi pouſſé par les eaux renfermées dans le crâne. Les douleurs firent deſcendre le crâne de plus en plus, de maniere que quand l'orifice interne fut entierement ouvert, il dilata le vagin & l'orifice externe, comme ils le font ordinairement par les membranes & par les eaux de l'arriere-faix, & je ſentis les os du crâne vacillans & ſe croiſans les uns les autres.

Enfin, lorſque la tête fut délivrée je fus obligé d'employer beaucoup de force pour dégager les épaules & le corps, parce que le

ventre étoit gonflé. Le cordon étoit tuméfié
& livide, l'enfant paroiſſoit être mort depuis
huit à dix jours, & il y avoit une grande
quantité d'eaux épanchées dans ſa tête.

ARTICLE PREMIER.

*Accouchemens difficiles à cauſe de la petiteſſe,
de l'étroiteſſe ou de la mauvaiſe conformation
du baſſin. Voy. Table XXVII. & XXVIII.*

RECUEIL XXI.

*Des Accouchemens difficiles à cauſe de la peti-
teſſe, de l'étroiteſſe ou de la mauvaiſe conformation du baſſin, à cauſe de l'inflammation ou du gonflement œdemateux des parties baſſes, de quelque tumeur ſchirreuſe,
de quelque polype ou de quelque calloſité
dans le vagin ou à l'orifice interne, ou bien
enfin parce que les épaules & le corps de
l'enfant ſont encore retenus après que la tête
eſt délivrée.*

Quoique les Accouchemens de cette
nature paroiſſent être de la même eſpece
& demander le même traitement que ceux
dont les obſtacles viennent de la groſſeur
de la tête, il y a néanmoins une différence
eſſentielle : en effet quoiqu'ils ſoient à
peu près les mêmes par rapport à ce qu'il
doit en couter à la femme, cependant dans
ceux dont il eſt ici queſtion l'opérateur a
beaucoup moins d'eſpace lorſqu'il eſt obli-

gé d'opérer de la main, d'où il arrive que la tête de l'enfant se trouve défigurée & reçoit différentes impressions occasionnées par la saillie que font intérieurement l'os *sacrum* & les vertebres des lombes.

OBSERVATION PREMIERE.

EN 1750. on me pria d'assister dans ses couches une femme d'une taille moyenne & en apparence assez bien faite, qui dans trois couches précédentes avoit toujours eû des enfans morts. Le premier présentoit le bras, & après que sa Sage-femme l'eût leurée pendant deux jours dans l'esperance d'une heureuse délivrance, les parens se déterminerent enfin à appeller un Accoucheur qui eut beaucoup de peine à tirer l'enfant par les pieds, & qui se fatigua tant dans cette opération, qu'il fut ensuite obligé de garder le lit pendant plusieurs jours. On m'appella dans sa seconde couche, après qu'une autre Sage-femme, des plus présomptueuses, & qui s'étoit engagée de conduire les choses à une heureuse issue, l'eût épuisée à force de la tracasser. Après avoir patienté long-tems inutilement, j'eus recours aux forceps, & voyant que le succès ne répondoit point à mon attente, je dilatai le crâne de la maniere que je l'ai expliqué en parlant des Accouchemens difficiles. Je reconnus alors que la difficulté venoit de la grosseur de la tête & de la saillie que faisoit en dedans la partie supérieure de l'os *sacrum* qui n'étoit pas éloigné de plus de trois pouces & demi des os *pubis*. J'étois seul à son troisiéme Accouchement, mais par malheur l'enfant présentoit les fesses, & comme il étoit fort gros, il ne me fut pas possible de le sauver, car je fus obligé de me servir du crochet pour délivrer la tête, ce qui désoloit & affligeoit beaucoup cette pauvre mere, qui avoit tant souffert, & qui avoit déja perdu trois enfans.

Lorsqu'on me manda dans sa quatriéme couche, je trouvai l'orifice de la matrice ouvert du diametre d'environ un *sheling*, & la tête arrêtée au-dessus du *pubis* où elle étoit déjettée tant soit peu plus en avant qu'à l'ordinaire par la saillie que faisoient ensemble l'os *sacrum* par sa partie supérieure & les dernieres vertebres des lombes. Comme le travail ne faisoit que commencer, j'encourageai la malade en lui disant que j'avois sauvé plusieurs enfans, même dans des cas où le bassin se trouvoit plus étroit que le sien, & que j'avois beaucoup d'espé-rance de la conduire à un pareil succès, pourvû que son enfant ne fut pas d'un vo-lume extraordinaire. Ayant appris qu'elle n'avoit dormi que très-peu la nuit précé-dente, & lui trouvant le pouls un peu plein,

je lui fis tirer dix onces de fang du bras ;
j'ordonnai auffi un lavement pour nettoyer
les inteftins ; je me retirai enfuite le matin,
en difant à la Sage-femme de ne point
m'envoyer chercher que les membranes
ne fuffent rompues ; en conféquence on tint
tranquillement la malade dans fon lit, où elle
dormit pendant quelque tems, & fur le foir
on m'envoya chercher. Je trouvai pour lors
les membranes rompues, l'orifice de la
matrice amplement ouvert, & la tête qui
commençoit à s'engager dans l'orifice fupérieur du baffin ; mais quand les membranes
vinrent à fe rompre, les douleurs tomberent comme il arrive pour l'ordinaire
lorfque la tête eft groffe, ou que le
baffin eft étroit : parce que les douleurs
qu'elle avoit effuyées jufqu'à ce moment,
venoient de ce que les membranes tirail-
loient l'orifice de la matrice : or la tête qui
pour lors étoit retenue plus haut, ne tirailloit
plus ces parties, mais elle les bouchoit fi
exactement qu'elle retenoit encore une
grande quantité d'eaux dans la matrice.

Je me retirai une feconde fois en priant
la Garde de m'envoyer chercher lorfque
les douleurs reviendroient & qu'elles feroient plus fortes ; & environ trois heures
après on revint me chercher ; on me dit
que la malade avoit mouillé beaucoup
de linges, & que fes douleurs étoient

plus fortes & plus fréquentes. Pour lors je trouvai la tête de l'enfant pouffée plus bas, & comme il ne fortoit qu'une très - petite quantité d'eau dans le tems des douleurs, je conclus qu'il n'en reftoit prefque plus, & que la matrice s'étoit refferrée immédiatement fur le corps de l'enfant.

Comme la malade avoit paffée la plus grande partie du jour au lit, je lui confeillai d'effuyer fes douleurs affife, & de fe promener de tems à autre fans fe fatiguer. En conféquence on la mit dans un fauteuil où elle étoit panchée en arriere, & elle effuya fes douleurs dans cette pofture jufques vers le lendemain matin, que fe trouvant fort fatiguée, on la remit au lit, où elle fe tint couchée fur le dos, les épaules élevées avec des oreillers, de maniere qu'elle étoit à moitié couchée & à moitié affife. Je lui dis d'élever fes jambes dans le tems des douleurs, ce qu'on lui facilitoit encore pendant ce tems-là en lui foutenant les pieds, je lui recommandai encore de ne point pouffer à moins que fes douleurs ne fuffent fortes. La tête continua d'avancer fort lentement, les os du crâne fe chevauchoient les uns les autres, le *vertex* etoit pouffé en forme de pain de fucre jufque contre la partie inférieure de l'*ifchium* du côté gauche, pendant que le front étoit à la partie

fupérieure de celui du côté droit, ou plutôt au-deffus du bord du baffin du même
côté ; la fontanelle étoit encore fort haut,
& je fentois l'oreille contre les os *pubis*.
De trois ou de quatre douleurs en quatre
douleurs, qui en général étoient les plus
fortes, la tête avançoit, & l'occiput s'élevoit par degrés dans l'efpace qui fe trouve
au-deffous des ós *pubis*, le front fe tournant en arriere vers la partie inférieure de
l'os *facrum* & du coccix.

La tête étant une fois defcendue jufque-
là, & dégagée de fa prifon & de la compreffion qu'elle avoit foufferte à la partie
fupérieure du baffin, commença à avancer
avec beaucoup plus de facilité qu'elle n'a-
voit fait jufqu'alors ; cependant comme
l'enfant avoit la tête groffe, & qu'il auroit
pû mourir étant détenu trop long-tems par
la contraction de la matrice au-devant des
épaules, j'aidai un peu lorfque le front fut
defcendu jufqu à la partie inférieure du coccix, en appuyant avec mes doigts fur fes
deux côtés dans le tems d'une forte douleur, afin de pouffer la tête en devant, dans
l'efpace qui fe trouve au-deffous des os *pubis*, & de l'empêcher de retourner en arriere lorfque les douleurs venoient à fe ralentir & à fe paffer.

La tête étant délivrée, je fus obligé d'em-

ployer beaucoup de force pour l'extraction
des épaules, parce que quoique je les eusse
fait descendre jusqu'à la partie inférieure de
l'*ischium*, je ne pus les délivrer qu'en passant un doigt au-dessus d'une d'elles, que
j'avançai jusqu'au milieu du bras, & en
appuyant vers l'os *sacrum*, je la fis descendre en lui faisant faire un demi-tour, après
quoi le reste du corps suivit.

Comme la circulation étoit interceptée
dans le cordon, l'enfant qui étoit fort
gras, & dont la tête avoit été extraordinairement allongée, fut cinq à six minutes
avant que de commencer à respirer.

La femme se remit de cet Accouchement beaucoup mieux qu'elle n'avoit fait
après ses autres couches.

OBSERVATION II.

EN 1753. j'accouchai cette même femme d'un autre enfant. Son travail commença à peu près de la même maniere, avec
cette différence cependant que les membranes se rompirent malheureusement par
les mouvemens que la mere fit pour sortir
de son lit, avant que d'avoir aucunes douleurs ; ayant été appellé en conséquence de
cet accident, je trouvai l'orifice de la matrice
mollet & assez souple, mais fort peu ouvert,

& la tête reftée au deffus du *pubis*, comme
dans le cas précédent. On a vû que dans ce
dernier cas je l'avois faite faigner & que je
lui avois ordonné un lavement ; mais comme
dans celui-ci les douleurs n'étoient pas encore commencées, & que j'étois engagé
pour un autre Accouchement, je laiffai auprès d'elle une Sage-femme que j'inftrui-
fis de ce qu'elle devoit faire lorfque les
douleurs viendroient, en attendant que
j'euffe fatisfait à mes autres engagemens,
& que j'euffe la commodité de pouvoir
refter auprès d'elle.

Peu de tems après que je fus forti les
douleurs commencerent & il s'évacua de
tems à autre une grande quantité d'eaux :
lorfque j'y retournai fur le foir, je trouvai
l'orifice de la matrice paffablement dilaté,
& la tête chaffée dans le baffin dont elle occupoit environ un tiers ; étant bien affuré
qu'il lui furviendroit de plus fortes douleurs, & que toutes les eaux n'étoient
pas encore évacuées, je me mis fur un lit
pour y prendre quelque peu de repos,
parce que j'avois beaucoup fatigué la nuit
précédente, & je dis à la Sage-femme
de m'avertir auffi-tôt qu'elle s'appercevroit que la tête feroit defcendue dans
la partie inférieure du baffin. La malade
effuya quantité de très-vives douleurs

avec un courage extraordinaire. La tête de l'enfant resta dans la situation susdite jusqu'à environ trois heures après que je me fus mis au lit, & demi-heure après que je fus levé, cette femme se trouva heureusement délivrée d'un enfant vivant.

OBSERVATION III.

E N 1750. j'assistai une femme qui avoit aussi le bassin mal conformé & peut - être encore plus petit & plus étroit que celui de la femme qui m'a fourni les deux Observations précédentes. L'année d'auparavant elle avoit eû un travail très - long, & avoit été presque exténuée avant que d'être délivrée par un autre Accoucheur, encore ne put-il en venir à bout qu'en ouvrant la tête de son enfant.

Ayant été appellé dès le commencement de ce second travail, je la traitai à peu près de la maniere décrite ci-dessus, & j'eus beaucoup de peine à sauver son enfant qui étoit petit : mais ayant été appellé à son secours dans une troisiéme couche, je ne pus sauver son enfant, qui quoique plus gros que le précédent, n'étoit cependant point au-dessus de la taille ordinaire. *Voyez* les Observations au sujet du crochet, &c.

OBSERVATION IV.

En 1742. On me pria de donner mes soins à une femme qu'un autre Accoucheur avoit délivré quatre fois d'autant d'enfans morts : & on difoit que cette femme avoit le baffin fi étroit & fi mal conformé qu'il n'étoit pas poffible qu'elle mit au monde aucun enfant en vie.

J'avois beaucoup de répugnance à entrer en concurrence avec quelque autre Praticien que ce fut, & pour cette raifon j'avois refufé d'accéder à ce qu'on exigeoit de moi pour cet effet, mais je fus enfin obligé de me rendre aux inftances de deux autres femmes de fa connoiffance que j'avois accouchées, & qui m'affurerent qu'à quelque prix que ce fut fon premier Accoucheur n'approcheroit plus d'elle. Sur ces repréfentations je promis d'affifter la malade qui étoit une petite femme d'un tempéramment délicat, & fujette aux vapeurs, fur quoi je lui dis de confulter quelque Médecin, mais elle n'en fit rien, s'imaginant que fa fanté alloit mieux.

Peu de tems après cette premiere vifite on m'appella à fon fecours, parce qu'elle fe crut en travail, & je trouvai l'orifice de la matrice très-peu ouvert, quoique mollet & aſſez ſouple. Ses douleurs paroiſſoient venir de ce qu'elle avoit le ventre ſerré, néanmoins je trouvai la tête au-deſſus du *pubis*, & je fus agréablement ſurpris d'appercevoir que le baſſin n'étoit pas auſſi étroit qu'on me l'avoit fait appréhender. En effet j'avois bien de la peine à atteindre avec l'extrêmité de mon doigt juſqu'à la ſaillie de la derniere vertebre des lombes & de la partie ſupérieure de l'os *ſacrum*, ce qui me fit juger que dans cet endroit le baſſin n'étoit pas de plus d'un demi-pouce ou de trois quarts de pouce plus étroit que ne le ſont pour l'ordinaire les baſſins bien formés. Cette découverte me donna lieu d'eſpérer que ſi l'enfant n'étoit point trop gros il y auroit moyen de le ſauver, pourvu que je puſſe ſoutenir les forces de la malade. Dans cette vûe je commençai d'abord par l'encourager en lui faiſant part des belles eſpérances que me fourniſſoit ſon état. Je lui ordonnai en même tems un lavement, après l'opération duquel je lui fis prendre la potion ſuivante :

℞ *Eau de canelle ſimple.* ℥ j ſ.
Eau de canelle ſpiritueuſe. ʒ ij.
Mithridate. ʒ ſ.
Syrop de diacod. ʒ ij. *miſce.*

Il étoit tard alors, & ne ſachant pas quand le travail pourroit commencer, je demeurai auprès d'elle pendant la plus grande partie de la nuit, mais je me retirai auſſi-tôt que je vis que ſa potion l'avoit jettée dans un profond ſommeil. Elle paſſa le lende-main tout entier ſans douleurs, & le ſur-lendemain m'ayant envoyé chercher, on me dit qu'elle avoit eû quelques légeres douleurs pendant la nuit, mais que néan-moins elle avoit dormi dans les intervalles. J'apperçus que les eaux faiſoient deſcen-dre les membranes, & que l'orifice de la matrice étoit dilaté d'environ le diametre d'une couronne; elle étoit fatiguée d'avoir reſté trop long-tems au lit, en conſéquence je la fis lever & déjeuner. Je paſſai deux ou trois heures de tems auprès d'elle, pendant leſquelles elle n'eut que de très-légeres douleurs, & fort éloignées les unes des autres : ſur ces entrefaites prévoyant que les douleurs ne ſeroient pas beaucoup plus for-tes juſqu'à ce que l'orifice de la matrice fut entierement ouvert, que les membranes fuſſent rompues, & que les eaux fuſſent écoulées, je propoſai de m'en aller voir quelques autres malades, en diſant à la Garde de la remettre au lit, & de m'envoyer chercher auſſi-tôt qu'elle s'appercevroit des changemens que je lui avois annoncés.

La malade parut inquiete de me voir ſortir, & craignant que je ne revins point, elle me fit obſerver qu'il y avoit déja deux jours qu'elle étoit en travail, que son premier Accoucheur n'auroit pas attendu si long-tems, & qu'il l'auroit déja délivrée, soit que pour cet effet il eût retourné son enfant, ou qu'il en eût fait l'extraction à force d'instrumens : la Garde de son côté ne manqua point non plus d'objections de pareille nature.

Je fis fort peu d'attention à ce qu'elles purent me dire de celui qui l'avoit accouchée avant moi, parce que je ne pouvois juger de sa conduite sans avoir été présent, & sans sçavoir les circonstances qui avoient pû lui être favorables ou desavantageuses, d'autant plus encore qu'il n'y a rien de plus ridicule que de blâmer ou d'approuver sur le raport de gens ignorans, qui ne manquent jamais d'exagérer ce qu'ils veulent ou ce qu'ils condamnent.

Dans cette disposition je me contentai de dire à cette femme qu'elle n'étoit véritablement en travail que depuis la derniere nuit ; que je ferois tout ce qui étoit en mon pouvoir pour la sauver elle & son enfant, la priant en même tems que pour peu qu'elle manquât de confiance en moi, elle renvoyât chercher celui qui l'avoit délivrée précédemment ; d'autant plus que je n'étois point du tout disposé à employer aucune violence, parce que je ne voyois véritablement aucun

danger, quand même son travail traîneroit
encore huit jours. Cet exposé me parut calmer l'inquiétude de la malade & celle de
sa Garde, & elles me permirent de m'en aller après leur avoir bien promis de revenir
au premier avis qui me fut donné dès
onze heures; mais à deux heures après midi
on m'envoya chercher en grande hâte. La
Garde avoit fait mettre la malade au lit, &
ayant profité d'une forte douleur, je sentis
que les membranes descendoient bien formées, & qu'elles remplissoient l'orifice externe; à mesure que cette même douleur
vint à se ralentir, & que les membranes
devinrent moins tendues, j'apperçus que
la tête de l'enfant étoit descendue dans la
partie inférieure du bassin, de sorte que j'eus
à peine le tems de changer d'habit qu'il
revint une autre douleur, & tout de suite
cette femme fut délivrée d'un petit enfant.

La facilité avec laquelle cet enfant vint
au monde, & la forme ronde de sa tête qui
ne paroissoit avoir souffert aucune compression, me donnent beaucoup de penchant à
croire que quand même cet enfant auroit
été de la taille ordinaire, on auroit également pû le sauver.

La malade se rétablit beauoup mieux &
beaucoup plutôt à la suite de cette couche, qu'elle n'avoit fait précédemment.
Elle

Elle avoit la jaunisse qui se dissipa, & au bout de deux mois elle jouissoit d'une meilleure santé & avoit beaucoup plus de force qu'elle n'avoit eu depuis plusieurs années.

ARTICLE II.

Des Accouchemens difficiles à cause des gonflemens inflammatoires ou œdemateux des parties basses, des Tumeurs schirreuses, des Polypes ou des Callosités dans le vagin ou à l'orifice de la matrice. Voy. Sect. III. Art. V.

OBSERVATION PREMIERE.

EN 1742. il survint à une femme vers la fin de sa premiere grossesse un gonflement œdemateux aux jambes, aux cuisses & dans les parties basses. Sur ces entrefaites elle fut obligée d'aller en Ville pour quelques affaires, ce qui lui causa beaucoup de peine & de fatigues. Lorsque je vins à examiner les parties, ce gonflement qui jusqu'alors avoit été simplement œdemateux me parut avoir contracté quelque chose d'inflammatoire, la jambe & la cuisse gauche étoient beaucoup plus gonflées que du côté droit, & la peau étoit devenue d'une couleur livide. Je lui fis tirer sur le champ douze onces de fang du bras: on la mit enfuite au lit où on eut foin de bien fomenter les parties, & avec ces précautions, en trois jours l'inflammation fe calma; mais comme le gonflement des parties baffes fubfiftoit toujours, j'y fis appliquer un cataplafme émolient que j'ordonnai de réiterer fouvent, & dès le premier jour je lui avois fait prendre deux dofes d'une médecine légere & rafraichiffante. Le cinquiéme jour elle entra en travail, & quoique les parties baffes fuffent encore gonflées & qu'elles ne puffent fe prêter qu'avec beaucoup de peine, néanmoins elle fut heureureufement délivrée.

Je fis encore continuer le cataplafme, par ce moyen le gonflement fe diffipa par degrés, & la malade fe rétablit affez bien.

OBSERVATION II.

Dans le cours de la même année je fus appellé à *Chelféa* par une Sage-femme, au fecours d'une femme en travail d'enfant. Les grandes lévres étoient fi extraordinairement tuméfiées que la malade & la Sagefemme ne croyoient pas que l'enfant put jamais y paffer. D'un autre côté ce gonflement étoit en même tems fi douloureux, que pendant trois jours la malade fut obligée de refter au lit couchée fur le dos, fans ofer changer de pofture.

Ayant attendu le moment d'une douleur pour la toucher, je trouvai l'orifice de la matrice fort peu ouvert, & ayant conclu de là que le travail ne faifoit que commencer, je fis avec une lancette de légeres mouchetures en différens endroits, par lefquelles je procurai une évacuation confidérable de matieres féreufes, après quoi le gonflement diminua, & dès lors le travail avança doucement jufqu'à ce qu'elle fut délivrée.

J'ai rencontré fort fouvent, dans le cours de ma Pratique, des cas de cette nature; mais je n'ai jamais vû qu'ils ayent eu aucune mauvaife fuite: en effet lorfque l'on trouve ce gonflement fi confidérable que l'enfant ne pourroit jamais y paffer, pour l'ordinaire on vient à bout de le diminuer par de légeres fcarifications; ou s'il y a inflammation, la faignée, les cataplafmes, & les fomentations produifent le même effet.

OBSERVATION III.

EN 1744. une femme en travail de fon premier enfant, appella à fon fecours une Sage-femme qui s'imagina fentir la tête de l'enfant, quoique fort petit, dans le vagin;

mais ayant examiné fa malade une feconde fois après quelques douleurs, elle s'apperçut que cette fubftance qu'elle avoit pris pour une tête, faifoit effort d'un côté du bafﬁn, pendant que les eaux & les membranes agiﬀoient de l'autre. Lorfque les membranes furent rompues & que les eaux furent évacuées, elle fentit venir de leur côté quelque chofe de femblable à une autre tête. Cette Sage‑femme effrayée d'une cataﬀrophé auﬁi étrange, fit appeller à fon fecours un Accoucheur, qui s'en étant effrayé à fon tour, trouva un prétexte pour fe retirer, puis envoya dire qu'on en appellât un autre, parce qu'il étoit indifpenfablement engagé ailleurs : mais heureufement les douleurs du travail furent fuffifantes pour délivrer cette femme d'un enfant d'une taille moyenne, avant qu'on eût pu fe pourvoir d'aucun fecours, & ce ne fut que quelques mois après fon Accouchement que l'on reconnut que cette fubftance, qui en avoit d'abord impofé à la Sage‑femme, étoit une tumeur fchirreufe ou une excroiffance polypeufe adhérente à l'extérieur de l'orifice de la matrice.

C'eft ainfi qu'après de longs travaux, j'ai quelquefois reconnu ce qui en avoit impofé pour des matieres endurcies ou des callofités, à l'orifice de la matrice, au vagin, & à l'orifice externe, qui avoient retardé l'Accouchement.

OBSERVATION IV.

EN 1750. je fus appellé au secours d'une femme qui avoit eu beaucoup de peine à se rétablir après une couche qu'elle avoit eue précédemment, & qui avoit été très-longue.

En la touchant, je trouvai l'orifice de la matrice ouvert du diametre d'environ une couronne : les eaux & les membranes étoient fortement poussées en bas, & je sentois une dureté & une sorte d'étranglement extraordinaire à l'orifice de la matrice, dans le vagin, & à la partie inférieure de l'orifice externe.

La Garde, qui avoit toujours eû soin d'elle, me dit que pendant quelque tems après son dernier Accouchement, elle avoit évacué de tems à autre de petits morceaux de substance charnue, d'une couleur noirâtre, & de très-mauvaise odeur; & qu'ensuite elle avoit été très-longtems avant de pouvoir se rétablir & d'être en état de se lever.

Son travail avança fort lentement jusqu'à ce que l'orifice de la matrice fut entierement ouvert; & que les membranes s'étant rompues, le vagin qui étoit resserré fut dilaté par degrés par la tête de l'enfant; car

malgré les callofités qui fubfiftoient toujours , les parties voifines prêterent par
degrés , & quoiqu'il fe foit paffé un long-
tems avant que l'orifice externe fut dilaté
fuffifamment, néanmoins l'enfant fut enfin
délivré.

Je me comportai en ce cas avec beaucoup de précaution & de ménagement ,
parce que fur les rapports tronqués que l'on
m'avoit fait de fa premiere couche, j'imagi-
nois qu'il y avoit une grande inflammation ,
& que les callofités pouvoient être la fuite
d'une mortification partielle dont la nature
toute feule avoit procuré la féparation &
l'expulfion.

Je tins la malade en plus grande partie
au lit, & pendant toutes fes fortes douleurs,
j'appuyois avec mes doigts contre la tête
de l'enfant , afin de diminuer par là la
violence de la protrufion, & de ménager le
tems néceffaire pour opérer le relâchement
des brides; par ce moyen le travail réuffit
au-delà de ce qu'on en pouvoit attendre.

A r t i c l e I I I.

*De la rétention des épaules & du corps de
l'enfant après que la téte eft fortie.*

.OBSERVATION PREMIERE.

E n 1725. je fus appellé au fecours d'une
femme en couche, après que la tête de l'en-

fant fut fortie, parce que la Sage-femme n'avoit pû délivrer le corps, quoique pendant affez long-tems elle y eût employé beaucoup de force. Je trouvai le cordon ombilical faifant plufieurs circonvolutions au tour du col de l'enfant, & ayant par bonheur accroché mon doigt à la partie du cordon qui répondoit au ventre de l'enfant, je le trouvai affez lâche pour le faire glifler par-deffus la tête de l'enfant; je dépaffai de même deux autres circonvolutions, & l'enfant vint immédiatement après qu'il fût débarraffé de fon cordon.

J'ai réuffi dans plufieurs autres cas à dégager l'enfant des circonvolutions de fon cordon, en m'y prenant de cette maniere, & j'ai été long-tems très-porté à croire qu'il arrivoit rarement, ou peut-être jamais, que l'on fût oblige de couper & de lier ce cordon, jufqu'à ce que les deux obfervations fuivantes m'ayent fait revenir de mon opinion.

OBSERVATION II.

EN 1749. on vint me chercher en grande hâte, pour aller au fecours d'une femme dont l'Accouchement étoit retardé par une caufe pareille à celle dont il a été queftion dans l'Obfervation précédente. J'effayai d'abord de dégager les circonvolutions du

cordon, mais il ne me fut pas poſſible d'en
venir à bout. Alors, ſans prendre le tems de
faire au cordon deux ligatures, comme on
l'enſeigne d'ordinaire, j'inſinuai mes doigts
par-deſſus un des tours que le cordon faiſoit au tour du col de l'enfant, je le coupai
dans cet endroit le cordon avec mes ci-
ſeaux, & je délivrai le corps de l'enfant
qui étoit mort.

Cet enfant avoit la face & le col fort
gonflés, & il étoit reſté ſur ſon col une dé-
preſſion très-profonde, occaſionnée par les
impreſſions du cordon.

OBSERVATION III.

EN 1751. je fus appellé pour une autre
Accouchement à peu près de pareille nature, & après pluſieurs tentatives inutiles
pour dégager le cordon en le faiſant paſſer par-deſſus la tête, j'y fis deux ligatures,
puis je le coupai entre deux.

Cette opération fut immédiatement ſui-
vie de la délivrance d'un enfant fort & en
vie, après quoi je fis une autre ligature au
cordon plus près de l'abdomen, & je re-
tranchai ce qu'il y avoit de ſuperflu.

J'ai quelquefois trouvé l'Accouchement
retardé par la trop grande briéveté du cordon; mais en pareil cas je ſuis toujours venu

à bout de délivrer heureusement l'enfant en lui tournant le corps le long des fesses de sa mere.

OBSERVATION IV.

EN 1730. on me manda précipitamment pour aller au secours d'une Dame en travail d'enfant. Il y avoit long-tems que la tête étoit délivrée, & la Sage-femme avoit tiré dessus par intervalles, avec beaucoup de violence ; de sorte qu'avant que j'eusse eû le tems de me rendre auprès de la malade, elle se trouva délivrée d'un enfant mort, dont les épaules étoient extraordinairement grosses. Plusieurs Sage-femmes m'ont souvent fait appeller dans des cas de cette nature, où les enfans se sont fort souvent trouvés morts.

OBSERVATION V.

EN 1753. j'assistai à un Accouchement qui fut très-long, à cause de la grosseur du corps qui n'avoit pû suivre la tête. J'essayai de dégager doucement les épaules, conformément aux regles que j'ai données pour cet effet dans le premier volume de cet Ouvrage ; mais je reconnus à la fin qu'il n'y auroit pas moyen d'en venir à bout sans employer une si grande violence, qu'il y auroit beaucoup de danger d'arra-

cher le col & de faire perir l'enfant, d'autant plus que les épaules étoient si haut
que je ne pouvois pas atteindre aux aisselles avec mes doigts. Sur ces entrefaites,
j'introduisis le crochet mousse, mais je
ne pouvois réussir non plus par cet expédient, sans courir encore les risques de rompre le bras, ou au moins de fatiguer beaucoup l'articulation de l'épaule; & comme la
femme avoit de fortes douleurs, je pris
le parti d'en attendre l'effet, plutôt que de
faire aucune violence qui put mettre la vie
de l'enfant en danger. En conséquence,
avec le secours de trois douleurs, je fis descendre l'épaule jusqu'à l'orifice externe,
puis ayant tourné un des bras dans la cavité
de l'os *sacrum*, le corps suivit & l'enfant
vint au monde en vie. Cette expérience
confirmée depuis par quelques autres de
ce genre, m'a appris qu'il vaut bien mieux
attendre l'effet des douleurs du travail, que
de faire trop de violence sur le col.

OBSERVATION VI.

*Communiquée par une Lettre de M. A———
écrite de E———, en 1749.*

——Il m'est arrivé depuis peu une autre
catastrophe assez fâcheuse, concernant la
partie des Accouchemens. On est venu me
chercher pour aller secourir une femme en

couche, âgée de quarante ans, & qui avoit eû précédemment plufieurs enfans. Lorfque j'arrivai auprès de la malade, je trouvai le coronal & les parietaux féparés du refte du crâne & hors du vagin, & la cervelle partie. J'introduifis mes doigts & je trouvai l'orifice de la matrice refferré autour du col de l'enfant ; je fis quelques efforts pour le degager, mais ils ne me réuffirent point. Sur ces entrefaites j'envoyai chercher M. D. & M. S. qui ne purent venir ni l'un ni l'autre. J'envoyai enfuite chercher M. L. & quand il fut arrivé je le priai de travailler à fon tour, parce que j'avois les doigts engourdis. Il introduifit d'abord une de fes mains dans la matrice, puis il y infinua les doigts de l'autre, & par ce moyen il délivra l'enfant. Auparavant que cette femme fut ainfi délivrée elle avoit le pouls fort, & elle perdoit très-peu ; mais à peine fumes nous fortis un quart d'heure, qu'on nous envoya chercher de nouveau : on nous dit qu'auffitôt après notre départ, environ cinq minutes après l'Accouchement, la malade avoit été prife de tremblemens, de vomiffemens, & de fyncopes ; elle étoit en foibleffe lorfque nous rentrames ; on lui préfenta quelques liqueurs fpiritueufes, mais elle ne put en avaler, enfin elle expira environ demi - heure après fon Accouchement.

Quest. Quelle a pû être la cause de cette mort? Venoit-elle de la lypothimie, occasionnée par la douleur ou par la perte de sang, qui assurément n'étoit pas considérable? ou ne pouvoit-elle pas venir du délabrement de l'orifice interne, qui semble avoir été annoncé par le vomissement?

RÉPONSE.

Je suis très-porté à croire que vous avez beaucoup contribué au mauvais succès de cet Accouchement : néanmoins on doit convenir que vous vous y êtes comporté avec prudence, particulierement en demandant du secours.

Toutes les fois que l'on trouve la tête sortie & que les épaules sont si grosses, ou la partie inférieure de la matrice si resserrée qu'on ne peut dégager le corps en y apportant une force modérée, si les douleurs n'ont pas encore tout-à-fait abandonné la malade, ou qu'elle ne soit point en danger de mourir, soit par des pertes ou par quelqu'autre mauvais symptôme, dans tous ces cas-là, dis-je, la meilleure méthode est d'attendre l'effet des douleurs du travail. En effet, j'ai assisté depuis peu une femme assez foible, dans un Accouchement où le corps de son enfant qui étoit en vie, fut délivré une demi-heure après que la tête fut sortie de l'orifice externe.

Or, comme vous dites que votre malade n'étoit point dans un état de foiblesse, je pense que vous auriez pû attendre quelque tems en l'amusant avec quelque reméde : si vous l'aviez vûe s'affoiblir, ou que la nature vous eût paru insuffisante, pour lors il auroit été assez tems d'introduire votre main & d'essayer de délivrer l'enfant, après avoir dilaté les parties contractées. Si cette métho-de n'avoit pas répondu à votre attente, vous auriez pû vous servir du crochet, d'autant plus volontiers que l'enfant étoit déja mort. Le crochet bien placé dans le corps de cet enfant, en dilatant le thorax ou les côtes, auroit diminué son volume & auroit fait descendre une des épaules beaucoup plutôt que l'autre.

Je n'entreprendrai point de déterminer quelle a pû être la cause de la mort de cette femme.

J'ai été appellé dans bien des cas, où quoique l'orifice interne fut déchiré, la malade s'est néanmoins rétablie sans qu'il lui soit survenu ni vomissement, ni autre mauvais symptôme : d'un autre côté j'ai vû des femmes mourir, pour ainsi dire tout d'un coup, après leur Accouchement; mais j'ai toujours attribué de pareilles morts subites

à ce qu'elles étoient épuisées par la longueur de leur travail, à l'affaissement subit
de leurs vaisseaux, ou à ce qu'elles avoient
pû perdre une plus grande quantité de sang
que leur état ne leur permettoit.

RECUEIL XXII.

*Des Enfans qui paroissent morts en venant au
monde ; de la Tête comprimée en différens
sens ; du Cordon·ombilical mal lié, coupé
trop court, ou séparé dans un mauvais
endroit.*

ARTICLE PREMIER.

*Des Enfans qui paroissent morts en venant
au monde.*

OBSERVATION PREMIERE.

EN 1747. une Sage-femme m'appella à
son secours auprès d'une femme prise de
mal d'enfant dans le septiéme mois de sa
grossesse, qui avoit souffert une perte considérable auparavant mon arrivée, mais dont
l'hémorragie étoit arrêtée.

Cette femme fut bien-tôt accouchée
d'un enfant qui, à le bien examiner, avoit
tout l'air d'un enfant mort : enfin après que
la Sage-femme eût mis en usage tous les
moyens qui se pratiquent d'ordinaire en pareil cas, comme de frotter les tempes & la

poitrine avec de l'eau-de-vie, & de lui frotter le nez & la bouche avec un oignon, elle l'enveloppa dans un linge & le mit à l'écart. La Sage-femme avoit paſſé environ cinq minutes à faire toutes ces expériences, & au bout de deux ou trois minutes de plus, que j'avois employées à ordonner les remédes convenables pour fortifier la malade, j'entendis une ſorte de cri plaintif du côté où l'on avoit mis l'enfant, de maniere que ne ſachant pas ce qu'on en avoit fait, je demandai ſi l'on avoit mis des petits chats dans cet endroit. Auſſi tôt la Garde y courut, apporta & dévelopa l'enfant que l'on trouva en vie, & qui s'eſt fait nourrir, quoique avec aſſez de peine.

OBSERVATION II.

EN 1749. j'aſſiſtai une femme dans ſon travail, & le cordon ombilical ſe préſentant avec le bras de l'enfant, je le tirai par les pieds. Je m'apperçus bien, au battement des arteres du cordon, que cet enfant étoit vivant, mais j'eus beaucoup de peine à délivrer la tête, & je fus même obligé de m'y reprendre à pluſieurs fois, auparavant que de pouvoir en venir à bout, de maniere que la pulſation du cordon s'anéantit, & que cet enfant parut mort après tous les

efforts ordinaires, que l'on avoit mis en
ufage pour le faire revenir.

Sur ces entrefaites j'introduifis de l'air
dans les poumons, en lui foufflant dans la
bouche avec un catheter femelle, & l'enfant fe mit à bailler, fur quoi je recommen-
çai à fouffler par intervalles, jufqu'à ce que
l'enfant commençât à refpirer, & par ce
moyen il reprit vie & s'eft bien porté

ARTICLE II.

De la Tête de l'enfant comprimée en différens fens.

OBSERVATION PREMIERE.

EN 1750. j'affiftai dans fon travail une
femme, qui précédemment avoit été fujette
à des Accouchemens très-longs, à caufe
de l'étroiteffe de fon baffin ; néanmoins
pour cette fois fon Accouchement fut affez
prompt, parce que l'enfant étoit petit, &
que les os du crâne prêterent aifément en
fe croifant les uns les autres ; mais comme
la tête avoit été extraordinairement allongée depuis la face jufqu'au *vertex*, j'apuyai
avec la paûme de la main fur ces deux endroits, par ce moyen je vins affez heureufement à bout de donner une meilleure
forme à la tête.

OBSERV.

OBSERVATION II.

DANS le cours de la même année, j'affiftai une femme dont le baffin étoit ample
& bien conformé, & qui s'étoit délivrée
précédemment avec, beaucoup d'expédition dans toutes fes couches. Mais dans ce
dernier cas l'enfant étoit très-gros & la
mere très-foible, de maniere que l'Accouchement fut affez long : cependant quoique
la tête de cet enfant eût été ferrée & allongée au paffage , je vins aifément à bout de
lui rendre fa forme naturelle.

Dans tous les cas où la tête s'eft trouvée
ainfi ferrée & alterée dans fa conformation,
je fuis venu à bout de lui donner une meilleure forme en la comprimant doucement
entre mes mains, à moins qu'elle n'eût fouffert une compreffion de plufieurs heures
étant retenues dans le baffin , car alors j'ai
éprouvé qu'il étoit impoffible de la rétablir
avec fuccès.

ARTICLE III.

*Du cordon ombilical mal lié , coupé trop court
ou féparé dans un mauvais endroit.*

OBSERVATION PREMIERE.

EN 1726. je délivrai une femme dont
l'Accouchement fut contre nature, & quoi-

que le cordon ombilical de son enfant fut plus gros qu'il n'est ordinairement, je crus l'avoir lié & serré suffisamment. Sur ces entrefaites on le coucha vis-à-vis du feu où il resta assez long-tems sans que l'on pensât à l'emmailloter, parce que la grande fatigue de la mere, & l'extrême foiblesse où elle étoit réduite avoient entierement captivé l'attention de tous les assistans & la mienne. Quand elle fut un peu revenue & mise commodément dans son lit, je pensai pour lors à l'enfant, qui pendant ce tems-là avoit souffert une perte de sang considérable dont je fus fort surpris, & que je trouvai perdant encore son sang par l'extrêmité du cordon. Aussi-tôt que je m'apperçus de cet accident, je fis une autre ligature au-dessus de la premiere, & l'ayant serrée bien ferme, l'écoulement se modéra, mais il ne cessa entierement qu'après que j'en eus fait une troisiéme. L'enfant, qui en venant au monde avoit paru bien vermeil & vigoureux, se trouva épuisé par cette hémorragie, de maniere qu'il resta foible & pâle pendant plusieurs jours, jusqu'à ce qu'il se fut rétabli en tetant sa mere.

Lorsque le cordon ombilical est gros & épais, il faut y faire de très-fortes ligatures, & ne le couper qu'à une bonne distance du ventre.

OBSERVATION II.

EN 1744. après avoir délivré une femme dont l'Accouchement fut très-laborieux, je fis approcher une des femmes qui étoient présentes, pour tenir l'enfant, parce que je voulois faire reculer la femme un peu plus avant dans son lit, de crainte qu'elle ne fut exposée à s'enrhumer, auparavant que de lier & de coupé le cordon.

Celle qui s'offrit pour cet effet, le reçut avec précipitation & l'emporta si brusquement que le cordon ombilical se rompit au rais du ventre. La Sage-femme qui s'aperçut aussi-tôt que l'enfant perdoit tout son sang, saisit ce qui pouvoit rester du cordon, & le serra fortement entre ses doigts.

Il en restoit à peine assez pour pouvoir y appliquer une ligature, encore fus-je obligé d'y passer un fil en travers avec une aiguille pour l'empêcher de glisser & de tomber.

OBSERVATION III.

EN 1745. après avoir délivré une femme d'un petit enfant assez foible ; je liai le cordon & le coupai, puis je remis l'enfant entre les mains d'une Commere qui se croyoit fort habile & fort expérimentée, & qui ne s'étoit trouvée là que pour obferver ma conduite. En reprenant le cordon, je retrouvai ma ligature, ce qui me fit tout d'un coup appercevoir que j'avois fait ma fection entre la ligature & le ventre de l'enfant. Une pareille méprife devoit m'être d'autant plus fenfible, que javois affaire à une Matrone bien cauftique. Auffi-tôt, fans faire paroître mon embarras, je demandai à voir l'enfant, fous prétexte d'examiner fi le cordon s'étoit degorgé fuffifamment ou non, ajoutant que par ce moyen j'avois fouvent prévenu les convulfions des enfans. Pour lors j'apperçus le fang qui découloit des arteres avec beaucoup de force, de maniere que l'enfant en perdit trois ou quatre onces auparavant que j'euffe pû y faire une ligature convenable, & que cette évacuation rendit l'enfant très-foible pendant plufieurs jours. Il eft bien vrai que quand j'ai trouvé de gros enfans qui avoient long-tems fouffert dans le baffin, j'ai éprouvé qu'en faifant d'abord une ligature lâche au cordon, de maniere qu'il pût encore s'écouler deux ou trois cueillerées de fang, cet expédient prévenoit les convulfions ; mais dans ce cas, il étoit d'autant moins queftion d'un pareil reméde, que l'enfant étoit venu fort librement, & que fon état de foibleffe ne pouvoit bien s'accommoder d'une pareille évacuation.

Quoi qu'il en foit mon erreur ne parut qu'à mon avantage aux yeux de ma furveillante, qui ne croyoit jamais pouvoir exalter affez mes louanges, tant elle devint infatuée d'avoir appris un moyen fi efficace & fi extraordinaire pour prévenir les convulfions dans les enfans nouveaux-nés.

RECUEIL XXIII.

Des cas où l'on a de la peine à délivrer le Placenta.

OBSERVATION PREMIERE.

En 1725. je fus appellé au fecours d'une femme prife de mal d'enfant dans le feptiéme mois de fa groffeffe, elle avoit une perte de fang confiderable, fur quoi je la délivrai heureufement de fon enfant : mais comme le *placenta* ne fuivoit point, je fus obligé d'introduire ma main, & pour lors je le fentis dur & fchirreux dans quelques endroits, que j'eus beaucoup de peine à féparer. La perte qui s'étoit arrêtée d'abord, revint fur ces entrefaites, de maniere qu'en très-peu de tems les fyncopes furvinrent & la malade expira.

F f iij

OBSERVATION II.

En 1744. je fus appellé pour délivrer le *placenta* d'une femme qui venoit d'accoucher au sixiéme mois de sa grossesse ; sur quoi voyant que le cas étoit à peu près de la même nature que celui de l'Observation précédente , je résolus de me comporter avec plus de précaution , & de ne tirer que les endroits seulement qui se détachoient aisément , abandonnant à la nature l'expulsion de ceux que je trouvois trop adhérens.

J'expliquai à la Sage-femme les raisons qui me faisoient en agir ainsi , & je prognostiquai que ce qui pouvoit en rester se trouveroit expulsé dans deux ou trois jours & passeroit en forme de quelques caillots de sang. L'évenement confirma mon prognostic , sans que néanmoins il en soit résulté aucune suite fâcheuse pour la malade

OBSERVATION III.

Dans le cours de la même année, je fus un jour sur les sept heures, à la requête d'un Médecin, voir une pauvre femme qui étoit accouchée depuis huit heures du matin ; mais comme la Sage-femme avoit rompu

le cordon à force de le tirer, le *placenta*
étoit toujours refté dans la matrice, ce qui
effrayoit beaucoup la malade & les affiftans.
Prévoyant qu'il faudroit employer beaucoup de force pour en procurer l'extraction,
je fis coucher la malade fur le dos en-travers
de fon lit, les feffes approchées du bord &
les jambes élevées & foutenues par deux
affiftans. Je graiffai enfuite ma main que
j'introduifis dans le vagin afin de dilater par
degrés l'orifice interne, mais je trouvai la
partie inférieure de la matrice tellement
contractée, que je defefperai d'abord de
pouvoir paffer outre ; j'y employois néanmoins une fi grande force, & ma main étoit
déja introduite fi avant, que je craignois en
la retirant de déchirer la matrice, ou peut-
être de la féparer du vagin. Trouvant la matrice repliée fur elle - même fous les parois
relâchés du bas-ventre, j'appuyai fur le bas-
ventre exterieurement avec mon autre main,
pour la faire defcendre & l'affujettir en place, pendant que je continuois doucement
de pouffer & de dilater par intervalle avec
les doigts de la main qui manœuvroit en-
dedans, réunis fous une forme conique.
Avec ces précautions je vins à bout de dilater fucceffivement les parties, mais je fus
obligé de changer plufieurs fois de main,
parce que mes doigts s'engourdiffoient.

Enfin j'eus à la vérité beaucoup de peine, néanmoins j'arrivai jusqu'au fond de la matrice où je trouvai le *placenta* fort étroitement attaché : mais quand j'en fus là, je vins aisément à bout de le séparer, puis je l'attirai doucement.

OBSERVATION IV.

EN 1729. immédiatement après un Accouchement qui avoit été laborieux, j'introduisis ma main afin de délivrer le *placenta* que je crus remonté dans la partie inférieure de la matrice. En avançant mes doigts le long du cordon, je les sentis glisser dans un endroit resserré, pendant que le *placenta* me paroissoit comme s'il avoit été renfermé dans une cavité séparée de celle de la matrice. A mesure que j'insinuois mes doigts plus avant afin de dilater les parties contractées, il montoit de plus en plus, passant d'un côté à l'autre, sous les parois relâchés du bas-ventre, jusqu'à ce qu'ayant appliqué ma main exterieurement, je fis descendre par ce moyen le fond de la matrice que j'assujettis en place. Pour lors je dilatai par degrés, & ayant insinué ma main jusque dans l'endroit où le *placenta* étoit resserré, je le trouvai libre & détaché du fond de la matrice, où il ne me paroissoit retenu que par la seule contraction de cette partie, de maniere qu'il me fut ensuite assez aisé d'en faire l'extraction.

Ce cas, soutenu de plusieurs autres de même nature, m'avoit incliné à adopter la théorie du Docteur *Simpson*, au sujet de la contraction de la partie supérieure du col de la matrice, jusqu'à ce que j'aye éprouvé dans un grand nombre de cas, que toute la partie inférieure de la matrice se contractoit de la maniere décrite dans la troisiéme Observation.

OBSERVATION V.

EN 1745. je fus appellé à la suite d'un Accouchement où je trouvai le cordon du *placenta* en-dedans de l'orifice de la matrice. J'étois disposé à temporiser pour voir s'il ne viendroit point de lui-même, mais la Sage-femme me dit qu'il avoit toujours resté dans cette même situation depuis un assez long-tems auparavant que l'on m'eût appellé, & que pendant ce tems-là elle avoit essayé inutilement tous les moyens usités en pareil cas, soit en tirant sur le cordon, ou en faisant pousser la malade ; sur ces entrefaites j'introduisis ma main droite dans le vagin, la malade étant couchée sur le côté gauche & en la glissant à la faveur du cordon qui me servoit de guide, j'arrivai enfin au

placenta que je trouvai adhérant à la partie
posterieure de la matrice : je le pris à poignée, & j'essayai par ce moyen de le détacher à force de le comprimer. Voyant que
cet expédient ne répondoit point à mon
attente, je fis quelques tentatives pour décoler le bord supérieur avec mes doigts, mais
comme il étoit fort adhérant dans cet endroit, & que d'un autre côté j'avois la main
trop serrée, je fus obligé de la retirer & d'introduire à son tour la main gauche, le dos
tourné du côté de l'os *sacrum*. Pour lors je
détachai peu à peu le bord inférieur du *placenta* de la partie inferieure & posterieure
dela matrice, & le trouvant plus adhérant
à mesure que je montois davantage, j'appuyai avec mes doigts contre ces parties,
qui me parurent calleuses, puis je les dégageai peu à peu de la matrice : sur ces entrefaites croyant avoir décolé tout-à fait le *placenta*, j'essayai d'en faire l'extraction en le
tirant par son bord inférieur & par le cordon; mais cette tentative ne réussissant point
encore, j'introduisis ma main de nouveau,
& le séparai enfin tout-à-fait, après quoi je
le délivrai tout déchiré. La malade souffrit
beaucoup dans cette opération, & perdit
une prodigieuse quantité de sang, de
maniere qu'elle s'en trouva foible pendant
très-long-tems.

J'ai souvent cru que tant de précipitation n'étoit point nécessaire, & qu'il ne pouvoit en résuter que bien du mal pour les malades. En effet dans plusieurs cas que j'ai rencontrés depuis, dans le cours de ma Pratique, lorsque le bord du *placenta* étoit à l'orifice de la matrice, il est venu tout seul à la longue, les femmes ont perdu moins de sang & se sont mieux rétablies que quand on a employé beaucoup de force pour en faire l'extraction tout de suite.

OBSERVATION VI.

EN 1747. je fus appellé au secours d'une femme accouchée depuis plusieurs heures; sa Sage-femme me dit qu'elle avoit d'abord mis en usage toutes les voyes de douceur pour délivrer le *placenta*, sans qu'aucune lui eût réussi, & qu'ensuite elle avoit introduit sa main le long du cordon ombilical, mais qu'elle n'avoit pû l'avancer jusqu'à lui.

J'introduisis ma main, la femme étant couchée sur le côté gauche, & je trouvai le *placenta* renfermé, pour ainsi dire, dans une cavité distincte, à la partie supérieure & du côté gauche de la matrice; mais comme la malade me suioit, que je ne pouvois la tenir ferme, & que la matrice étoit repliée sur elle-même, je tachai de dilater les parties contractées, & pour cet effet je mis la ma'ade dans la pofition décrite dans la troifiéme Obfervation de cet article, puis je procédai, de la même maniere encore, à l'extraction du *placenta*.

Les chofes me parurent en ce cas tout-à-fait différentes de ce que j'avois vû précédemment. Il y avoit dans la matrice une efpace affez ample pour loger la main, & le *placenta* paroiffoit comme s'il avoit été renfermé dans une cavité particuliere d'un côté, dont l'entrée avoit à peine été fuffifante d'abord pour recevoir deux ou trois de mes doigts.

J'appris de la Sage-femme que les membranes s'étoient rompues long-tems auparavant l'Accouchement, que la femme étoit très-groffe, & qu'elle avoit évacué une prodigieufe quantité d'eaux; il y a toute apparence que cette évacuation fubite avoit été la caufe que la matrice s'étoit refferrée ainfi au tour du *placenta*.

OBSERVATION VII.

DANS la même année, je fus appellé au fecours d'une femme en travail d'enfant, & lui trouvant le ventre pendant, je la fis coucher fur le dos, les épaules & les feffes élevées. Comme l'enfant étoit petit, elle l'eût bien-tôt mis au monde. A l'égard du *placenta*, je dis à la Sage - femme de le laisser venir doucement de lui-même. Malgré mon avis, voyant qu'il ne venoit point tout de suite, & ne voulant point perdre le mérite d'avoir opéré, cette imprudente Sage-femme tira sur le cordon avec tant de violence qu'elle le rompit précisément à l'endroit de son insertion dans le *placenta*, puis elle introduisit sa main pour tâcher de décoler ce *placenta*, mais elle ne pût en venir à bout ; sur ces entrefaites on me fit revenir d'une autre chambre où j'étois entré, afin de la tirer d'embarras : ayant appris ce qui venoit de se passer, je profitai de la situation convenable dans laquelle je trouvai encore la malade pour introduire ma main dans la matrice, à la partie antérieure de laquelle je trouvai le *placenta* adhérent, mais il étoit si en devant que je ne pus venir à bout de le décoler tant que la malade resta dans cette situation : voyant qu'il en étoit ainsi, je la fis tourner sur le côté gauche, de maniere que ma main pût avancer plus en avant, & par ce moyen je le séparai, *&c.*

OBSERVATION VIII.

En 1750. après avoir accouché une femme d'un enfant mort, je trouvai le *placenta* deſcendu par degrés dans le vagin, & voyant qu'il étoit tout-à-fait détaché de le matrice, je voulus lui aider à venir en le tirant doucement par ſon bord inférieur & par le cordon. Mais il étoit ſi tendre, d'autant qu'il étoit déja gâté, qu'il en reſta une portion derriere. Néanmoins voyant que l'orifice de la matrice s'étoit reſſerré étroitement, & que la matrice elle - même s'étoit contractée au point de n'être pas plus groſſe que la tête d'un petit enfant, j'imaginai qu'il n'étoit point à propos d'occaſionner à cette femme de nouvelles douleurs en dilatant les parties, & ce qui en reſtoit ſe trouva évacué en trois jours, ſans qu'il en réſultât aucun inconvénient pour la malade, ſi ce n'eſt la mauvaiſe couleur & l'odeur fœtide de ſes lochies, qui néanmoins ne lui donnerent aucune inquiétude, parce que j'eus ſoin de prévenir la Garde ſur tout ce qui en devoit arriver.

OBSERVATION IX.

En 1752. j'accouchai une Dame dont le mari avoit aſſiſté autrefois à mes leçons. Les douleurs du travail expulſerent le *placenta*, de maniere que je n'eus qu'à lui aider à traverfer l'orifice externe , mais les membranes s'étoient détachées tout au tour de fon bord, & étoient reftées dans la matrice qui s'étoit contractée de la même maniere que dans l'Obfervation précédente.

Le mari convint avec moi qu'il étoit plus prudent de les laiffer venir d'elles-mêmes que de courir les rifques de bleffer ou d'occafionner quelqu'inflammation à la matrice, & au bout de quatre ou cinq jours elles fe trouverent évacuées fans qu'il en foit arrivé rien de fâcheux à la malade. *Voy.* RUYSCH tom. 3. dec. 2. p. 30. *Voy.* auffi M. PORTAL Obferv. XVI. au fujet de l'orifice interne qui avoit été déchiré , parce qu'on l'avoit pris pour le *placenta*.

OBSERVATION X.

*Communiquée par une Lettre de M. * * *, écrite en 1746.*

Sur les neuf heures du foir on l'envoya chercher pour aller au fecours d'une femme qui avoit accouché le matin d'un enfant vivant, mais dont le *placenta* étoit refté dans la matrice. Il trouva la malade dans de violens accès de convulfions hifteriques, qui fe fuivoient prefque fans relâche. Le *placenta* étoit si fort adhérent à la matrice, qu'il eût beaucoup de peine à l'en détacher en partie, encore ne put-il avoir que par morceaux ce qu'il en avoit détaché, & la malade expira quelques minutes après cette opération.

Je me bornerai à ce petit nombre d'exemples de cette nature, quoique j'en aye rencontré un bien plus grand nombre dans le cours de ma Pratique.

Du tems que je pratiquois à la Campagne, on me mandoit rarement pour délivrer le *placenta*, si ce n'étoit dans des Accouchemens laborieux & contre nature ; dans ces cas là je trouvois pour l'ordinaire les femmes si foibles & si fatiguées, que je n'osois risquer d'attendre plus long-tems, & pour lors je délivrois le *placenta* peu de tems après que l'enfant étoit au monde ; mais dans les Accouchemens naturels, les Sage-femmes en faisoient leur affaire moyennant un peu de patience & de précaution, & ils l'amenoient en tirant doucement sur le cordon, en faisant pousser la malade comme pour aller à la selle, ou en la provoquant à vomir en lui chatouillant le gosier avec les barbes d'une plume.

Lorsque je vins à *Londres*, j'y trouvai la Pratique tout-à-fait différente à cet égard ; les femmes avoient toujours peur lorsque

le

le *placenta* ne suivoit pas immédiatement
l'enfant, pour peu qu'il leur parut déchiré, ou
quand il restoit en arriere quelque portion
soit du *placenta* soit des membranes. C'étoit
en plus grande partie pour cette raison qu'on
appelloit si souvent des Accoucheurs, qui
imbus des fausses idées des anciens Auteurs
ne manquoient jamais de blâmer les Sage-
femmes d'avoir négligé si long-tems l'extraction du *placenta*, observant que si l'on
avoit eû la précaution de les appeller d'a-
bord, ou du moins auparavant que la matrice
eût eu le tems de se contracter, ils n'auroient
point eû de peine à prévenir les mauvaises
suites que l'on étoit alors, pour ainsi dire,
obligé d'attendre. Des discours de cette nature ne pouvoient manquer d'allarmer les
femmes, & pour ne plus se mettre à l'avenir
dans le cas d'avoir à essuyer de pareilles reproches, les Sage-femmes ne temporisoient
plus comme auparavant ; au contraire elles
osoient à toute outrance arracher le *placenta*
tout de suite après que l'enfant étoit au
monde ; mais cette pratique ne répondoit
pas toujours à leurs intentions ; car s'il arrivoit que le *placenta* se trouvât déchiré, qu'il
en restât une portion ou une portion des
membranes, & que la malade vînt à être
prise de la fiévre, quoique ce fût peut-être
pour une autre cause, de maniere qu'elle

ne se rétablit pas selon le cours ordinaire, c'étoit toujours sur ces portions restantes que l'on en rejettoit la cause, & en conséquence on ne manquoit jamais d'en attribuer la faute à la Sage-femme.

J'ai eû souvent occasion de rire des observations également ridicules & superstitieuses de certaines Sage-femmes à l'égard des nœuds qu'elles comptoient sur le cordon, des taches comme scorbutiques & de la différente forme ou figure du *placenta* que j'ai vû garder souvent jusqu'à neuf jours dans l'eau, & dont la couleur leur servoit ensuite à prognostiquer sur les circonstances du rétablissement de la nouvelle accouchée.

A l'égard de la maniere & du tems de délivrer le *placenta*, dans les commencemens je suivois le torrent, me conformant aux autres, jusqu'à ce qu'ayant éprouvé par des observations réiterées qu'on ne doit jamais violenter la nature qui sépare doucement, & fait descendre le *placenta* par la contraction graduée de la matrice, & qu'ayant eû occasion d'appercevoir dans plusieurs cas que la matrice éroit aussi fortement contractée immédiatement après la sortie de l'enfant, que je l'ai trouvée plusieurs heures après l'Accouchement, j'aye résolu de changer de pratique, & de me comporter avec moins de précipitation ; ce qui m'a beaucoup porté à prendre ce parti, ce fut un cas dans lequel je trouvai la femme si foible, que je n'osai risquer de séparer le *placenta*, quoique j'eusse patienté pendant trois heures sans trouver le *placenta* à l'orifice de la matrice ; néanmoins lorsque la malade eût un peu recouvert ses esprits, il lui survint quelques tranchées, qui firent descendre le *placenta* dans le vagin.

Quelque tems après cet événement, en consultant les ouvrages de *Ruysch* sur ce qui concerne les femmes, j'y observai qu'il désapprouvoit l'extraction prématurée du *placenta* ; son autorité me confirma dans l'opinion que j'avois déja conçue, & me détermina à suivre une méthode plus naturelle. Lorsque j'ai coupé le cordon & que je me suis débarrassé de l'enfant, j'introduis un doigt dans le vagin pour voir si le *placenta* se présente à l'orifice de la matrice, & quand je l'y trouve, je tiens pour assuré qu'il viendra de lui-même de quelque maniere que ce soit. Ainsi je patiente pendant quelque tems, & pour l'ordinaire, dans l'espace de dix, de quinze ou de vingt minutes, la malade commence à se sentir prise de quelques tranchées qui le séparent par dégrés & qui en procurent l'expulsion ; & pour peu que l'on tire doucement sur le cordon,

il defcend dans le vagin, où je le prens
pour lui faire franchir l'orifice externe.
Mais quand j'ai attendu pendant long-tems
fans fentir aucune portion du *placenta*, ou
fans appercevoir aucun effort de la nature
pour en procurer l'expulfion, j'excite la femme à vomir, & fi cet expédient ne me réuffit point, j'introduis ma main doucement
pour délivrer le *placenta*, gardant fcrupu-
leufement le milieu entre ces deux extrémités, également condamnables dans la pratique, celle de le délivrer trop tôt & celle
d'en attendre trop long-tems l'expulfion.
Néanmoins je prie le Lecteur de faire attention que dans les Accouchemens laborieux
ou contre nature; lorfque je vois la femme
en danger, je n'attens pas fi long-tems à
délivrer le *placenta*.

RECUEIL XXIV.

Des Accouchemens laborieux dans lesquels l'enfant présente le vertex, ou la tête est descendue dans le fond du bassin, & est délivrée avec le filet.

OBSERVATION PREMIERE.

EN 1730. on vint un matin me chercher pour aller au secours d'une femme en couche de son premier enfant, & qui étoit fort fatiguée des soins officieux de sa Sage-femme. Je trouvai la tête de l'enfant descendue dans la partie inférieure du bassin, où elle étoit, au raport de la Sage-femme, depuis huit heures du soir, quoique depuis ce tems-là elle eût mit successivement la malade dans toutes sortes de postures : elle ajouta encore que les eaux avoient été vingt-quatre heures à s'écouler.

Comme il m'étoit arrivé de perdre quelques enfans dans des cas de cette nature, les uns en les tournant, les autres parce que j'avois été obligé de les délivrer avec le crochet, après avoir inutilement mis en usage la coëffe de *Mauriceau* ; je pris le parti de me servir d'un lacet avec un nœud coulant, que je tachai de porter avec mes doigts autour de la partie supérieure de la tête, comptant d'autant mieux réussir en ce cas que je m'étois apperçu que la tête étoit petite, parce que je tournois aisément mes doigts tout autour. Cependant avant de tenter cette méthode je fis prendre à la malade dix gouttes de *laudanum* liquide qui lui procurerent un peu de repos, après quoi les forces lui étant un peu revenues, les douleurs revinrent aussi, & quoiqu'elles fussent foibles, la tête descendoit un peu à chaque douleur, mais elle reprenoit tout de suite sa premiere place, circonstance que j'imputai d'abord à quelques circonvolutions du cordon ou au resserrement du col de la matrice autour du col de l'enfant. Lorsque la Sage-femme eût dilaté suffisamment l'orifice externe, je fis en sorte de glisser mon lacet, monté sur mes doigts, le long des côtés de la tête, & après plusieurs efforts infructueux, je vins à bout de le placer, ensuite je tirai doucement d'une main à chaque douleur, appuyant sur le côté opposé avec les doigts de l'autre. De cette maniere, en tirant & en remuant alternativement d'un côté à l'autre, je vins enfin à bout de délivrer l'enfant, mais ce ne fut qu'en y employant beaucoup de force: le cuir chevelu se trouva un peu excorié, mais il ne l'étoit pas de maniere à mettre la vie de l'enfant en danger.

Lorsque j'introduisis mon lacq, j'étois bien

assuré que les obstacles qui s'opposoient à cet
Accouchement ne venoient point du resserrement de la matrice autour du col de l'enfant, puisque je sentois cet orifice autour de
la tête : d'un autre côté, quand l'enfant fut
délivré, il ne parut point que le cordon fut
entortillé autour de son col, de maniere
que je ne sçavois à quoi attribuer la cause
de ce retardement. J'ai passé plusieurs années dans cette perplexité, jusqu'à ce qu'enfin j'aye reconnu que bien souvent de pareils
obstacles venoient de l'étranglement ou de
la contraction de la partie inférieure de la
matrice au devant des épaules, ou quelquefois de ce que les épaules sont accrochées
aux os *pubis*.

OBSERVATION II.

EN 1733. j'assistai à un autre Accouchement de cette nature, & je trouvai la femme
fort affoiblie par de fréquentes pertes de
sang. Je l'accouchai de la maniere décrite
dans l'Observation précédente, d'un enfant qui étoit mort depuis plusieurs jours ;
mais je fus obligé d'y employer encore
plus de force, d'autant que la tête étoit plus
grosse, de maniere que le cuir chevelu en
fut excorié davantage, il s'en trouva même
une portion séparée & enlevée du crâne.

Gg iv

OBSERVATION III.

En 1737. je voulus me servir du filet pour délivrer un enfant qui étoit resté plus haut dans le bassin, mais je ne pus venir à bout de le placer sans repousser la tête au-dessus du bord du bassin, après quoi ma main ayant plus de jeu, je réussis, & même beaucoup mieux que dans les cas précédens : en effet le cuir chevelu ne se trouva pas si maltraité, ce qui pouvoit venir encore de ce que la femme avoit de plus fortes douleurs, qui favorisoient davantage l'expulsion.

J'ai tenté l'usage du filet dans bien d'autres occasions, mais toujours en vain, & j'étois ensuite obligé de délivrer avec le crochet, parce que les enfans se trouvoient gros. Dans les trois cas que je viens de rapporter, comme la tête étoit petite, j'avois voulu d'abord tourner l'enfant & le délivrer par les pieds, mais je n'avois pû y réussir à cause de la forte contraction de la matrice ; & je suis sûr aujourd'hui, que si pour lors j'avois connu l'usage des forceps, j'aurois pû réussir avec bien plus de facilité, non-seulement dans ces trois cas, mais encore dans plusieurs autres où le filet n'a point répondu à mon attente.

RECUEIL XXV.

Des Accouchemens laborieux où la tête de l'enfant est descendue dans le fond du bassin, & où elle peut être délivrée avec les forceps. Voyez. Vol. 1. Liv. III. Chap. II.

ARTICLE PREMIER.

Des Accouchemens laborieux à cause de l'extrême foiblesse des femmes en couche.

OBSERVATION PREMIERE.

Au mois d'Avril 1747. je fus mandé sur le soir pour aller voir une de ces pauvres femmes soumises à l'instruction de mes Eleves. Je la trouvai en travail de son troisiéme ou de son quatriéme enfant, & réduite à la plus grande foiblesse faute de nourriture, d'autant qu'elle n'avoit pû sortir depuis plusieurs jours pour aller chercher sa vie & demander son pain. Je lui fis prendre tout de suite d'une boisson cordiale & un peu de pain & de bouillon ; mais elle avoit l'estomac si affoibli qu'elle n'en pût retenir que très-peu, d'autant plus que quoique je lui eusse recommandé de prendre d'abord peu de chose à la fois, son estomac étoit si avide de nourriture qu'elle en prit trop d'abord ; quoiqu'il en soit on eût attention dans la suite d'empêcher qu'elle ne commît aucun excès, & par ce moyen son estomac

se rétablit de maniere qu'elle put prendre
des forces. Je trouvai l'orifice de la matrice
fort dilaté, les membranes rompues, & la
tête à la partie supérieure du bassin. Sur
ces entrefaites je laissai auprès d'elle un de
mes Eleves pour en avoir soin, auquel je
recommandai de lui donner quelque chose
de tems à autre, mais peu à la fois, & de
lui faire garder le lit la plûpart du tems,
afin qu'elle pût prendre un peu de repos.

Lorsque j'entrai chez cette pauvre femme
avec mes Eleves, nous crûmes tous qu'elle
alloit finir, mais en moins de deux heures
son pouls se releva & elle reprit un peu de
force, elle étoit cependant encore toujours
foible, & ses douleurs fort éloignées les
unes des autres. Elle passa la nuit dans cet
état, prenant un peu de repos dans les intervalles de ses douleurs, & lorsqu'on me
manda le lendemain matin, je trouvai la
tête fort avancée dans le bassin, je distin-
guai pour lors avec mes doigts une des oreilles placée contre le *pubis*, & en touchant
avec mes doigts au-devant de cette oreille,
je reconnus que le front étoit au côté gauche du bord du bassin, & l'occiput descendu
jusqu'à la partie inférieure de l'*ischium* du
côté droit, je reconnus encore que la tête
n'étoit pas trop grosse, parce que je pouvois
fort aisément mouvoir mon doigt tout autour de sa partie inférieure, & par ce moyen

j'apperçus la future lambdoïde dans l'endroit où elle rencontre la future fagitale du côté droit, & la fontanelle un peu plus haut du côté gauche.

Je me retirai encore pour cette fois après avoir recommandé à celui de mes Eleves qui étoit chargé d'en avoir foin, de la ménager toujours avec autant de précaution qu'il avoit fait jufqu'alors : efperant que comme la malade avoit beaucoup de force, fes douleurs fe fortifieroient & pourroient devenir fuffifantes pour expulfer l'enfant.

On me renvoya chercher fur le foir, & ayant été informé que les douleurs étoient toujours foibles, & que les parens s'inquiétoient, j'attendis le moment d'une douleur pour l'examiner, & je trouvai la tête defcendue plus bas, l'oreille gauche tournée vers l'aîne gauche de la mere ; le vertex repouffoit le périnée & les parties circonvoifines, & il n'y avoit rien autre chofe qui parut retarder l'Accouchement que la foibleffe des douleurs de la malade.

Je paffai une heure de tems à encourager la malade & fes parens à prendre patience, mais voyant que la tête n'avançoit point, quoiqu'il fut furvenu plufieurs douleurs, & que je pouvois aifément aider beaucoup le travail, je fis placer la malade dans la même pofition que s'il avoit été queftion

de l'opération de la taille : je profitai de
toutes les douleurs pour dilater doucement
l'orifice externe, & sur le déclin d'une douleur, j'avançai les doigts de ma main droite
jusqu'à l'orifice de la matrice du côté gauche du vagin ; j'introduisis une des branches
des forceps entre mes doigts & la tête de
l'enfant, je fis remonter cette branche vers
l'aîne de la femme par-dessus l'oreille de
l'enfant, la tenant dans le plan d'une ligne
imaginaire avec le creux du cœur, puis je retirai ma main droite dont je saisis le manche
de cette branche ; ensuite j'introduisis à leur
tour les doigts de ma main gauche du côté
opposé, mais plus en arriere, dans cet espace
qui se trouve entre l'os *sacrum* & l'os *ischium*
ou la tête de l'enfant présentoit son autre
oreille en dedans de l'orifice interne de la
matrice. Je repoussai ensuite la tête contre
la branche du forceps que j'avois introduite,
afin de l'assujettir par ce moyen en place,
puis avec ma main droite j'insinuai la seconde branche, comme j'avois fait la premiere du côté droit du vagin. Je fermai le
forceps & j'attachai ses deux branches l'une
avec l'autre en attendant le moment d'une
nouvelle douleur, pendant laquelle je tirai
doucement, de maniere que la tête avança
insensiblement & par degrés ; je réiterai la
même manœuvre pendant chaque douleur,
de maniere que l'orifice externe se dilata

par degrés, que le front de l'enfant se rangea dans la partie inférieure & postérieure du bassin, & que le *vertex* se dégagea de dessus lesos *pubis*. Pendant ce tems-là, la tumeur formée par le resserrement des parties extérieures, devint beaucoup plus considérable, le périnée s'étendit de près de trois pouces, le fondement de deux, & les parties entre le fondement & le coccix prêterent considérablement. L'occiput s'étant dégagé de dessous les os *pubis*, de maniere qu'avec mes doigts je pusse sentir la nuque de l'enfant, j'arrêtai, je retirai les manches des forceps, & je remuai doucement ma main d'une branche à l'autre, tenant pendant ce tems-là le plat de ma main appuyé sur le périnée pour empêcher qu'il ne se déchirât; je continuai cette manœuvre, en tirant en haut par intervalles, jusqu'à ce que la tête fut heureusement délivrée, puis je retirai le forceps, & le corps de l'enfant vint fort aisément.

Pendant que je liois le cordon, un de mes Eleves remarqua au travers d'une legere couverture qui étoit sur la malade, que son ventre étoit encore fort gros; & ayant porté ma main dans le vagin, je sentis effectivement les eaux & les membranes d'un autre enfant que je délivrai par les pieds, après que la mere eût pris un peu de vin & d'eau,

& qu'elle fut un peu revenue de la fatigue de fon premier travail.

Je me fervis du forceps dans cette cir-conftance comme de deux mains artificiel-les pour aider l'Accouchement, parce que les douleurs étoient trop foibles pour ex-pulfer l'enfant.

OBSERVATION II.

La même année j'affiftai avec mes Ele-ves une autre femme en travail de fon pre-mier enfant, laquelle avoit été réduite à un extrême degré de foiblefle & d'abbatement par une fiévre tierce jointe à une extrême difette. Je fus obligé d'en venir à l'ufage des forceps, ce que je fis de la maniere qui a été détaillée dans l'Obfervation précé-dente; néanmoins la tête ne vint pas auffi vîte, parce que les parties étoient plus ten-dues. Une Eleve Sage - femme qui fuivoit auffi mes leçons, remarqua que le ventre reftoit encore fort gros après l'Accouche-ment, & j'y trouvai en effet un fecond en-fant qui fut délivré par les pieds, comme ci-deffus.

OBSERVATION III.

En 1749. je fus appellé au fecours d'une femme en travail de fon premier enfant, & réduite au plus bas état par de violentes pertes dont elle avoit été prise au commencement de son travail. Je trouvai, comme la Sage-femme me l'avoit dit, que l'orifice de la matrice étoit ouvert & en arriere, & que les eaux n'étoient pas encore écoulées. Comme la malade perdoit son sang très-vîte, j'introduisis un doigt dans l'orifice interne, & je l'attirai en avant vers le *pubis*; cette irritation excita une douleur qui fit baisser les eaux & les membranes : sur ces entrefaites j'essayai de rompre les membranes, & voyant que je ne pouvois en venir à bout, j'attirai une seconde fois l'orifice de la matrice en devant, puis lorsqu'il survint une autre douleur, j'y enfonçai la pointe de mes ciseaux ; & comme la tête de l'enfant étoit éloignée, je les perçai fort aisément sans craindre de blesser la tête. Aussi-tôt les eaux s'écoulerent en grande quantité ; pour lors à mesure que la tête baissa & qu'elle boucha les parties, la perte diminua d'abord, puis elle cessa bien-tôt tout-à-fait, sur ces entrefaites j'ordonnai que l'on donnât souvent à la malade de petites doses de bouillon, & qu'en attendant qu'il y en eût de prêt, on lui fit prendre un peu de vin & d'eau ou de quelque boisson cordiale ; je recommandai encore aux assistans de lui donner de tems à autre à titre de cordial deux cueillerées du mélange suivant :

℞ *Eau de canelle simple.* ℥ v.
Teinture anodine, gut. x.
Syrop de dyacode. ʒ ij. *m.*

Comme la malade avoit le pouls fort bas, les douleurs s'arrêterent pendant un tems confidérable, néanmoins elle revint petit-à-petit de l'extrême foibleffe où l'avoit jettée une fi grande perte de fang, & comme cette perte étoit arrêtée, j'exhortai les affiftans d'atrendre patiemment les efforts de la nature. Je recommandai à la Sage-femme de laiffer la malade tranquille, & de continuer à lui donner de petites prifes de bouillon, autant que fon eftomac pourroit le fupporter, jufqu'à ce que l'on eût fuppléé en quelque forte à la grande quantité de fang qu'elle avoit perdu. En même-tems comme la malade paroiffoit avoir envie de dormir, je dis qu'il ne falloit pas davantage lui donner de fa potion cordiale; tel étoit l'état dans lequel je la laiffai le foir: on me manda le lendemain dès fix heures du matin, & pour lors la Sage-femme me dit que les douleurs avoient recommencé très peu de tems après mon départ, mais qu'elles avoient toujours été fi foibles, que quoique la tête de l'enfant fût defcendue très-bas, il n'y avoit pas d'apparence que l'Accouchement pût fe terminer fans un fecours particulier; là-deffus

deffus je touchai la malade, & je trouvai la tête de l'enfant fituée de maniere que le *vertex* étoit à l'orifice externe & la partie pofterieure du col contre les os *pubis*. Pour lors, quoique la malade eût déja reprit beaucoup de force, comme elle étoit encore foible & fes douleurs languiffantes à proportion, je confeillai à la Sage-femme de continuer à la foutenir en lui faifant prendre de bon bouillon, & je lui ordonnai un mêlange cordial fans narcotique, afin de leurer la malade elle-même & les affiftans.

On me manda une feconde fois vers midi, je retrouvai encore alors les chofes précifément dans le même état; les douleurs étoient fi foibles que quoique le *vertex* fût defcendu jufqu'à l'orifice externe, elles n'avoient pas affez de forces pour le repouffer : en conféquence je commençai dès-lors à dilater l'orifice externe par degrés durant chaque douleur, & lui ayant fait approcher les feffes au bord du lit, la laiffant néanmoins couchée fur le côté gauche à caufe de fa grande foibleffe, j'introduifis les branches des forceps l'une après l'autre de chaque côté, entre les os *facrum* & *ifchium*, en les conduifant de-là antérieurement par-deffus les oreilles de l'enfant; & quoique je ne puffe pas atteindre avec mes doigts jufqu'à l'orifice de la matrice, néanmoins les for-

Tome II.   H h

ceps entrerent fans beaucoup de peine.
Lorfque les branches des forceps furent
bien placées l'une vis-à-vis de l'autre, &
dans la direction d'une ligne imaginaire
avec le creux du cœur, je les manœuvrai
de la même maniere que j'avois fait dans
le cas des deux Obfervations précédentes,
& par ce moyen je vins infenfiblement à
bout de délivrer la tête.

OBSERVATION IV.

LE 3 Juillet 1750. une Sage-femme
m'envoya un exprès pour me prier d'indiquer quelques remédes propres à hâter les
douleurs du travail, pour une femme qu'elle
affiftoit dans fes couches. Comme j'étois
engagé ailleurs pour le moment, & que je
ne voulois rien ordonner fans être mieux
au fait de l'état de la malade, j'envoyai
quelqu'un des plus expérimentés d'entre
mes Eleves, pour prendre de plus amples
inftructions aveccette Sage-femme même.
La Sage-femme dit à mon Eleve qu'il y
avoit trois jours que la malade étoit en travail, mais que quoiqu'elle implorât férieu-
femeut mon affiftançe, elle ne voudroit
jamais confentir qu'il la touchât.

Dès que j'eus fatisfait aux engagemens
que j'avois pris ailleurs, je fus avec mon

Eleve chez la malade, où nous trouvâmes
cette Sage-femme qui babilloit beaucoup,
mais qui étoit des plus ignorantes, & qui
n'avoit pas la moindre teinture des connoif-
fances qu'exige fa profeffion; dès qu'elle
avoit été appellée auprès de la malade,
dont le travail ne faifoit alors que commencer pour fa premiere couche, elle
l'avoit faire marcher, & l'avoit tant
fatiguée qu'elle en étoit toute épuifée, &
que fes douleurs en avoient ceffé tout-à-fait.
Elle nous dit bien qu'elle avoit fait tout
fon poffible pour ouvrir un paffage à l'enfant, & qu'elle avoit les doigts enflés & douloureux à force d'avoir travaillé à dilater
les parties; mais elle ne pût jamais dire
combien il y avoit que les eaux étoient écoulées. En touchant la malade je m'apperçus
que la tête étoit defcendue à la partie inférieure du baffin, & que le cuir chevelu de
l'enfant, & l'orifice externe de fa mere,
étoient fort tuméfiés ; en conféquence je fis
mettre la malade dans fon lit, & je lui ordonnai pour potion vingt gouttes de teinture
anodine dans cinq onces d'eau de fontaine
édulcorée avec du fucre, dont je lui fis prendre deux cuillerées de demi-heure en demi-
heure, dans le deffein de lui procurer un
peu de repos; je lui fis appliquer en même
tems à l'orifice externe un grand cataplaf-

me de mie de pain détrempée dans du lait avec du sain-doux. Tout cela fut fait le soir, & le lendemain on m'envoya chercher dès trois heures du matin; pour lors j'y retournai avec mes Eleves auxquels on permit d'être préfens. La malade avoit affez bien repofé; lorfque l'on eût ôté le cataplafme & que l'on eût lavé les parties, on s'apperçut aifément que le gonflement avoit beaucoup diminué; fur quoi nous patientâmes pendant plufieurs heures, dans l'efperance que les douleurs pourroient augmenter fuffifamment pour dilater par degrés l'orifice externe, & pour opérer la délivrance de l'enfant: mais l'événement ne répondit point à notre attente; en conféquence je me déterminai à délivrer avec les forceps, d'autant que la tête étoit defcendue très-bas: mais elle étoit fi tuméfiée que je ne pouvois reconnoître quelle en étoit la pofition, parce qu'on ne pouvoit fentir ni les futures, ni les oreilles, ni la partie poftérieure du col. Néanmoins je conclus qu'étant auffi baffe qu'elle l'étoit, les oreilles devoient répondre aux côtés du baffin, d'autant que les parties molles étoient repouffées par la tête, mais elles ne l'étoient pas encore affez pour que je puffe parvenir jufqu'au front, en cas qu'il fût tourné en arriere, en introduifant un doigt 'dans le *rectum* ; quoiqu'il en fût, je crus qu'il étoit très-probable que le front étoit tourné postérieurement vers l'os *sacrum*, plutôt que vers les os *pubis* ; & dans cette idée, je fis placer la malade sur le dos au travers de son lit, les fesses tant soit peu hors du lit, la tête soutenue avec des oreillers, & deux assistans pour lui soutenir & lui écarter les jambes. Lorsqu'elle fût ainsi placée j'introduisis une branche des forceps de chaque côté de la tête, & en manœuvrant doucement & par degrés, comme j'avois fait dans les cas précédens, je vins à bout de délivrer cette femme sans déchirer en aucune maniere les parties, & même sans faire aucune impression trop marquée sur la tête de l'enfant.

OBSERVATION V.

Communiquée par M. PUDDECOMB, *dans une Lettre écrite de* Lin-Regis, *en* 1743.

M. PUDDECOMB avoit été appellé au secours d'une femme fort fatiguée d'un travail qui duroit depuis deux jours & deux nuits. Les douleurs avoient quitté la malade, & quoique la tête se présentât à la partie supérieure du bassin, il vint à bout de la délivrer heureusement d'un enfant en vie, dont la tête ne portoit aucune marque ni aucune impreſſion de l'application des forceps.

OBSERVATION VI.

Communiquée par M. JORDAN, dans une Lettre écrite de Folkſtone, en 1751.

LA malade étoit depuis un tems conſidérable dans un travail très-rude, de maniere qu'elle en avoit le viſage fort gonflé, les yeux prêts à ſortir de la tête, & qu'à peine elle pouvoit parler. Les grandes lévres étoient toutes tuméfiées, la tête de l'enfant préſentoit le *vertex;* cette tête étoit deſcendue très-bas dans le baſſin où elle étoit ſituée diagonalement, de maniere que le front répondoit à un des côtés de l'os *ſacrum* & l'*occiput* à l'aîne de la mere du côté oppoſé, & il y avoit déja cinq heures que les choſes étoient dans cet état.

M. JORDAN fit d'abord placer la malade ſur le dos, il introduiſit enſuite les forceps, & par ce moyen il la délivra d'un enfant mort. Comme il étoit ſurvenu à la malade une dyſurie à cauſe de la tuméfaction des parties, il y fit appliquer des cataplames dont l'effet fit ceſſer cet accident en très-peu de tems.

Le même Auteur ajoute qu'il avoit délivrée de la même maniere une jeune femme d'un enfant vivant.

OBSERVATION VII.

Communiquée par M. BROOKES, *dans une Lettre écrite de* North - Walsham, *en* 1749.

IL y avoit long - tems que la femme étoit en travail, & les eaux étoient écoulées. La tête de l'enfant étoit defcendue très-bas dans le baffin, le front tourné vers l'*ifchium* du côté gauche, mais elle y étoit fi ferrée qu'il n'y eut pas moyen de la relever. En conféquence il fut obligé d'introduire les forceps diagonalement, de maniere qu'une des branches étoit appuyée fur le devant de l'oreille d'un côté, & l'autre derriere l'oreille du côté oppofé. Après avoir tourné le front en arriere dans la concavité de l'os *facrum*, il délivra la femme au grand étonnement de la Sage - femme & de tous les affiftans, qui fe trouverent agréablement furpris quand ils entendirent crier l'enfant, d'autant qu'ils s'étoient imaginés qu'il ne pourroit être délivré en vie.

M. *Brookes* ajoute qu'il n'eût recours à cet expédient qu'après avoir patienté pendant deux heures, pour voir fi en dilatant les parties, l'enfant, qui étoit le premier que cette femme portoit, ne pourroit point être délivré par les efforts du travail.

ARTICLE II.

Des Accouchemens retardés par quelques peines d'esprit, pendant le travail.

OBSERVATION PREMIERE.

Au mois de Novembre 1745. je fus appellé au secours d'une femme en couche, dont la Sage-femme me dit que le travail avoit commencé d'abord aussi avantageusement qu'on pouvoit le désirer, & que tout étoit fort bien allé dans les commencemens, mais que malheureusement il étoit éntré dans l'appartement de la malade une imprudente commere, qui avoit dit que le feu étoit dans le voisinage. La malade fut si consternée & si vivement touchée de cette nouvelle, qu'elle tomba tout de suite en défaillance, & fut prise de frissons, de maniere que les douleurs cesserent en quelque sorte dès ce moment.

En touchant la malade je trouvai la tête descendue dans le bassin, où elle étoit située de maniere que la nuque répondoit à la partie supérieure du *pubis*, d'où je conclus que le front devoit être tourné dans la cavité de l'os *sacrum*, & que les oreilles répondoient aux côtés du baffin, dont toute la partie poftérieure & inférieure étoit occupée par les parietaux.

Comme la malade étoit d'une conftitution lâche & foible, qu'elle avoit le pouls petit & les efprits abbatus, je lui ordonnai le julep fuivant.

> ℞ *Eau de canelle fimple.* ℥ v.
> *Eau de canelle fpiritueufe* ℥ ß.
> *Teinture de* caftoreum.   ⎰ *an. gut.*
> *Efprit volatil de corne de cerf.*⎱ x x x.
> *Confection hyacinthe.* ʒ ß.
> *Syrop de fafran.* ℥ ß *m. f. j.*

On donna de tems à autre deux cueillerées de ce julep à la malade, & par ce moyen elle reprit un peu de forces, mais les douleurs demeuroient toujours foibles & fort éloignées, & je reconnus évidemment que le travail n'étoit retardé que faute d'efforts plus confidérables; en effet je fçavois que l'enfant étoit petit, parce que j'avois paffé mes doigts tout au tour de la tête qui ne fe retiroit point après les douleurs.

J'avois fait placer la malade de maniere qu'elle étoit à moitié affife & à moitié couchée aux pieds de fon lit, fur lequel une femme placée derriere lui foutenoit la tête & les épaules, & deux autres, une de chaque côté, lui soutenoient les jambes, & cela dans l'esperance que le poids de son enfant pourroit aider le travail; mais voyant qu'il n'avançoit point, quoique la tête fût si basse, & ayant attendu inutilement l'effet de beaucoup de douleurs successives que j'encourageois & que je tâchois d'augmenter, en dilatant de tems à autre l'orifice externe avec un ou deux doigts, je pensai que la méthode la plus sûre pour la mere & pour son enfant, étoit d'aider l'Accouchement de la maniere décrite dans les premieres Observations de ce Recueil.

Quoiqu'il eût été plus aisé d'introduire les forceps, la femme étant couchée sur le dos, cependant comme la malade étoit foible & que le tems étoit froid, je la laissai sur le côté gauche, la faisant seulement approcher du bord du lit, & lui faisant reployer les genoux sur son ventre avec un oreiller entre deux pour les maintenir écartés.

Pour lors j'insinuai deux doigts de ma main droite entre l'os *sacrum* & l'*ischium* du côté gauche jusqu'au dedans de l'orifice interne de la matrice, puis avec mon autre main j'introduisis une des branches que je fis avancer jusque devant l'oreille de l'enfant. Ensuite je retirai ma main droite dont je faifis cette branche, jufqu'à ce que j'euffe infinué les doigts de ma main gauche de l'autre côté entre l'os *facrum* & l'*ifchium* de ce côté-là, jufqu'à l'orifice interne, puis j'introduifis l'autre branche que je remuai doucement jufqu'à ce que je l'euffe faite avancer antérieurement par-deffus l'oreille droite, obfervant à mefure que j'avançois de tourner de plus en plus les manches des forceps plus en arriere. Lorfque j'eus amené les branches des forceps, l'une précifément vis-à-vis de l'autre, je les fermai & je commençai à tirer doucement à chaque douleur pofant une branche fur l'autre. A mefure que la tête avançoit & qu'elle dilatoit l'orifice externe, je relevois de plus en plus les manches des forceps avec ma main droite vers les os *pubis*, appuyant avec la paulme de ma main gauche fur le périnée, qui pour lors étoit fort diftendu. Avec quelques douleurs la tête fe trouva délivrée, moyennant que je fis faire aux manches des forceps un demi-tour vers le bas - ventre & entre les cuiffes, pendant qu'avec mon autre main je fis gliffer le périnée par-deffus le front & la face de l'enfant, puis laiffant là les forceps je délivrai le corps, & bien-tôt après le *placenta* qui defcendit enfuite.

OBSERVATION II.

EN 1746. on me pria d'affifter une femme qui avoit perdu fon mari pendant le cours de la groffeffe ; cette femme étoit d'une conftitution naturellement foible & délicate , mais le chagrin qu'elle avoit pris de la mort de fon mari avoit tellement augmenté fa foibleffe , que depuis ce tems-là elle étoit tombée dans un appauvriffement des plus confidérables , faute de dormir , faute d'appétit & de faire aucunes digeftions. Lorfqu'elle entra en travail, j'eus peur de l'y voir fuccomber, parce qu'elle tomba plufieurs fois en foibleffe & qu'elle rejettoit tout, jufqu'aux liquides, & même aux cordiaux qu'on lui donnoit pour la foutenir.

Je la fis refter toujours au lit, & comme c'étoit fon premier enfant, l'orifice de la matrice s'ouvrit, quoique très-lentement, par le moyen des eaux & des membranes, qui par bonheur ne fe rompirent pas jufqu'à ce que cet orifice & le vagin fuffent fuffifamment dilatés. A l'égard de l'orifice externe, comme j'appréhendois qu'il ne prêtât pas avec la même facilité, je le fis oindre avec de la pommade, & de tems à autre je le dilatai par degrés avec mes doigts pendant le tems des douleurs.

Lorfque les membranes furent rompues, il s'écoula une grande quantité d'eaux, & comme la tête de l'enfant étoit petite, elle fut bien-tôt defcendue jufqu'à l'orifice externe ; pour lors les douleurs cefferent tout-à-fait, la malade pouvoit alors garder dans fon eftomac un peu de bouillon, elle refta long-tems tranquille & affez à fon aife, & même elle prit un peu de repos, au moyen de quoi elle fe remit beaucoup.

Environ deux heures après que les eaux eurent ceffé de s'écouler, il furvint quelques légeres douleurs qui firent defcendre doucement la tête, & qui repoufferent un peu en dehors les parties extérieures, mais il n'y avoit néanmoins pas affez de force pour dilater l'orifice externe autant qu'il le falloit pour la fortie de l'enfant.

Après avoir patienté inutilement pendant affez long-tems, dans l'efperance que les douleurs viendroient enfin à bout d'opérer cette dilatation ; voyant d'un autre côté que les forces de la malade recommençoient à s'affoiblir, j'eus recours aux forceps, & par leur moyen je délivrai la malade, à peu près de la même maniere que je l'ai rapporté dans les Obfervations précédentes.

OBSERVATION III.

DANS le courant de la même année, je fus appellé au secours d'une femme par quelques-unes de ses voisines, qui me dirent qu'on n'avoit point sçu que la malade fût grosse jusqu'au moment qu'elle étoit entrée en travail, après avoir été frappée & maltraitée de sa mere, au point qu'elle en étoit tombée dans une espece de phrénésie, & qu'elle avoit menacé à son tour sa mere, la Sage-femme & tous les assistans, qui avoient enfin jugé à propos de l'enfermer toute seule dans une chambre, pour leur sûreté. En conséquence on me pria de vouloir bien aller à son secours avec mes Eleves.

Nous trouvâmes la malade couchée sur un lit, mais d'une humeur si noire qu'elle ne voulut rien répondre, quoi qu'on lui assurât qu'on avoit ainsi amené plusieurs Médecins pour prendre soin de sa santé. Je la touchai pendant qu'elle étoit encore couchée, & trouvant la tête de l'enfant descendue dans le bassin, j'attendis long-tems le moment d'une douleur, mais ce fut inutilement, elle paroissoit effrayée & resta toujours fort tranquille; on lui fit approcher les fesses du bord du lit, où quelques-uns de mes Eleves la tinrent dans cette posture pendant que j'introduifois les branches des forceps de la maniere rapportée dans les deux Obfervations précédentes, avec cette différence que dans ce cas-ci le front étoit tourné en arriere, quoique du côté droit, c'eft-à dire qu'il répondoit à cette partie membraneufe qui remplit l'efpace intermédiaire de l'os *facrum* à l'os *ifchium*.

La malade refta tranquille & paifible durant tout le tems que j'introduifis les forceps, que j'en ajuftai les branches l'une vis-à-vis de l'autre, & que j'en attachai les manches avec un ruban pour empêcher qu'ils ne laiffaffent aller la tête, en cas que la malade vint à s'éffaroucher : enfuite comme il ne lui venoit point de douleurs, je fis baiffer la tête de plus en plus, jufqu'à ce que le périnée & le fondement commençaffent à fe diftendre. Pour lors je tournai le front en arriere dans la concavité que forment enfemble l'os *facrum* & le coccix : je tirai enfuite par intervalles, & à mefure que la tête avançoit & que l'orifice externe fe diftendoit, je tournai les manches des forceps de plus en plus vers les os *pubis*, de forte que par cette manœuvre je vins enfin à bout de délivrer la tête & le corps de l'enfant, comme j'avois fait dans les deux cas dont il a été queftion précédemment.

J'ai été fouvent appellé avec mes Eleves

au secours de pauvres femmes réduites
dans le dernier état d'abattement & de foiblesse, par pauvreté, faute d'une subsistance
nécessaire, & souvent encore pour avoir
été fatiguées par des Sage-femmes, qui pour
me servir du langage ordinaire, les avoient
mises trop tôt en travail; parmi ces femmes il y en a eu quantité qui ont repris des
forces, moyennant qu'on les laissoit tran-
quilles & qu'on leur donnoit de bon bouillon, & dont les douleurs ont été par après
suffisantes pour opérer leur délivrance; cependant quand j'ai trouvé la tête bien descendue, & que les douleurs étoient si foibles qu'elles n'avançoient de rien, j'ai quelquefois eû recours aux forceps, comme dans
les cas précédens, sans néanmoins faire
aucune violence ni à la mere ni à l'enfant.

OBSERVATION IV.

Communiquée par M. AYRE, *dans une
Lettre écrite de* Boston *dans le*
LINCOLNSHIRE, *en* 1748.

Du tems que M. *Ayre* suivoit mes
leçons, en 1746. il fut appellé au secours
d'une femme qui s'étoit plainte la veille
d'un mal de tête auquel elle étoit sujette
de tems à autre, dès le grand matin elle
avoit

avoit été prife de convulfions „ & elle étoit
reftée fans fentiment dans leurs intervalles.

M. *Ayre* trouva l'orifice de la matrice
dilaté de la grandeur d'une couronne, &
fort mince; on lui dit que les membranes
étoient rompues, & que les convulfions
opéroient l'effet des douleurs. Comme il
commençoit à paroître une légere perte,
il effaya d'aider l'Accouchement en dilatant les parties, qui eurent de la peine à
prêter d'abord, puis la tête étant defcendue
plus bas, il délivra l'enfant avec les forceps,
qui firent une légere impreffion, mais fans
aucune excoriation.

Cette femme demeura toujours fans fentiment pendant trois jours, mais il ne lui
furvint plus aucunes convulfions depuis
qu'elle fut délivrée, à moins qu'on ne
veuille prendre pour telles quelques légers
mouvemens qui lui furvinrent encore le
foir. Enfin elle s'eft fort bien rétablie, de
même que fon enfant, qui fut foible dans les
premiers tems, mais par la fuite il fe remit
bien.

OBSERVATION V.

UNE jeune femme robufte fût prife tout
d'un coup de violentes convulfions dans le
neuviéme mois de fa groffeffe, fans aucune
caufe apparente; il étoit pour lors environ

fix heures du matin, & elle avoit paſſé
toute la nuit avec des maux de tête, d'eſto-
mac, & même avec un vomiſſement, qui
ceſſa néanmoins lorſque les convulſions la
prirent. Environ ſur les dix heures du matin
je la trouvai dans de violentes convulſions,
& en la touchant je reconnus que l'orifice
interne étoit tant ſoit peu ouvert. Comme
la malade paroiſſoit d'une complexion aſſez
ſanguine & qu'elle avoit le pouls plein, je
lui fis tirer ſur le champ dix onces de ſang
du bras, on lui donna enſuite un lavement
ſtimulant, & on lui fit prendre un julep
cephalique; mais les convulſions ſubſiſte-
rent, & elle demeura toujours ſans ſentiment malgré tous ces remédes. La Sage-
femme me fit appeller une ſeconde fois ſur
les huit heures : pour lors je la trouvai extrêmement foible, de maniere que ſon pouls
s'appercevoit à peine. Je la touchai & je
trouvai que la violence des convulſions
avoit fait deſcendre la tête juſques dans la
cavité du baſſin où elle étoit ſituée, une
oreille contre les os *pubis* & le front contre
l'os *ilium* du côté gauche.

Lorſque j'eus introduit les forceps de la
maniere décrite ci-deſſus, je vins bien - tôt
à bout de délivrer cette femme, après quoi
je la délivrai auſſi du *placenta* qui étoit fort
adhérent au fond de la matrice. Elle paroiſ-

foit plus tranquille lorſqu'elle fut accouchée, mais elle avoit le pouls ſi foible qu'on
ne pouvoit plus le ſentir, & elle expira
demi-heure après.

Il paroît clairement par toutes ces circonſtances, que ſi l'on avoit délivré cette
femme plutôt, elle auroit pû en revenir auſſi
bien que celle dont il a été queſtion dans
l'obſervation précédente.

RECUEIL XXVI.

*Des Accouchemens difficiles à cauſe de la rigi-
dité des parties; à cauſe des circonvolutions
du cordon, & des contractions de la matrice, dans leſquels on s'eſt ſervi du forceps.*

ARTICLE PREMIER.

*Accouchemens difficiles à cauſe de la rigidité
des parties.*

OBSERVATION PREMIERE.

Au mois de Mai 1742. je fus appellé au
ſecours d'une pauvre malheureuſe en travail d'enfant à l'âge d'environ quinze ans.
Les membranes étoient rompues avant
mon arrivée, & l'orifice de la matrice qui
étoit dilaté du diametre d'une demi-cou-

ronne ou environ, étoit fort mince, mais
fort rigide & fort tendu dans le tems des
douleurs.

Le travail fut fort lent pendant toute la
nuit, & lorsque je retournai voir la malade
le lendemain matin, je trouvai la tête de
l'enfant descendue dans le bassin, & le *vertex* qui repoussoit les parties basses en forme
de grosse tumeur ; mais l'orifice externe
étoit si étroit & si rigide que je pouvois à
peine y introduire deux doigts ; néanmoins
les douleurs étoient si fortes que je craignois le déchirement des parties. Pour prévenir cet accident je soutins les efforts de
la tête avec la paulme de ma main appliquée contre le périnée, & lorsque les douleurs venoient à se ralentir je dilatois peu à
peu l'orifice externe. Avec toutes ces précautions, il se passa deux heures auparavant
que j'eusse dilaté les parties suffisamment
pour pouvoir introduire tous mes doigts,
qui étoient si fatigués & si engourdis que je
fus obligé de substituer successivement à ma
place deux de mes Eleves pour faire la même manœuvre ; & ce ne fût qu'au bout de
deux autres heures que cet orifice se trouva
dilaté à peu près du tiers de ce qu'il auroit
dû l'être, pour recevoir la tête de l'enfant qui
s'y présentoit allongée en forme de cône.

Cette pauvre créature se trouva si fati-

guée pendant tout ce tems-là, & ses douleurs devinrent si languissante, qu'il n'étoit
plus du tout besoin d'appuyer la main contre les parties extérieures : & quoique l'on
continuât toujours de l'encourager & de la
soutenir avec de bon bouillon & quelque
boisson cordiale, afin de donner aux parties
le tems de s'étendre, néanmoins les douleurs & la malade elle-même s'affoiblirent
de plus en plus, de maniere que je commençai à craindre que si l'on remettoit
davantage à la secourir, elle ne courût
le danger d'y perdre la vie, d'autant plus
qu'elle étoit très - souvent prise de défaillances. Lorsque les douleurs avoient com-
mençé à s'affoiblir, je l'avois faite placer les
fesses sur les pieds du lit dans une position à
moitié assise & à moitié couchée, de maniere que sans la faire changer davantage
de posture, j'appliquai les forceps, & je
vins enfin à bout, quoiqu'avec beaucoup
de peine, de la délivrer d'un enfant dont la
tête étoit considérablement allongée, parce
qu'elle étoit fort grosse, mais en peu de
jours elle reprit sa forme naturelle.

Les parties basses de cette femme étoient
tellement enflammées qu'elle fut pendant
plusieurs jours sans pouvoir uriner qu'avec
beaucoup de difficulté & de douleur.

Ii iij

OBSERVATION II.

L'ANNÉE suivante on me pria d'assister dans ses premieres couches une femme âgée de plus de quarante ans, d'une constitution foible, mais néanmoins assez saine. Les douleurs furent très-lentes, comme dans le cas précédent, de maniere que cette femme passa trois jours dans une espece de travail sourd, avant que les membranes, qui étoient sorties en forme de long boyau, se rompissent. Lorsque les eaux furent écoulées, la tête de l'enfant qui étoit petite descendit en poussant devant elle l'orifice de la matrice qui n'étoit point assez dilaté pour la laisser passer; je soutins cet orifice pendant chaque douleur, & je le dilatai avec mes doigts dans les intervalles jusqu'à ce que je pusse le faire glisser pardessus la tête. Comme l'orifice externe m'avoit donné beaucoup de peine dans le cas qui a fait le sujet de l'Observation précédente, je commençai dans celui-ci à le dilater de bonne heure pendant chaque douleur, ce qui me réussit si bien que j'esperois que la tête ne trouveroit plus aucun obstacle lorsqu'elle seroit descendue jusque dans cet endroit. L'événement me confirma dans la suite que cette précaution étoit fort bien fondée ; en effet la malade eût tant & si long-tems à souffrir, auparavant que l'orifice de la matrice & le vagin fuffent dilatés fuffifamment, que quand la tête vint à defcendre & qu'elle en fut à repouffer les parties extérieures, cette pauvre femme n'avoit plus pour ainfi dire ni force ni patience : cependant à force de l'encourager & de lui diffimuler fon état, on foutint encore fon courage & fes forces pendant deux heures, mais cela ne fervit pas de grand chofe : enfin voyant que les douleurs étoient trop foibles pour expulfer la tête & pour dilater les parties fuffifamment pour la laiffer paffer, quoiqu'il y en eût déja à peu près une quatriéme partie engagée au travers de l'orifice externe ; voyant toutes ces circonftances-là, dis-je, j'effayai d'introduire le filet monté fur un morceau de baleine, décrit dans mon Traité, où j'ai dit qu'il eft d'un merveilleux fecours pour dégager la tête en pareil cas ; je tâchai d'infinuer cette machine entre la tête de l'enfant & l'os *facrum* de fa mere : mais comme il n'y avoit pas moyen de le bien placer fur le menton, je le retirai, & en coulant les forceps le long des oreilles aux côtés du baffin, j'aidai le travail de la maniere décrite dans le cas précédent.

L'enfant étoit gros & la tête étoit fort

allongée : il eut quelques convulfions ;
mais elles fe pafferent bien-tôt moyennant
que je laiffai couler un peu de fang avant
que de lier le cordon ombilical.

ARTICLE II.

*Des Accouchemens difficiles à caufe des
circonvolutions du cordon.*

OBSERVATION PREMIERE.

AU mois de Mai 1748. une de ces pauvres
femmes qui fe prêtent à l'inftruction de mes
Eleves, fut prife de travail d'enfant, lequel
commença d'abord à la maniere ordinaire ;
les eaux & les membranes, en fe formant, ouvrirent l'orifice externe ; & lorfque les membranes vinrent à fe rompre, la tête defcendit
jufqu'au milieu du baffin ; mais ayant été
chaffée un peu plus bas par deux ou trois
douleurs qui vinrent à la fuite les unes des
autres, elle remonta chaque fois à la même
place, puis elle continua de defcendre & de
monter ainfi alternativement pendant plufieurs heures, de maniere que cette pauvre
femme s'en trouva fort fatiguée, & que fes
douleurs devinrent & plus foibles & moins
fréquentes. Comme on ne pouvoit attribuer
la caufe d'une pareille viciffitude ni à la grof-

feur de la tête ni à l'étroiteſſe du baſſin, je
conclus que l'obſtacle devoit venir du cordon plutót que du reſſerrement de la matrice
au devant des épaules de l'enfant, parce que
cette rétraction de la tête commença immédiatement après la rupture des membranes,
& même dès auparavant que les eaux fuſſent
tout-à fait écoulées; d'un autre côté j'étois
aſſuré que cet accident ne pouvoit venir de
l'expanſion du ventre de l'enfant, telle qu'elle ſe fait chez les enfans morts, parce que
j'appercevois clairement par les mouvemens de ſa tête qu'il devoit être encore en
vie.

Mon diagnoſtic ainſi établi, je fis placer la malade à moitié couchée & à moitié aſſiſe, ſituation qui me parut la plus
commode & la plus favorable à l'Accouchement; puis dans le tems d'une douleur, que la tête ſe trouvoit le plus dépri-
mée, j'introduiſis un doigt dans le *rectum*
pour eſſayer de maintenir la tête deſcendue,
mais je ne pus atteindre juſqu'au front qui
répondoit au côté droit de l'os *ſacrum*. Pour
lors je profitai de toutes les douleurs, pendant leſquelles j'ouvris peu à peu l'orifice
externe qui prêta fort aiſément, d'autant
plus que cette femme avoit déja eu des enfans puis ayant introduit une branche du
forceps le long de chaque oreille, c'eſt-à-
dire, une du côté gauche de l'os *ſacrum*

& l'autre du côté de l'aîne droite, je les fermai & les affujettis enfemble, de maniere que quand il viendroit une douleur je puffe maintenir la tête en bas & l'empêcher de remonter ; dès la premiere douleur je fis defcendre la tête davantage, & je tournai le front dans la concavité de l'os *facrum*, & au moyen de deux autres douleurs elle avança jufqu'à l'extrêmité du coccix. Pendant que les chofes étoient ainfi, j'introduifis deux doigts dans le *rectum* pour affujettir la tête dans cet endroit ; mais comme elle étoit encore trop haut, je profitai de la premiere douleur pour la faire baiffer davantage, & voyant que la tête étoit pour lors en ma difpofition, moyennant que je pouvois appuyer avec mes doigts fur le finciput, à la racine du nez, je dégageai les forceps avec mon autre main, & j'amenai la tête de la maniere décrite pour les Accouchemens qui traînent en longueur.

Le cordon qui avoit deux pieds & demi de longueur faifoit deux fois le tour du col, & une fois le tour d'un des bras.

OBSERVATION II.

Au mois de Septembre de la même année, j'affiftai dans fes couches une femme qui étoit fort affoiblie par des pertes qui lui étoient survenues de tems à autre ; les membranes se rompirent & le travail fut assez bien, mais lorsque la tête fut descendue dans le bassin, elle remontoit après chaque douleur précisément comme dans le cas de l'Observation précédente.

Ayant placé & assujetti les forceps, je fis descendre la tête jusqu'au bas du coccix ; mais comme les douleurs étoient foibles & que c'étoit son premier enfant, je continuai la manœuvre de mon instrument, jusqu'à ce que je visse qu'il y avoit un tiers de la tête hors de l'orifice externe : pour lors je m'apperçus que je pouvois aisément assujettir la tête baissée, en appuyant avec mes doigts contre les parties exterieures de chaque côté du coccix. Après avoir dégagé mes forceps, j'employai toutes les douleurs qui survinrent, ensuite à faire remonter la tête d'une main, pendant qu'avec les doigts de mon autre main je faisois glisser l'orifice externe par-dessus la tête de l'enfant. Le cordon étoit extraordinairement court, & néanmoins il faisoit une fois le tour du col.

OBSERVATION III.

Au mois d'Août 1750. je fus appellé un matin dès trois heures, au secours d'une

femme en travail, par fa Sage-femme qui
me dit que les eaux étoient écoulées depuis
deux jours, & que les membranes s'étoient
rompues, même auparavant que l'orifice de
la matrice fut beaucoup dilaté. Elle ajouta
qu'après l'évacuation des eaux les douleurs
avoient été languiffantes, & qu'il s'étoit
toujours fait continuellement, une efpece
de fuintement d'eaux jufqu'au foir précédent, que la tête avoit defcendu plus bas ;
mais que depuis ce moment elle remontoit
toujours après chaque douleur, & que pour
lors les douleurs étoient devenues beaucoup plus fortes.

J'attendis un moment favorable pour toucher la malade, & pour lors je reconnus
effectivement qu'à chaque douleur la tête
defcendoit jufqu'au milieu du baffin, &
qu'à mefure que les douleurs fe paffoient
elle remontoit jufqu'au haut.

Après avoir ainfi examiné l'état des chofes pendant plufieurs fortes douleurs qui n'a-
voient aucunement fait avancer la tête, j'introduifis aifément ma main dans le vagin de
la malade qui avoit déja eû plufieurs enfans,
puis à mefure que les douleurs fe ralentiffoient je relevois la tête auffi haut au-deffus
du bord du baffin, qu'elle le devoit être
pour que je puffe gliffer à plat ma main
droite du côté gauche par-deffus le front &

la face de l'enfant, où je trouvai la partie inférieure de la matrice fortement contractée. Je continuai de pousser & de dilater les parties, de maniere à pouvoir amener l'enfant par les pieds; mais voyant que cet expédient ne pouvoit réussir tant la contraction de la matrice étoit violente, je profitai du commencement d'une douleur pour retirer ma main, & la tête de l'enfant se trouva chassée immédiatement après jusqu'à l'orifice externe, mais elle se trouva ensuite retirée jusqu'au milieu du vagin. Cependant après avoir amené les choses jusque-là, j'attendis l'effet de plusieurs douleurs pour voir si elles ne feroient point baisser la tête davantage, comme je l'esperois, après l'avoir déja poussée si loin. Mais voyant que l'événement n'y répondoit point, étant assuré, d'un autre côté, qu'il m'étoit aisé d'aider l'Accouchement, j'eus recours aux forceps. Comme l'enfant avoit une oreille contre le *pubis* & l'autre contre l'os *sacrum*, & que la malade étoit couchée sur le côté gauche, je ne jugeai point à propos de lui faire changer de posture : seulement je lui fis approcher les fesses du bord du lit, & je lui fis reculer la tête de maniere qu'elle fut courbée dans son lit, puis m'étant placé derriere elle sur une petite chaise basse, & ayant disposé

secretement mes forceps, j'introduisis aifément les doigts de ma main droite dans l'orifice de la matrice entre le *pubis* & la téte de
l'enfant, qui étoit petite, puis j'infinuai une
branche des forceps le plus doucement qu'il
me fut poffible, de crainte d'offenfer la veffie ; j'introduifis enfuite l'autre branche à la
faveur de ma main gauche, entre l'autre côté
de la tête de l'enfant & l'os *facrum*, en tournant en arriere avec précaution le manche
de cette branche afin de m'accommoder à
fa courbure : enfin quand je fus affuré que
l'inftrument étoit bien placé, je tirai doucement de deffus une branche fur l'autre,
& j'empêchai par ce moyen la tête de remonter, lorfque les douleurs venoient à fe
ralentir.

Je continuai cette manœuvre à chaque
douleur, jufqu'à ce que l'occiput fût defcendu contre la partie inférieure de l'*ifchium* du côté droit ; pour lors je tournai le
front dans la concavité de l'os *facrum*, après
quoi l'occiput fe dégagea de deffous le
pubis, & la tête vînt doucement.

OBSERVATION IV.

Au mois d'Octobre fuivant il fe préfenta
encore un cas de cette nature, où tous mes
Eleves fe trouverent. Les eaux s'étoient

écoulées long-tems auparavant que la tête
fût chaffée dans le baffin, & nous conduifî-
mes le travail avec les mêmes précautions
que dans le cas précédent. Cependant après
que j'eus dilaté les parties & que j'eus appliqué les forceps, j'eus beau m'y prendre à
plufieursfois, je ne pus jamais venir à bout
de faire dépaffer l'orifice externe à la tête.
Sachant par expérience que cet obftacle ne
pouvoit venir que du refferrement de la
matrice, ou de ce qu'il pouvoit y avoir une
épaule accrochée au - deffus du *pubis*, mais
point du tout d'aucun gonflement du ventre
de l'enfant, puifque je fentois le battement
de la fontanelle, quoiqu'il fût très-foible; je
jugeai à propos de dégager mon inftrument,
puis ayant fait remonter la tête, je reconuus
que l'obftacle venoit de ce que l'épaule
gauche étoit accrochée au - deffus du *pubis*.

Comme la malade étoit couchée fur le
dos, j'introduifis ma main droite, mais je
ne pus venir à bout ni de renvoyer cette
épaule du côté droit du baffin, ni de faire
remonter l'enfant plus haut, pour l'amener
par les pieds, quoique la tête ne fût pas
fort groffe ; en conféquence je retirai ma
main droite pour introduire la gauche de
l'autre côté, puis ayant relevé la tête, j'effayai encore de faire remonter les parties
antérieures de l'enfant, afin de pouvoir at-

trapper les pieds, mais cet expédient me manqua encore, parce que la matrice étoit fortement refferrée. Sur ces entrefaites je faifis le bras gauche que j'amenai, & en retirant ma main, la tê e la fuivit jufqu'à l'orifice externe & à la partie inférieure du baffin. Pour lors je tournai le bras droit du côté droit de l'os *facrum*, puis voyant que les douleurs étoient foibles, j'appliquai une feconde fois mes forceps, que je manœuvrai d'une maniere convenable, & en tirant doucement en même tems fur le bras gauche, je délivrai la tête, & le corps vînt immédiatement après.

OBSERVATION V.

Au mois de Juin 1751. je fus appellé par une Sage-femme, au fecours d'une femme qui étoit en travail depuis plufieurs heures. Cette Sage-femme me dit que depuis que les eaux s'étoient écoulées la tête étoit chaffée très-bas à chaque douleur, mais qu'elle remontoit enfuite ; j'appris encore que la malade avoit eû précédemment de fort gros enfans, dont elle étoit néanmoins toujours accouchée très-promptement.

Encouragé par cette connoiffance fur l'état des chofes, je voulus effayer de retourner l'enfant, mais je ne pus en venir à bout

bout à cause de la grande contraction de la matrice ; or en procédant à cet essai, lorsque je vins à relever la tête, je reconnus, non-seulement que le cordon ombilical faisoit le tour du col, mais encore que la matrice étoit resserrée au-devant des épaules. En conséquence je commençai d'abord par dilater la matrice autant qu'il me fut possible, puis je retirai ma main ; j'appliquai ensuite les forceps, & par ce moyen je délivrai cette femme d'un enfant mort depuis plusieurs jours. Le cordon faisoit trois fois le tour du col, il étoit tout tuméfié & d'une couleur livide.

RECUEIL XXVII.

Des Accouchemens laborieux à cause de la grosseur de la tête de l'enfant ; de l'étroitesse ou de la mauvaise conformation du bassin, dans lesquels la tête étoit descendue dans le bassin, & a été délivrée avec les forceps. Voy. Vol I. Liv. 3. Chap. 3.

ARTICLE PREMIER.

Accouchemens laborieux à cause de la grosseur de la tête de l'enfant.

OBSERVATION PREMIERE.

EN 1745. on me pria d'assister dans ses couches une femme qui avoit perdu son premier enfant, parce qu'il étoit trop gros. Dans ce second travail, les choses se passe-

Tome II.   K k

rent à l'ordinaire jufqu'à ce que les eaux &
les membranes euffent bien ouvert l'orifice
interne, après quoi, lorfque les membranes
vinrent à fe rompre, le *vertex* defcendit à
peu près jufqu'au milieu du baffin. Enfuite
les douleurs cefferent pendant environ deux
heures que la malade employa fort tranquillement à dormir ; au bout de ce tems-là il lui
furvint quelques douleurs de tems à autre,
puis il s'évacua une affez bonne quantité
d'eaux, après quoi ces douleurs devinrent
plus fortes & plus fréquentes : à l'égard de
la malade, comme elle étoit d'une foible
complexion, je la fis refter la plupart du
tems au lit.

Les parietaux commencerent à fe chevaucher, le cuir chevelu fe relâcha & fe
rida, & la tête fe trouva enfin pouffée infenfiblement jufqu'au bas du baffin, où elle
demeura pendant un tems confidérable.
L'occiput étoit fortement comprimé contre la partie inférieure de l'*ifchium* du côté
droit, pendant que la fontanelle répondoit
à la partie fupérieure du pareil os du côté
gauche. Mais la tête fut forcée de s'allonger fi extraordinairement, tant elle étoit
étroitement ferrée contre la face interne
des os *pubis*, qu'avec le bout de mon doigt
je ne pouvois atteindre jufqu'aux oreilles.

Après plufieurs fortes douleurs les forces

& les efprits de la malade commencerent
à s'épuifer, ce qui commença à faire craindre aux parens & à la mere elle - même,
pour la vie de l'enfant, quoique je miffe
tout en ufage pour les encourager, en leur
difant même que j'avois fouvent délivré
des enfans vivans, après de bien plus longs
travaux.

Pendant ce tems-là les douleurs s'affoi-
bliffoient toujours; il en furvenoit cependant de plus fortes de tems à autre, qui firent defcendre la tête tant foit peu plus bas,
de maniere que je pus enfin atteindre à l'o-
reille gauche, qui étoit fituée vers l'aîne
gauche de la mere.

Enfin voyant la malade s'affoiblir de plus
en plus, & ne prévoyant point qu'il y eût
rien à attendre de mieux de la part du travail, j'introduifis les forceps, la malade
étant couchée fur le côté; pour lors je profitai de toutes les douleurs, pendant lefquelles je tâchai de faire defcendre la tête
plus bas, & de faire tourner le front en arriere vers l'os *facrum*; malheureufement
mon inftrument vint à gliffer fur ces entrefaites, ce qui m'obligea de le défapareiller
pour le faire remonter par-deffus les oreilles.
Lorfque j'eus replacé les forceps & que je
les eus attachés avec un ruban, je fis tourner

la malade fur le dos, & je plaçai un aide à chaque côté d'elle pour lui foutenir les jambes. Tout étant ainfi difpofé, j'attendis le commencement d'une douleur, au moyen de laquelle je délivrai la malade de la maniere qu'il a été dit dans les cas précédens. L'enfant qui avoit la tête fort allongée, parut d'abord attaqué de convulfions, mais cet accident fe diffipa bien-tôt, moyennant que j'eus la précaution de laiffer couler deux ou trois cueillerées de fang avant que de lier le cordon.

OBSERVATION II.

Au mois de Mars 1746. je fus appellé par une Sage-femme, dans un cas qui fe trouva femblable au précédent ; je voulus me fervir du filet monté fur une tige de baleine, mais je ne pus venir à bout de lui faire dépaffer le menton ; de maniere que voyant qu'il portoit principalement fur la face, je jugeai à propos de le retirer & d'attendre quelque tems, jufqu'à ce qu'enfin, voyant la malade & fes douleurs s'affoiblir, je pris le parti d'appliquer les forceps avec lefquels je vins à bout de délivrer comme je l'ai fait dans les autres cas de ce Recueil.

Je retirai le filet parce que je ne voulus pas rifquer d'employer autant de force qu'il en auroit fallu pour venir à bout de cet

'Accouchement , de crainte d'écorcher , peut-être jufqu'aux os, les parties fur lefquel- les cette machine avoit pû porter : parce que je fçavois que dans des cas où l'on s'eſt ainſi fervi du filet; dans l'un le cuir cheve- lu a été tout emporté, & dans l'autre la ma- choire inférieure a été coupée jufqu'à l'os , tant il avoit fallu employer de force pour parvenir à l'extraction de l'enfant.

OBSERVATION III.

DANS le courant de la même année, je fus appellé au fecours d'une autre femme qui étoit en travail depuis trois jours , felon le rapport qui m'en fut fait par la Sage-fem- me. Je trouvai la tête de l'enfant defcendue à la partie inférieure du baffin, avec une grof- fe tumeur fur le *vertex*, qui failloit hors de l'orifice externe. La malade avoit été effec- tivement dans une forte de travail affez lent le *Samedi* & même une bonne partie du *Dimanche*, alors les membranes s'étant rompues, les douleurs augmenterent & fub- fifterent affez fortes pendant toute la nuit. L'effet de ces douleurs avoit fait defcen- dre la tête, après quoi elle refta toujours dans la fituation où je la trouvai lorfqu'on m'appella le *Lundi* au foir.

La malade étoit fort affoiblie, tant à

cauſe de la fatigue qu'elle avoit eûe à eſſuyer, qu'à cauſe de la longueur de ſon travail : voyant d'un autre côté que ſes douleurs ſe ralentiſſoient, je lui fis donner une
potion cordiale avec la confection Hyacinthe, puis je profitai de toutes les douleurs qui
ſurvinrent enſuite pour dilater par degrés
l'orifice externe ; moyennant que je tour-
mentai ainſi la malade ſes douleurs ſe re-
nouvellerent & je crus que j'allois bien-tôt
voir ſortir la tête de l'enfant : mais je vis
tomber mes eſperances, & pour lors, touché
de compaſſion de l'état de cette pauvre
femme qui ſouffroit depuis ſi long-tems, pendant qu'elle étoit encore couchée ſur le côté, je fis quelques tentatives pour relever la
tête, afin de m'aſſurer de ſa poſition. Je ne
pus cependant en venir à bout, parce qu'il
n'y avoit point de place pour introduire un
ou deux doigts, au moyen de quoi j'aurois
pû diſtinguer ſi c'étoit le col ou une oreille
qui répondoit au *pubis*. Néanmoins, comme
la tête étoit deſcendue fort bas, il me paroiſſoit très-probable que les oreilles devoient
répondre une de chaque côté du baſſin. En
conſéquence je la fis tourner ſur le dos, & je
fis mettre à ſes côtés des aides pour la ſoutenir, comme dans les cas précédens, puis je
m'aſſis vis-à-vis d'elle dans la réſolution de
la délivrer, ſoit avec les forceps, ſoit avec

le crochet s'il n'y avoit point d'autre moyen de lui sauver la vie : bien déterminé cependant à faire mes premieres tentatives avec les forceps, afin de sauver aussi la vie de l'enfant, s'il étoit possible. Comme la tête qui étoit fort allongée remplissoit toute la partie inférieure du bassin, de maniere qu'il m'étoit impossible d'introduire mes doigts pour conduire les forceps au dedans de la matrice, je fus obligé de faire plusieurs tentatives, & de les introduire à plusieurs fois, jusqu'à ce que je susse assuré qu'ils devoient être dans l'intérieur de la matrice, & non au dehors de son orifice. Lorsque je fus assuré d'avoir conduit les choses à ce point, je commençai à tirer sur la tête afin de la faire descendre à chaque douleur, & par ce moyen je vins enfin à bout de délivrer cette femme d'un enfant mort, dont la tête étoit considérablement allongée.

OBSERVATION IV.

EN 1751. j'assistai une femme en travail de son premier enfant. Elle avoit senti quelques mouches pendant toute la nuit du *Dimanche* au *Lundi*, & le lendemain matin à sept heures on vint me chercher; mais comme les douleurs n'étoient pas encore bien vives, que les membra-

K k iv

nes n'étoient point rompues, & que d'ailleurs la malade étoir scrupuleuse, elle ne voulut point me permettre de la toucher que quand les douleurs furent plus fortes. Lorsque je vins à introduire mon doigt dans le vagin, je sentis le *rectum* rempli de matieres endurcies ; du reste l'orifice de la matrice étoit assez mollet, mince & passablement ouvert ; & lorsque la douleur vînt à tomber, la tête resta contre le bord supérieur des os *pubis*.

Je lui fis donner tout de suite un lavement qui opéra très-bien, & comme elle avoit assez bien dormi au commencement de la nuit, je la fis lever pour préparer son lit en attendant que son travail fut plus avancé. Tout se passa assez bien, mais fort lentement, & elle souffrit ses douleurs dans un fauteuil jusqu'aux environs de midi qu'elle commença à sentir un peu sa fatigue. Sur ces entrefaites je la fis mettre au lit, & pour lors je sentis l'orifice de la matrice amplement dilaté ; les eaux étoient très-bien formées, & les membranes étoient descendues jusqu'à l'orifice externe qu'elles remplissoient, mais la tête n'avoit point avancé du tout.

Cette circonstance me fit juger que la tête devoit être grosse ; en conséquence je ne me pressai point de faire déshabiller la malade pour être plus à son aise dans son lit, parce que je prévoyois qu'en cas que la tête ne vint pas aisément quand les membranes seroient rompues, cette femme pourroit avoir besoin de changer de posture pour mieux favoriser son Accouchement. Sur ces entrefaites, comme les douleurs étoient fortes & assez fréquentes, je dis aux assistans de placer des linges sous elle pour recevoir les eaux, pendant qu'elle étoit encore sur le côté, parce que je prévoyois que les membranes ne tarderoient pas à se rompre. En effet, les eaux s'écoulerent presque aussi-tôt: pour lors m'étant apperçu bien-tôt après que les douleurs se ralentissoient & que la tête n'avançoit point, je fis lever la malade, je la fis marcher, & pendant quelque tems elle essuya ses douleurs, tantôt assise tantôt debout: cependant comme je craignois toujours de la fatiguer trop, j'observois de tems à autre de lui laisser prendre quelque relâche sur le bord de son lit. Moyennant toutes ces précautions les douleurs augmenterent, & le lendemain matin à deux heures la tête étoit descendue jusqu'à l'orifice externe & à la partie inférieure du bassin. Comme je n'avois point d'envie que la tête restât trop long-tems dans cette situation, je commençai à dilater un peu l'orifice externe à chaque douleur; cette manœuvre foutint les douleurs qui avoient déja commencé à fe ralentir un peu par la grande fatigue que la malade avoit ef-fuyée. A quatre heures du matin la tête n'a-voit point du tout avancé: pour lors j'ap-perçus très diftinctement que l'occiput étoit fort comprimé contre la parrie inférieure de l'os *ifchium* du côté gauche; j'apperçus d'un autre côté que les parietaux fe che-vauchoient, que la tête qui étoit très-groffe étoit à proportion fort allongée, & qu'enfin elle étoit fituée dans le baffin, de maniere qu'elle préfentoit une oreille contre le *pubis*, &c. Voyant que les douleurs n'é-toient pas affez fortes pour faire avancer la tête de maniere que l'occiput pùt fe dégager de la fituation où il étoit contre l'*ifchium* pour fe relever vers cet efpace qui fe trouve au-deffous des *pubis*, & que le front pùt en même tems fe tourner en arriere dans la cavité de l'os *facrum;* fachant d'un autre côté qu'il m'étoit aifé de favorifer l'Accou-chement en changeant la mauvaife pofition de la tête avec les forceps, je jugeai qu'il n'étoit pas à propos de laiffer courir de plus grands rifques à la mere ni à l'enfant; en conféquence je la fis déshabiller tout de fuite, j'appliquai mon inftrument immédia-tement après, & je délivrai fon enfant en manœuvrant comme je l'ai dit précedem-

ment. *Voyez* Recueil XXVI. Article II.
Obſervation III.

OBSERVATION V.

Au mois de Novembre 1750. une femme avoit reſté en travail de ſon ſecond enfant pendant pluſieurs heures après que l'orifice de la matrice avoit été amplement dilaté, & que les membranes s'étoient rompues, quoique la Sage-femme eût promis aux aſſiſtans que la tête alloit être délivrée à chaque douleur. Mais s'étant enfin apperçu que cette Sage-femme ne faiſoit que les amuſer, & voyant d'ailleurs que les forces de la malade commençoient à tomber, ils m'envoyerent chercher à trois heures du matin, & pour lors je trouvai la tête de l'enfant deſcendue ſi bas qu'elle repouſſoit les parties extérieures en forme de groſſe tumeur; j'apperçus encore que le cuir chevelu étoit conſidérablement tuméfié.

Après avoir eſſayé en vain de favoriſer la délivrance de la tête, en dilatant doucement l'orifice externe à chaque douleur, je fis coucher la malade ſur le dos, & comme je la voyois fort affoiblie, je m'aſſis vis-à-vis d'elle, bien déterminé à la délivrer, ſoit avec les forceps ou avec le crochet : car j'avois reconnu qu'il n'y avoit aucun moyen de retourner l'enfant pour le délivrer par les pieds. En effet la tête étoit si considérablement allongée que je n'avois seulement pas pû introduire mon doigt pardeſſus les os *pubis*, pour m'aſſurer ſi c'étoit une oreille ou le col qui répondoit à cette partie. Il ne m'avoit pas été plus poſſible de diſtinguer la poſition de la tête par la ſituation & la direction des ſutures, tant le cuir chevelu étoit conſidérablement gonflé ; enfin je n'avois pas pû non plus faire remonter la tête pour examiner les parties qu'elle préſentoit, ſoit les oreilles, le col, ou la face. Cependant ayant reconnu au toucher de la partie de la tête qui ſe préſentoit la plus baſſe, qu'il y avoit une partie plus comprimée contre l'os *iſchium* du côté gauche que ne l'étoit celle qui répondoit au pareil os de l'autre côté ; je conclus de-là que le front devoit répondre au côté droit de l'os *ſacrum*, & que l'occiput étoit arrêté entre l'os *iſchium* du côté gauche & l'aîne de la mere.

Dans cette idée j'introduiſis une branche des forceps entre la tête de l'enfant & l'aîne droite de la mere, & l'autre du côté gauche de l'os *ſacrum*, toutes deux le long des oreilles ; puis ayant fermé mon inſtrument, j'eſſayai de tourner le front davantage en arriere : mais je ne pus en venir à

bout qu'après avoir fait descendre la tête
tant soit peu plus bas, & pour lors je la
délivrai en procédant de la même maniere
qu'il a été dit, Recueil XXVI. Article II.
Observation premiere.

OBSERVATION VI.

Le mois de Janvier suivant, je fus appellé dans un cas à peu près de même nature. La malade étoit fort fatiguée & presque épuisée de son travail; la tête s'étoit allongée considérablement, & néanmoins elle
étoit si gonflée qu'il ne me restoit aucun
signe par lequel je pusse distinguer qu'elle
étoit sa vraye position; il ne me fut pas
possible non plus de la faire remonter, afin
de pouvoir examiner les chose de plus haut.
Cependant comme la tête me paroissoit
descendue considérablement bas, je crus
pouvoir conclure de - là que les oreilles répondoient aux côtés du bassin: en
conséquence je fis coucher la malade sur
le dos, & j'introduisis les forceps, en insinuant une branche l'une après l'autre de
chaque côté, selon la maniere ordinaire;
mais la tête étoit si bien engagée que je ne
pus la faire descendre plus bas. Pour lors
j'essayai de la faire tourner du côté droit de
l'os *sacrum*, comptant que le front pouvoit

être du côté gauche, d'autant que je l'avois souvent trouvé de même; mais cet expédient n'ayant pas mieux répondu à mes vûes, je tournai de l'autre côté; pour lors je sentis la tête céder avec beaucoup de facilité, & le *vertex* s'étant dégagé par - deffus les os *pubis*, elle vint & se trouva enfin délivrée sans aucune autre difficulté.

Une des branches du forceps étoit appliquée devant l'oreille gauche & par-deffus la tempe de ce côté-là; l'autre étoit appliquée derriere l'oreille droite & la machoire inférieure; l'inftrument fit cette fois-là des impreffions plus marquées qu'à l'ordinaire; cependant elles ne furent pas affez confidérables pour bleffer l'enfant.

N. Dans les deux cas précédens, j'effayai d'abord de faire baiffer l'occiput & de tourner le front en arriere du côté de l'os *facrum*, avec une des branches du forceps;

ARTICLE II.

De l'étroitesse ou de la mauvaise conforma-
tion du baffin , la tête y étant descendue.

OBSERVATION PREMIERE.

J'AVOIS été prié d'affifter une femme
dans fes couches , parce qu'elle avoit perdu un enfant précédemment, & qu'on imaginoit que ç'avoit été parce que cet enfant
étoit trop gros pour paffer au travers du
baffin, d'autant plus que la mere étoit d'une
très-petite taille & d'une foible complexion.

Au mois de Janvier 1749. cette femme
fut prife de mal d'enfant dans un tems que
j'étois par hazard occupé ailleurs, de maniere que je fus obligé d'envoyer pour le
moment une Sage - femme à fon fecours;
avant qu'il me fût poffible de me rendre
auprèsd'elle, les membranes s'étoient rompues, l'orifice de la matrice s'étoit amplement dilaté , & la tête s'avançoit jufqu'au
milieu du baffin en forme de pain de fucre.

La Sage - femme que j'avois envoyée
avoit eû la précaution de faire tenir la malade la plupart du tems au lit, de crainte
qu'autrement elle ne fe fatiguât trop : je
l'y fis refter dans la même pofition , jufqu'à

ce qu'elle parût en être ennuyée, & qu'un violent accès de crampe dans les extrémités l'obligeât d'en sortir. Pour lors elle se leva, se promena dans sa chambre, & essuya ses douleurs tantôt debout, tantôt assise; je la priai néanmoins de ne point se fatiguer trop, & de ne point s'opiniâtrer à marcher ni à rester debout trop long-tems, & même de ne point pousser, à moins que les douleurs ne fussent fortes. On la conduisit avec ces précautions pendant toute la nuit, qu'elle employa en partie à dormir sur son lit par pauses, jusqu'à ce que la violence des crampes qui la prenoient lorsqu'elle étoit couchée, l'obligeasse de se lever. En examinant de tems à autre l'état des choses, j'apperçus que la tête avançoit peu à peu, lorsqu'après trois ou quatre légeres douleurs il en revenoit réguliérement une plus forte. A six heures du matin le *vertex* étoit descendu jusque dans le fond du bassin, où il étoit fortement comprimé au-dessus de l'*ischium*; mais à huit il n'avoit point avancé davantage quoique la tête fût fort allongée & que les os parietaux chevauchassent l'un par-dessus l'autre. Pour lors la malade se trouva fort fatiguée, ses douleurs s'étoient affoiblies, & de tems à autre il lui survenoit des efforts pour vomir, ce qui suppléa néanmoins au défaut des douleurs, & fit

avancer

avancer la tête si bas qu'elle repouſſoit le périnée & les parties circonvoiſines en forme de groſſe tumeur. Je patientai encore quelque tems dans l'eſperance que ce ſecours extraordinaire pourroit délivrer l'enfant, mais ayant vû tomber ſubitement la malade en défaillance, je jugeai par cet accident qu'il étoit tems de recourir à quelque expédient plus efficace. Pour cet effet, comme l'oreille gauche de l'enfant répondoit à l'aîne gauche de ſa mere, & le front au côté gauche de l'os *ſacrum*, je fis approcher les feſſes de la malade au bord de ſon lit où elle étoit couchée ſur le côté gauche, puis j'introduiſis les forceps le long des oreilles de la maniere que je l'ai dit précédemment, Recueil XXV. Article II. Obſervation premiere ; & par ce moyen je vins heureuſement à bout de délivrer cette femme d'un enfant vivant dont la naiſſance avoit été retardée uniquement par l'étroiteſſe du baſſin, qui d'ailleurs n'étoit point du tout mal conformé.

OBSERVATION II.

EN 1750. je fûs appellé par une Sage-femme, environ ſur les dix heures du matin, au ſecours d'une femme d'une petite taille. Je trouvai le *vertex* deſcendu contre la par-

partie inférieure de l'*ischium* du côté gauche, & la tête fort allongée comme dans
le cas précédent. A l'égard des eaux, elles
s'étoient écoulées il y avoit déja quelque
tems lorfque j'arrivai auprès de la malade.

Comme elle étoit déja beaucoup affoiblie, je la fis mettre au lit tout de fuite :
d'un autre côté, il lui étoit furvenu une
dyarrhée au commencement de fon travail, & elle n'avoit point dormi la nuit
précédente ; je lui ordonnai une potion
anodine compofée de la maniere fuivante :

℞ *Eau diftillée de grande confoude.* ℥ v. ſ.
Syrop de dyacode. ʒ iij.
Teinture anodine, gut. x v. ſ. *mixt.*

Je lui fis donner tout de fuite deux cuillerées de ce mélange, & je recommandai aux affiftans de lui en donner chaque
fois autant, felon le befoin, jufqu'à ce
qu'elle repofât tranquillement. Cette potion
produifit fon effet à fouhait. On me manda
une feconde fois le lendemain matin à huit
heures ; & pour lors j'appris que quoique
les douleurs euffent été plus fortes, la tête
avoit néanmoins fort peu avancé. Je reconnus alors que le *vertex* avoit fait quelque
progrès ; en effet l'occiput étoit tourné fous
l'arcade des os *pubis*, & le front du côté de
l'os *facrum*, cependant il n'étoit pas encore

aſſez deſcendu pour que je fuſſe à portée d'aider le travail avec mes doigts par dedans le *rectum*, ou aux côtés du coccix : les douleurs s'étoient pareillement affoiblies, & les forces de la malade commençoient à tomber de nouveau. Comme les oreilles de l'enfant répondoient pour lors aux côtés du baſſin, & qu'il ne manquoit que des douleurs pour expédier l'Accouchement, je fis coucher la malade ſur le dos dans ſon lit, & dans cette poſture, je la délivrái avec les forceps, d'un enfant mort.

OBSERVATION III.

EN 1749. une Sage-femme m'appella au ſecours d'une femme en travail d'enfant, elle avoit toujours été valétudinaire depuis ſon enfance, & étoit toute contrefaite. Les membranes s'étoient rompues & les eaux s'étoient écoulées pluſieurs jours avant qu'elle fût en travail : & la Sage-femme qui l'avoit aſſiſtée depuis le matin du jour précédent, m'aſſura qu'elle avoit eû un rude travail depuis vingt-quatre heures. L'enfant préſentoit le *vertex*, l'orifice de la matrice étoit amplement dilaté, & la tête étoit deſcendue juſque dans le fond du baſſin; mais lorſque je voulus introduire un doigt par-deſſous l'ar-

cade du *pubis* entre la tête & ces os, je ne
pus le faire avancer affez haut pour toucher
jufqu'aux oreilles ; il ne me fut pas poffible
non plus de reconnoître par la difpofition des
futures, quelle étoit la vraie fituation de la
tête. Cependant comme la malade étoit fort
affoiblie, & même dans une efpece d'épui-
fement, je la fis coucher fur le dos en travers du lit ; puis ayant introduit les forceps
à tout hazard le long des côtés du baffin,
je fis à chaque douleur quelques légeres
tentatives pour faire defcendre la tête plus
bas : mais ayant apperçu qu'il n'y avoit
pas moyen de la dégager fans y apporter
une fi grande violence, que la mere & l'enfant auroient été en danger d'en fouffrir, je
retirai mon inftrument, & je pris le parti
de patienter encore pendant quelque tems.
Sur ces entrefaites, comme la malade n'a-
voit que très-peu dormi les deux nuits précédentes, & que d'ailleurs elle me paroiffoit beaucoup fatiguée, je lui ordonnai une
potion anodine qui lui procura un peu de
repos & de courage, de maniere que les
douleurs étant enfuite revenues, & ayant
fait defcendre la tête au point de faire faillir en dehors les parties baffes, on vint me
chercher une feconde fois, & pour lors je
trouvai la partie poftérieure du col contre
les os *pubis*. Cette circonftance me fit con-

jecturer que le front étoit dans la cavité de
l'os *sacrum*, & que les oreilles devoient répondre aux côtés du baffin : enconféquence,
après avoir laiffé paffer quelques douleurs
qui étoient affez foibles, je jugeai que la
tête étant defcendue auffi bas qu'elle l'étoit,
les forceps pourroient être d'un grand fecours pour la faire venir. Pour cet effet je
fis mettre la malade dans la pofition fufdite,
puis j'introduifis chaque branche de mes forceps l'une après l'autre le long des oreilles
de l'enfant, & en tirant doucement à chaque
douleur, je vins enfin à bout de délivrer la
tête qui étoit confi lérablement allongée :
mais l'orifice externe étoit fi roide & fi
tendu, que je fus obligé d'employer une
demi-heure toute entiere à le dilater, avant
qu'il le fût affez pour laiffer paffer la tête
fans rien déchirer.

Lorfque l'Accouchement fut fini, j'introduifis un doigt dans le vagin, & je trouvai le baffin fi mal conformé, à caufe d'une
faillie confidérable que faifoit en devant la
partie fupérieure de l'os *sacrum*, que pour
peu que l'enfant eût été plus gros, il auroit
été impoffible de lui fauver la vie. La tête
étoit fort allongée & toute écrafée d'un côté
où il y avoit une dépreffion très – profonde
au-deffus de l'oreille ; les forceps avoient
auffi fait leur impreffion fur le front dès la

premiere fois que je les avois appliqués ; mais il n'y paroiſſoit plus rien au bout de cinq à ſix jours. Ils avoient encore un peu marqué la ſeconde fois que je les avois appliqués le long des oreilles.

OBSERVATION IV.

EN 1744. une Sage-femme m'appella au ſecours d'une femme en couche, qu'elle avoit délivrée précédemment d'un enfant mort ; elle me dit qu'elle ſe ſouvenoit d'avoir ſenti pour lors une tumeur extraordinaire à la partie poſtérieure du baſſin.

Lorſque je touchai la malade, je trouvai les membranes rompues, & la tête deſcendue juſqu'au milieu du baſſin, où elle étoit retenue par une protubérance qui partoit du milieu de l'os *ſacrum*. En effet, bien loin que cette partie fût concave à l'ordinaire, j'obſervai que cet os faiſoit au contraire une faillie, comme ſi une des fauſſes vertebres dont cet os eſt compoſé eût été hors de place & avancé en dedans. D'un autre côté le *vertex* me parut tout applati, tant il étoit fortement chaſſé par les douleurs de la femme, qui étoient fortes & fréquentes.

On m'appella ſur les trois heures du matin ; pour lors je preſcrivis quelques choſes aſſez indifférentes, dans la vûe ſeulement d'amufer la malade & les affiftans qui étoient fort inquiets, puis je me retirai après avoir recommandé à la malade de ne point s'inquieter ni fe tourmenter. Vers les neuf heures du matin on m'envoya chercher une feconde fois, & pour lors je trouvai le *vertex* allongé jufqu'à la partie inférieure du baffin, & la femme tout-à-fait épuifée & fans douleurs. Comme j'étois alors dans l'opinion commune, que dans la plupart des Accouchemens, le front répond à l'os *facrum* & les oreilles aux côtés du baffin, je fis coucher la malade fur le dos en travers de fon lit comme il a été dit précédemment dans une autre occafion. *Voyez* Recueil X X V. Article premier, Obfervation premiere ; puis ayant appliqué les branches des forceps fur la tête par les côtés du baffin, j'effayai de l'amener à chaque douleur, afin de ne pas perdre cet enfant s'il étoit poffible. Comme je trouvai beaucoup de réfiftance , je fus obligé d'augmenter les forces par degrés, & quoique les forceps euffent gliffé plufieurs fois, je vins enfin à bout de délivrer la tête, en ferrant davantage les branches de mon inftrument & en les relevant vers le *pubis.* Mais le périnée fe trouva déchiré par la précipitation avec laquelle la tête vint à fortir tout d'un coup, parce qu'alors je ne fçavois pas encore comment faire à propos les tours qu'il convient de faire dans la manœuvre de cet inftrument, & que je n'étois point encore au fait d'agir doucement & avec circonfpection comme je l'ai appris depuis. La tête étoit confidérablement allongée, applatie fur les côtés, avec une dépreffion confidérable fur le crâne au-deffus des oreilles. D'un autre côté, je reconnus par une dépreffion faite fur le coronal par une des branches de l'inftrument qui avoit porté d'un côté fur cet os, & de l'autre fur l'occiput, je reconnus, dis-je, que les oreilles ne répondoient point aux côtés du baffin comme je l'avois imaginé.

Ces impreffions avoient tout excorié & fait enflammer les parties, mais moyennant que l'on y apporta les foins convenables elle fe guerireñt bien, & l'enfant fe rétablit; & à mefure que cet enfant vint à croître, les marques qui y étoient reftées diminuerent d'abord infenfiblement, puis elles difparurent tout-à-fait. Je dis à la Sage-femme & à la gardienne que le périnée avoit été déchiré dans l'Accouchement, les priant de n'en point donner connoiffance à la malade, de crainte qu'elle ne prit pour un accident confidérable un inconvénient qui ne devoit avoir aucunes fuites fâcheufes; en effet les parties fe trouverent parfaitement bien confolidées dans l'efpace de vingt jours.

OBSERVATION V.

EN 1747. une Sage-femme me pria de l'affifter en faveur d'une femme groffe qu'elle avoit déja délivrée une fois précédemment, mais avec beaucoup de peine, d'un enfant mort, cette femme n'étant encore qu'au huitiéme mois de fa groffeffe. On m'envoya chercher auffi-tôt que les membranes furent rompues ; je trouvai des douleurs affez fortes, la tête de l'enfant étoit avancée jufqu'au milieu du baffin, & le *vertex* étoit defcendu par degrés jufqu'au bas des os *ifchium* qui me parurent extraordinairement raprochés les uns des autres. Comme la tête étoit heureufement petite & l'occiput vers l'*ifchium* du côté gauche, après avoir patienté affez long-tems, je me déterminai à tourner le front en arriere vers l'os *facrum*, préfumant que de ce fens là le petit diametre de la tête pafferoit plus aifément entre les os *ifchium*. Lorfque je me fus bien confirmé dans cette réfolution, je fis refter la malade fur le côté, puis j'introduifis une branche des forceps par-deffous l'arcade des os *pubis*, & l'autre du côté de l'os *sacrum* le long des oreilles de l'enfant, puis je travaillai à tourner le front vers l'os *sacrum*, dont je vins à bout, quoiqu'avec beaucoup de peine. Mais avant que de pouvoir délivrer la tête, je fus obligé de désapareiller mon instrument & de le placer autrement, sçavoir, une des branches derriere l'oreille gauche, & l'autre au-devant de l'oreille droite, postérieurement vers le côté droit de l'os *sacrum*

J'ai été appellé pour un autre Accouchement de cette espece, où je fus obligé d'ouvrir la tête de l'enfant, parce qu'elle se trouva trop grosse.

OBSERVATION VI.

Communiquée par M. J——, dans une Lettre écrite de G ——, en 1749.

LES membranes étoient rompues, & la malade qui avoit eû un travail des plus rudes pendant plus de vingt-quatre heures, étoit épuisée de fatigue. Après avoir vû passer quelques douleurs, M. J. observa que la tête n'avançoit point, sur quoi il jugea que quoiqu'elle fût encore fort haut, néanmoins il y avoit du danger à temporiser plus long-tems, à cause de la grande foiblesse de la malade. En conséquence il introduisit sa main dans le vagin & trouva une oreille

en arriere au-deſſus de la partie ſupérieure
de l'os *ſacrum*, qui ſailloit conſidérablement
en avant avec la derniere vertebre des lombes; il reconnut encore que la tête étoit
fort groſſe & que le front étoit tourné du
côté droit. Sur ces entrefaites il introduiſit
les branches des forceps courts , recouverts de cuir : mais craignant que leurs
manches ne fuſſent trop courts, il les retira
& en introduiſit de plus longs & ſans être
recouverts. C'étoit de cette derniere eſpece de forceps dont il ſe ſervoit lorſqu'il
ſuivoit mes leçons. Après qu'il eût bien
placé ceux-ci, il eſſaya pluſieurs fois en
vain d'amener la tête plus bas; ſur quoi il
prit le parti d'abandonner cette manœuvre
& d'ouvrir la tête : cependant ayant obſervé
que les forceps ne cédoient point , & qu'ils
avoient au contraire une bonne priſe , il
jugea à propos de faire encore un effort de
plus ; pour cet effet il employa toutes
ſes forces à tirer, & en faiſant remonter les
manches des forceps par-deſſus les os *pubis*,
il vint enfin à bout de délivrer la tête ; mais
ce ne fut pas ſans faire recourber beaucoup
en arriere cette branche des forceps qui étoit
du côté des *pubis*. Quoiqu'il en ſoit, il délivra
cette femme d'un enfant mort, aux environs
de midi. Sur le ſoir elle paroiſſoit être en
aſſez bon état, même dans une ſueur qui

promettoit affez à fon avantage. Le lendemain matin elle fut prife d'une violente
diarrhée, dont il arrêta le cours moyennant l'ufage des narcotiques, mais quand ce
vint fur le foir, elle fut prife d'une efpece de
coma, & le lendemain matin elle expira.
M. J. attribuoit ce dernier accident à l'exhi-
bition imprudente d'une demi-pinte d'eau-
de - vie qu'on lui avoit fait boire en deux
verres, fans qu'il en eût connoiffance.

M. J. me prioit de lui faire part de ce
que je pourrois penfer de ce fâcheux accident, fur quoi je lui fis la réponfe fuivante,
dans laquelle je lui communiquai en même
tems une Obfervation de même nature que
la fienne.

A Londres, 1749.

MONSIEUR,

J'AI reçu la votre du 16e Juillet, à laquelle j'aurois dû répondre plutôt : j'ai fait
faire les forceps de la derniere efpece, les
manches plus courts, afin de courir moins
de rifques de faire trop de violence, de forte
que quand celle que l'on peut faire avec ces
forceps n'eft pas fuffifante, je penfe qu'il
feroit plus à propos d'ouvrir la tête & de la
tirer avec le crochet. Peut-être que j'aurois
été moi-même porté à faire autant de violence que vous en avez pû faire, voyant l'inf-

trument en si bonne prise ; mais faites attention, je vous prie, combien les parties molles de cette femme doivent avoir souffert
en servant de point d'appui à un instrument
aussi fort & aussi courbé que l'est le forceps
que vous m'avez envoyé. Si vous aviez été
appellé plutôt, & que vous eussiez pû empêcher cette femme de s'épuiser comme
elle a fait jusqu'à ce que la tête ait été descendue plus bas, peut-être auriez-vous pû
réussir à sauver l'enfant. Lorsque le bassin est
étroit, & que la tête est grosse & si haut que
l'on n'ose retourner l'enfant, si l'on voit la
mere dans une si grande foiblesse qu'elle paroisse en être en danger, il est bon d'essayer
d'abord avec les forceps ; mais lorsque l'on
voit qu'il faut absolument plus qu'une force
moderée pour faire venir la tête, il faut en
ce cas recourir au crochet, parce que l'on
ne doit jamais mettre la vie de la mere en
danger pour sauver celle de l'enfant.

OBSERVATION VII.

Il y a quelque tems, je me trouvai dans
une conjoncture à peu près de même nature, mais qui n'étoit cependant pas aussi em-
barrassante que la vôtre. Les membranes
étoient rompues, il y avoit déja plusieurs
heures, & la tête étoit chassée jusqu'au
milieu du bassin. On avoit mandé avant

moi M. *M—rd* qui fit quelques tentatives
avec les forceps, mais il ne pût réuſſir faute
d'aides pour tenir la femme ferme & dans
une ſituation convenable, ſur quoi il m'envoya chercher pour aller à ſon ſecours avec
quatre de mes Eleves. Les oreilles répondoient l'une au *pubis* & l'autre à l'os *ſacrum*,
le front étoit tourné du côté gauche & la
partie ſupérieure de l'os *ſacrum* ſailloit en
avant. J'aurois voulu tourner le front tant
ſoit peu en arriere avec ma main, ou au
moins faire monter une branche des forceps le long de l'oreille dans cet endroit;
mais voyant qu'il n'y avoit pas moyen d'en
venir à bout, j'introduiſis cette branche le
long de la partie poſtérieure de l'oreille, par
le côté de l'os *ſacrum*, & l'autre par la partie antérieure du baſſin, vers l'aîne gauche
& le long de la partie antérieure de l'autre
oreille, de maniere que les forceps étoient
appliqués diagonalement ſur la tête, & de
même encore par raport au baſſin. Je fis une
violence aſſez conſidérable, au moyen de
quoi je vins à bout de délivrer la tête, obſervant de faire faire à mon inſtrument les tours
que pouvoit exiger une pareille extraction.
Il y avoit déja pluſieurs heures que l'enfant
étoit mort ; la tête étoit très-groſſe & fort
allongée, & les parties de la femme étoient
fort gonflées & tuméfiées. La malade fut

prife d'une violente diarrhée, dont on arrêta le cours moyennant l'ufage de remédes convenables, après quoi elle fe rétablit peu à peu. Lorfque les parties baffes des femmes font enflammées & fort tuméfiées, il furvient quelquefois des fuppreffions de lochies, dont la matiere prend fon cours vers les inteftins, particulierement encore lorfque les femmes ont été épuifées par de longs travaux.

OBSERVATION VIII.

Communiquée par M. AYRE *, dans une Lettre écrite de* Boîton *dans le* LINCOLNSHIRE, *en* 1750.

LE travail fe paffa affez doucement; on eût cependant la patience d'en abandonner le foin à la nature, qui vint enfin toute feule à bout de chaffer la tête jufque dans le baffin, moyennant plufieurs fortes douleurs. Comme la malade étoit couchée fur le côté, M. *Ayre* introduifit une branche des forceps par-deffous l'arcade des os *pubis*, & l'autre du côté de l'os *facrum*, puis il tira avec beaucoup de force pendant chaque douleur: mais les forceps lâcherent leur prife, ce qui l'obligea de les introduire une feconde fois, comme il avoit fait la premiere, & pour lors il fit faire un tour en arriere au front, au moyen de quoi l'enfant se trouva délivré après deux douleurs de plus.

M. *Ayre* m'a encore communiqué deux autres Obfervations concernant des femmes qui avoient été long-tems en travail de leur premier enfant. Les oreilles de ces enfans répondoient, l'une au *pubis*, & l'autre à l'os *facrum*, & il y avoit une de ces femmes fort graffe, âgée d'environ quarante ans. Il les délivra l'une & l'autre fort heureufement avec les forceps, lorfqu'il s'apperçut que les douleurs fe ralentiffoient, & que ces femmes commençoient à s'affoiblir.

OBSERVATION IX.

Un Accoucheur m'a communiqué une Obfervation en 1743. par laquelle il paroît qu'il y eft allé avec trop de précipitation. Après avoir employé beaucoup de force, il vint enfin à bout de délivrer l'enfant qui étoit en vie, mais il avoit eu la tête toute excoriée avec les forceps, & quelques jours après il furvint à la mere une diarrhée dont elle mourut.

Ce même Accoucheur a voulu délivrer avec les forceps dans une autre occafion où la tête préfentoit le *vertex*, le front tourné du côté des *pubis*; ne pouvant relever la tête

pour

pour tourner le front en arriere, il tira deffus dans le fens qu'elle fe préfentoit, & s'é-
tant apperçu que le périnée fe déchiroit à
mefure que le *vertex* le repouffoit davantage en dehors, il abandonna les forceps :
la tête fortit enfuite d'elle-même à la faveur
des douleurs du travail, & la mere & l'enfant fe font bien portés.

RECUEIL XXVIII.

Accouchemens laborieux, dans lefquels la tête
préfentant le vertex, *le front tourné du côté*
des pubis *ou des aînes*, *on a delivré avec*
les forceps. Voyez *Volume I. Livre III.*
Chap. 3. *Sect.* 4. *Art. II. & Table* x x 1.

OBSERVATION PREMIERE.

EN 1744. je fus appellé au fecours d'une
femme qui avoit refté pendant long-tems en
travail après que les membranes s'étoient
rompues. Je trouvai le *vertex* defcendu
dans la partie inférieure du baffin ; mais
comme le cuir chevelu étoit tout tuméfié,
je ne pus diftinguer par le moyen des futures
quelle étoit la vraye pofition de la tête.
Voyant d'un côté que la malade étoit fort
épuifée & que fes douleurs fe ralentiffoient,
& de l'autre que la tête étoit defcendue très-

bas, je jugeai qu'il étoit à propos d'aider l'Accouchement pour prévenir les dangers qui menaçoient la mere & l'enfant. Pour cet effet je fis coucher la malade sur le dos, comme il a été dit Recueil XXV. Article premier Observation premiere : ensuite, pendant chaque douleur je dilatai l'orifice externe, je relevai la tête au-dessus du bord du bassin, puis j'introduisis mes doigts & ma main à plat entre la tête & le *sacrum*, où je reconnus la partie postérieure du col, ce qui me fit juger que le front devoit être tourné du côté des *pubis*. Voyant que tout l'embarras de cet Accouchement ne venoit que de la mauvaise position de la tête, j'essayai d'abord de tourner le front vers la partie postérieure du bassin : mais ne pouvant y réussir parce que la tête étoit trop glissante, je fis quelques tentatives pour délivrer cet enfant par les pieds. Je fus pareillement obligé de me désister de cette seconde entreprise, à cause de la violente contraction de la matrice, ce qui m'obligea à retirer ma main, après quoi j'introduisis les forceps le long des oreilles, puis je tirai dessus avec assez de force afin d'amener la tête dans la situation qu'elle se présentoit. Par ce moyen je la fis descendre si bas que je sentois ensuite la fontanelle un pouce, ou même davantage, au-dessous du *pubis*: mais je ne pouvois espe-

rer de la faire paſſer outre, à moins que de
m'expoſer à déchirer tout le périnée, &
même l'anus qui étoit déja fort diſtendu,
pour donner paſſage au *vertex*. Sur ces entrefaites je retirai mes forceps & j'introduiſis en leur place un crochet mouſſe terminé
par un bouton arrondi fait exprès, que je
fis monter le long des côtés de la tête juſqu'au deſſus du menton. Lorſque je l'eus
ainſi appliqué, j'attirai le front & la face au-
deſſous du *pubis*, après quoi je délivrai l'enfant. Telle étoit dans ce tems-là la maniere
ordinaire de déclaver la tête lorſqu'elle étoit
ſi groſſe & ſi allongée qu'il en réſultoit un
obſtacle à la ſortie du front, que la force
du travail ni même l'application des forceps
ne pouvoit vaincre. Mais en conſidérant les
fâcheux inconvéniens qui menaçoient la
mere & l'enfant dans la pratique d'une
pareille méthode, j'ai craint d'en continuer
l'uſage; en effet, il en arrive pour l'ordinaire que le périnée eſt déchiré, & la tête
de l'enfant eſt elle-même quelquefois ſi
contuſe, qu'il s'y forme de violentes inflammations dont il peut mourir. Un incident
qui m'arriva par hazard l'année ſuivante, me
donna l'idée d'une meilleure méthode,
comme on va le voir dans l'Obſervation
ſuivante. M m ij

OBSERVATION II.

En 1745. une Sage-femme me fit appeller du grand matin au secours d'une femme en couche, qui avoit essuyé un rude travail pendant une bonne partie de la nuit précédente. Je trouvai le *vertex* dans le bassin au bas de l'os *sacrum* du côté droit; ses douleurs étoient encore passablement fortes, quoiqu'elle eût perdu une grande quantité de sang auparavant que les membranes fussent rompues, & même depuis qu'elles l'étoient. Je trouvai aussi la fontanelle dans l'aîne gauche, ce qui me confirma que les délais de cet Accouchement venoient de ce que le front étoit ainsi tourné. Je fis d'abord placer la malade comme il a été dit précédemment. *Voyez* Recueil XXV. Article premier, Observation premiere, puis j'introduisis les forceps le long des oreilles; tenant bien les manches, lorsque je les eus placés vers le *vertex* qui étoit au côté droit du coccix: ensuite je commençai à tirer d'un côté à l'autre, au moyen de quoi la tête avança un peu, mais non pas autant qu'il auroit fallu pour que le front eût pu tourner librement au-dessous des *pubis*: en continuant mes efforts, les forceps glisserent trois fois; néanmoins ce ne fut qu'après cela que j'apperçus qu'une des branches qui avoit manqué de prife, avoit été la caufe que mon inftrument avoit lâché la tête. Je voyois bien que je ne pouvois délivrer la tête, ni en tirant en bas pour amener le front, ni en repouffant la tête en haut, parce que la tête ne pouvoit prêter de ce côté-là, tant le menton étoit ferré contre la poitrine; je ne voulus cependant point me fervir du crochet mouffe, parce que j'étois convaincu des mauvaifes fuites d'une pareille pratique; d'un autre côté j'avois beaucoup de répugnance à perdre cet enfant, comme cela feroit néceffairement arrivé fi j'avois pris le parti de lui ouvrir la tête. Je m'arrêtai un peu pour examiner quel parti je devois fuivre. Sur ces entrefaites il me vint heureufement en penfée d'effayer de relever la tête avec les forceps, & de tourner enfuite la tête du côté gauche lorfque je l'aurois faite remonter jufqu'au bord du baffin où cette capacité avoit plus de diametre. J'exécutai tout de fuite mon nouveau projet qui me réuffit avec beaucoup plus de facilité que je ne m'y attendois. Je fis enfuite defcendre le *vertex* du côté droit de l'*ifchium*, je le tournai pardeffous les *pubis*, & je tournai én même tems le front dans la cavité de l'os *facrum*; enfin je délivrai heureufement cette tête, moyennant que pour la retourner il me vint

M m iij

en penfée de la faire remonter du périnée
où elle étoit defcendue, jufqu'au – deffus
des *pubis*. L'heureux fuccès de cette méthode me donna beaucoup de joye : ce fut de
là que me vint la premiere idée de fuppléer
plus avantageufement à la méthode ordinaire d'amener la tête à toute force, & d'y
appliquer les forceps au hazard : enfin ce
fuccès m'ouvrit les yeux fur une nouvelle
carriere de progrès dans la maniere de
faire ufage des forceps lorfque la tête fe
préfente, foit dans cette pofition ou dans
toutes les autres qui peuvent fe rencontrer.

OBSERVATION III.

EN 1749. j'accouchai en préfence de
mes Eleves, une de ces pauvres femmes
qui fe foumetrent à leur inftruction. Les
membranes s'étoient rompues le foir précédent, & elle avoit eû pendant toute la nuit
des douleurs très fortes & très-fréquentes.
Lorfque l'on m'envoya chercher le lendemain matin, je fentis quelque chofe qui me
parut être le *vertex*, defcendu jufqu'au fond
du baffin ; du refte cette femme étoit à peu
près dans le même état qu'une autre dont
nous avons parlé précédemment Recueil
XXV. Article premier, Obfervation premiere. Or il arriva dans ce cas-ci que nous

nous trompâmes tous fur la vraye pofition de la tête de fon enfant : car mes Eleves & moi, nous crûmes tous que la tête étant auffi baffe qu'elle l'étoit, le front devoit être tourné en arriere contre l'extrêmité inférieure de l'os *facrum*, & que c'étoit parce que la tête étoit confidérablement allongée que nous ne pouvions trouver ni le front ni les oreilles. En examinant par - deffous l'arcade des os *pubis*, nous nous trompâmes encore tous par rapport aux futures, en prenant pour la fontanelle antérieure qui étoit fituée en arriere vers l'os *facrum*, la fontanelle poftérieure des Anciens qui fe trouve au concours de la future fagitale avec la future lambdoïde. En conféquence je dis à tous les affiftans que la tête étant defcendue auffi bas, & que l'Accouchement étant retardé par la foibleffe des douleurs, il étoit plus expédient pour la mere & pour l'enfant de delivrer avec les forceps ; d'autant plus encore que je me comptois prefque affuré du fuccès, fans danger ni pour l'un ni pour l'autre, étant certain d'ailleurs que comme elle s'étoit tirée fort vîte & avec affez de facilité de fes autres couches, il ne devoit y avoir dans celle-ci d'autre obftacle que fa foibleffe, & peut-être encore la groffeur de fon enfant, plus confidérable qu'à l'ordinaire ; en

M m i v

quoi ce même enfant pouvoit être en danger de périr ſi l'on différoit plus long-tems
les ſecours que je me propoſois de lui donner. En conſéquence, je fis mettre la malade
dans la même poſture, & j'appliquai les forceps de la même maniere que dans le cas
mentioné ci-deſſus, puis je tirai douçement
à chaque douleur, & pour lors comme la
malade étoit découverte en faveur de mes
Eleves qui avoient beſoin de voir la manœuvre de cette opération, je me trouvai
fort étonné de voir que ce que j'avois pris
pour l'occiput qui ſe dégageoit de deſſous
les os *pubis* à meſure que je tirois, n'étoit
point couvert de cheveux, mais au contraire à nud & fort uni. J'introduiſis mon
doigt pour voir où j'en étois, & pour lors
je reconnus que nous nous étions tous
trompés à l'égard de la poſition de la tête.
En effet je ſentis la racine du nez & les ſour-
cils au-deſſous des *pubis*. Néanmoins voyant
que la tête étoit ſi avancée, je crus qu'il
étoit plus à propos d'en continuer l'extraction ſur le même pied que je l'avois com-
mencée, ſur quoi je me déterminai à continuer de tirer doucement; avec cette différence cependant qu'au lieu de tirer en relevant comme j'avois fait juſqu'alors, afin de
dégager la tête de deſſous les os *pubis*, je
tirois au contraire plutôt en baiſſant, afin

de dégager le front & la face de deſſous ces mêmes os. En effet ces parties ſe dégagerent par degrés moyennant ces précautions, puis lorſque j'eus ainſi dégagé le menton de deſſous les os *pubis*, je relevai les manches des forceps vers la face, je fis remonter la tête en tirant, & je vins enfin à bout de la délivrer en procédant conformément aux principes que j'ai indiqués pour les cas où la face ſe préſente. *Voy.* ci-après Recueil XXX. Article II. Obſervation premiere. La femme ne fut point du tout bleſſée ; à l'égard de l'enfant, il avoit la tête fort allongée, mais du reſte il n'y avoit ni contuſions ni même aucunes marques des forceps.

OBSERVATION IV.

Au mois de Mars 1751. je fus appellé au ſecours d'une femme en couche, par une Sage-femme qui me dit qu'elle avoit précédemment accouché cette femme pluſieurs fois ; qu'elle avoit éprouvé que ſes travaux étoient ordinairement longs & ennuyeux, ce qui venoit de la groſſeur de ſes enfans ; mais que pour cette fois elle la voyoit dans un cas plus mauvais & plus ennuyeux encore que tous les autres : elle ajouta, en confirmation de cet expoſé, que quoique les eaux fuſſent écoulées depuis long-tems, &

qu'il y eut déja plufieurs heures que la tête
étoit defcendue dans le baffin, de maniere
qu'elle s'étoit même attendue à chaque douleur de voir fortir l'enfant, néanmoins toutes
les tentatives qu'elle avoit pû faire pour y
concourir n'avoient eû aucun fuccès, &
qu'en conféquence elle m'avoit envoyé
chercher, parce qu'elle craignoit pour la
mere & pour l'enfant. Elle me dit encore
qu'elle croioit que la tête de l'enfant ne fe
préfentoit pas bien, parce qu'elle préfentoit
la fontanelle contre le coccix, & que c'étoit
de là, felon elle, que venoit l'embarras. En
examinant les chofes par moi-même, je
trouvai tout conforme au détail qu'elle m'en
avoit fait, & je fus fort enchanté de la prudence de cette Sage-femme & de fes judi-
cieufes remarques, car je trouvai auffi le
vertex en arriere, qui repouffoit extérieurement le coccix & l'anus. Quoique les douleurs fuffent fort ralenties & plus foibles,
felon le raport de cette Sage-femme, cependant il lui en furvenoit une entr'autre par
intervalles qui étoit affez bonne. Comme
le pouls de la malade me paroiffoit affez bas
& petit, je lui ordonnai une potion cordiale. Enfuite j'attendis patiemment pour
voir fi la tête n'avanceroit point davantage,
dans l'efpérance que le front & la face
pourroient par ce moyen fe dégager de

dessous les os *pubis* ; mais voyant qu'elle n'a-
vançoit point, & que d'ailleurs les douleurs
n'étoient point suffisantes , je crus qu'il
étoit expédient de recourir à l'usage des
forceps ; en conséquence je fis placer la
malade comme dans le cas précédent ; je
dilatai l'orifice externe par degrés avec
mes doigts, je relevai la tête au-dessus du
bord du bassin, & en glissant ma main à
plat entre l'os *sacrum* & la tête de l'enfant,
je sentis la nuque ou la partie postérieure
du col avec mes doigts, ce qui confirma
encore davantage l'opinion dans laquelle
nous étions la Sage - femme & moi, que
le front étoit tourné du côté des *pubis*.
Lorsque j'eus retiré ma main & que j'eus
patienté encore quelque tems pour voir
quel seroit le succès des douleurs suivantes, mais qui n'aboutirent à rien, j'introduisis les forceps le long des oreilles,
observant de les placer & d'en attirer les
manches autant en arriere que le périnée
pouvoit le permettre. Je fis ensuite quelques tentatives pour amener le front & la
face par - dessous les os *pubis* pendant chaque douleur, mais je ne pus en venir à bout.
Voyant que cet expédient ne me réussissoit
point, je fis remonter la tête avec les forceps jusqu'au bord du bassin, puis je tournai le front du côté gauche, j'amenai ensuite

le *vertex* contre la partie inférieure de l'*ischium* du côté droit : pour lors je tournai le front en arriere dans la cavité de l'os *sacrum* & l'occiput par-deſſous l'arcade des os *pubis*, après quoi je délivrai la tête & le corps comme dans le cas précédent.

Il eſt aſſez rare que l'on rencontre de ces cas où la tête préſente le *vertex*, le front étant en même tems tourné vers une des aînes ou vers les *pubis*; encore dans ces cas là même, lorſque la tête eſt petite, il arrive pour l'ordinaire que les douleurs font ſuffiſamment les frais du travail, parce que les parties extérieures, je veux dire depuis le coccix juſqu'à la fourchette, ces parties là, dis-je, prêtent & s'allongent ſi conſidérablement en dehors qu'elles donnent par ce moyen aſſez de jeu au front & à la face pour ſe dégager de deſſous les os *pubis :* s'il arrive en pareil cas que les douleurs viennent à tomber & que la femme ſe trouve épuiſée ou trop affoiblie, pour lors on peut ſuppléer par le moyen des forceps au défaut des douleurs; mais s'il ſe trouvoit au contraire que la tête fût groſſe & fort allongée, ces mêmes parties pourroient rarement prêter aſſez pour que la tête pût être délivrée de la même maniere, ſoit par le moyen des douleurs; ou en y joignant le ſecours des forceps, ſans courir les riſques de déchirer le périnée, & quelquefois même de ne faire qu'une seule cavité du vagin & du *rectum*. D'un autre côté s'il arrive que la tête reste long-tems dans une pareille posture, l'enfant périt souvent à cause de la grande compression que souffre le cerveau, sans parler du danger que la mere court toujours de son côté d'avoir ses parties blessées, contuses & en danger de s'enflammer. Pour prévenir tous ces inconvéniens, il vaut mieux secourir de bonne heure, & délivrer quand on le peut , selon les principes établis ci-dessus ; particulierement encore dans les cas où l'on ne peut changer la mauvaise position de la tête avec sa main ou avec une branche des forceps, ni retourner l'enfant pour le délivrer par les pieds.

OBSERVATION V.

Communiquée par M. DURBAN D. M. *dans une Lettre écrite en* 1752.

LA malade qui avoit donné lieu à cette Observation avoit essuyé un travail des plus violens, qui dura encore plusieurs heures après que les eaux furent écoulées ; comme l'orifice de la matrice n'étoit pas dilaté suffisamment M. *Durban* lui fit prendre de tems à autre quelques narcotiques dont l'effet lui fut très-favorable. Après avoir patienté pendant long-tems, voyant que cette femme s'affoiblissoit, & même que les défaillances commençoient à la gagner, il essaya de dilater les parties pendant chaque douleur, & il reconnut enfin que la tête n'avançoit point, uniquement parce qu' le front étoit tourné du coté du *pubis* ; en conséquence il introduisit les forceps qu'il plaça le long des oreilles, mais il ne put venir à bout de mouvoir la tête pour tourner le front de côté, d'où il se proposoit de ramener ensuite vers l'os *sacrum* : cependant à force de tirer il délivra cette tête dans la posture qu'elle se présentoit. L'enfant vint vivant & la mere s'est bien rétablie.

M. *Durban* m'a communiqué en même tems deux autres Observations, dans lesquelles la tête se présentoit bien, mais comme les femmes qui en faisoient le sujet étoient fort fatiguées & affoiblies, avant qu'on l'appelât, il les délivra toutes les deux avec les forceps, & par ce moyen il sauva les meres & les enfans. Une de ces femmes fut prise d'un violent accès de crampes dans les membres lorsqu'il vint à introduire les forceps, & à l'autre il survint une légere perte de sang.

RECUEIL XXIX.

Accouchemens laborieux dans lesquels la tête étant plus haut dans le bassin, & présentant le vertex, avec une oreille du côté du pubis, on a délivré avec les forceps.

OBSERVATION PREMIERE.

EN 1745. je fus appellé au secours d'une pauvre femme que la Sage-femme avoit abandonnée, de sorte que je ne pus apprendre que très-imparfaitement ce qui s'étoit passé jusqu'à mon arrivée. En effet, on me dit seulement en général que la malade avoit perdu beaucoup de sang, & que la Sage-femme l'avoit beaucoup fatiguée à force de la tourmenter. Je lui trouvai le pouls foible, le visage pâle, & une sueur froide sur les extrêmités. L'orifice de la matrice étoit amplement dilaté, les membranes étoient rompues, la tête étoit petite & descendue jusqu'au milieu du bassin, l'occiput contre l'*ischium* du côté gauche, & une oreille vers l'aîne droite. On me dit encore que les douleurs avoient toujours été assez légeres & même qu'elles avoient entierement quitté la malade depuis que les eaux étoient écoulées. Comme la perte étoit presque arrêtée, j'ordonnai qu'on lui fit prendre un peu de bouillon ou de bierre bouillie avec de la canelle & du fucre, afin de la nourrir & de la foutenir. J'envoyai pendant ce tems-là chercher mes Eleves, & lorfqu'ils furent arrivés nous patientâmes quelque tems dans l'efperance que les douleurs pourroient revenir, mais l'événement ne répondit point à notre attente, de forte que pour éviter la cenfure que l'on auroit pû faire rouler fur mon compte, fi cette femme étoit morte fon enfant dans le ventre, je jugeai à propos de fuppléer au défaut des douleurs, & pour cet effet, d'aider l'Accouchement avec les forceps ; ce qui me paroiffoit d'autant plus expédient que cette femme avoit déja mis au monde plufieurs enfans, & que la tête de celui-ci étoit petite. Comme il y avoit une oreille du côté du *pubis* & l'autre vers l'os *facrum*, je fis refter la malade fur le côté, puis ayant appliqué les branches de mes forceps, je fis defcendre l'occiput jufqu'au bas de l'*ifchium* du côté gauche, & je tournai le front en arriere vers l'os *facrum*, après quoi je délivrai la tête, obfervant de relever les manches des forceps vers les *pubis*. Je dois encore ajouter que j'avois fait mettre un oreiller entre les genoux de la malade qui lui tint les cuiffes écartées pendant tout le tems de cette opération, & que pendant

tout

tout ce même tems-là j'eus foin de tenir ma main contre le périnée pour empêcher par ce moyen qu'il ne fut déchiré. Moyennant toutes ces précautions je délivrai heureufement la malade defon enfant : je délivrai enfuite le *placenta*, & quoique la malade ait refté foible pendant long-tems, néanmoins elle s'eft bien rétablie ; quant à l'enfant il paroiffoit mort depuis deux ou trois jours au moins, tant il avoit les lévres & le *fcrotum* livides.

OBSERVATION II.

EN 1746. je fus appellé au fecours d'une pauvre femme *in Parker's-Lane*, qui étoit en travail depuis huit jours, felon le rapport qui m'en fut fait par les affiftans : ils ajouterent qu'il y étoit venu trois Sage-femmes, mais qu'elles s'en étoient retournées l'une après l'autre, & que la malade étoit très-pauvre & dans un grand befoin. Lorfque je vins à toucher cette femme, dans le tems d'une douleur, je trouvai la tête de l'enfant defcendue dans le baffin, & le *vertex* à la partie inférieure de l'*ifchium* du côté gauche ; mais quoique cette douleur eût été très-foible, lorfqu'elle vint à fe ralentir, le *vertex* remonta jufqu'à la partie fupérieure de ce même os. Il étoit pour lors environ midi,

Tome II.   N n

de forte que j'envoyai lui chercher un peu
de bouillon & de pain à la premiere auber-
ge, pour la foutenir. Elle me dit elle-même
que ces trois Sage-femmes avoient effayé
l'une après l'autre de la délivrer, que dans
les vûes d'en venir à bout, elles l'avoient
beaucoup tracaffée & l'avoient mife en tant
de poftures différentes, & dont elle étoit fi
fatiguée qu'elle n'avoit que très-peu ou
point du tout dormi depuis deux nuits; que
les eaux étoient écoulées du jour précédent,
& que depuis ce tems-là fes douleurs n'a-
voient point été du tout plus fortes. Elle
avoit le pouls petit, mais moyennant que
l'on eut foin de lui faire prendre un peu de
nourriture elle reprit des forces à proportion.
Je fis d'abord avertir mes Eleves, j'en
laiffai un des plus expérimentés auprès de
la malade pour en prendre foin, auquel je
recommandai de la faire refter tranquillement dans fon lit, & de lui donner de tems
à autre un peu de bouillon ou de quelque
boiffon cordiale: car quoique le cas me parut tel que j'aurois pû délivrer cette femme
avec les forceps, néanmoins je crus qu'il
étoit plus à propos de patienter, dans l'efperance que les douleurs du travail pourroient
peut-être devenir fuffifantes pour en venir
à bout, parce que je comptois qu'elles feroient un peu plus fortes lorfqu'elle auroit
un peu repofé, & qu'en prenant plus de nour-

riture elle auroit repris un peu plus de courage. On m'envoya chercher une seconde
fois aux environs d'une heure après minuit,
& pour lors j'appris qu'elle avoit dormi de
tems à autre dans l'intervalle de ses douleurs qui avoient été fort éloignées, & qui
étoient encore bien plus foibles que je ne
m'y attendois, d'autant qu'elle avoit effectivement reprit beaucoup de force & de
courage. Quant à l'enfant, je le retrouvai la
tête dans la même position, & qui remontoit encore, comme auparavant. à mesure
que les douleurs se ralentissoient. En examinant plus serieusement l'état des choses,
je reconnus distinctement qu'il y avoit une
des oreilles contre le *pubis* où elle étoit située de maniere que sa partie antérieure
répondoit au – dessus & du côté droit: &
ayant apperçu d'ailleurs que la tête n'étoit
pas grosse, je dis aux assistans que l'Accouchement me paroissoit retardé par la contraction ou le resserrement de la matrice au
devant des épaules, & par la foiblesse des
douleurs qui n'avoient pas encore assez de
force pour vaincre la résistance qui leur
venoit de ce côté là ; j'ajoutai que je ne
doutois pas que, comme la malade avoit
actuellement plus de forces, ses douleurs
ne pussent être suffisantes par la suite,
de maniere qu'en ce cas-là il pourroit bien

n'être pas besoin d'aucun secours ; mais que je trouvois qu'il y auroit de l'inhumanité à laisser languir plus long-tems cette pauvre malheureuse dans une situation aussi pitoyable , d'autant plus qu'il étoit aisé de la secourir avec les forceps, en attirant peu à peu la tête pendant chaque douleur, & en la contenant ensuite de maniere à l'empêcher de remonter à mesure que ces douleurs viendroient à tomber. En conséquence je fis mettre la malade sur le côté, jusqu'à ce que j'eusse appliqué les forceps de la maniere qu'il a été dit ci-devant, Recueil XXVI. Article II. Observ. III. j'attachai ensuite les manches de mes forceps ensemble avec un ruban, puis je fis mettre la malade sur le dos , comme il a été dit précédemment, Recueil XXV. Article premier, Observation premiere. Lorsque j'eus tout disposé de cette maniere, je tirai doucement à chaque douleur, jusqu'à ce que j'eusse fait descendre la tête tant soit peu plus bas , de maniere qu'il me fût possible de tourner le front du côté du bassin vers l'os *sacrum* , c'est-à-dire de la partie latérale du bassin vers sa partie postérieure ; après que j'eus opéré ce changement , je continuai de faire descendre la tête, de sorte que les parties basses se trouverent par degrés repoussées extérieurement en forme de grosse tumeur, à mesure que la tête baissoit davantage. Comme c'étoit le premier enfant de cette femme, la fourchette étoit fort tendue, & ne prêtoit qu'avec beaucoup de peine, le périnée & les environs de l'anus & du coccix étoient à peu près dans le même état, encore fort épais ; mais à mesure que je continuai de faire baisser la tête & que j'aidai le travail pendant chaque douleur, ces parties prêterent & s'étendirent de plus en plus & devinrent en même tems plus minces ; enfin l'orifice externe se trouva si amplement dilaté que la tête put aisément y passer, & qu'elle se trouva effectivement délivrée à peu près comme dans le cas cité ci - dessus. *Voyez* Recueil X X V. *&c.* cependant j'attendis encore plus d'une demi - heure, après avoir fait descendre la tête tout - à - fait, avant que je trouvasse l'orifice externe assez dilaté pour oser risquer de dégager la tête du périnée, parce que je craignois toujours de le voir rompre & se déchirer chaque fois que je tirois, d'autant plus qu'il étoit alors aussi mince par son bord qu'une piece de parchemin, & qu'il étoit distendu de plus de de trois pouces.

OBSERVATION III.

EN 1749. on vint me chercher, environ sur les sept heures du matin, pour aller au secours d'une femme en couche près les *Seven-dials*. La Sage - femme me dit que lorsqu'elle étoit arrivée auprès de la malade le soir précédent, elle l'avoit trouvée dans des douleurs affez fortes, que les eaux s'étoient écoulées aux environs de minuit, & qu'immédiatement après, la malade avoit été prife de violentes convulfions, qui s'étoient paflées & qui étoient revenues fucceffivement trois ou quatre fois: elle ajouta encore qu'outre ces accès, la malade s'étoit trouvée affoupie & toute abbatue. Je la touchai & je trouvai la tête de fon enfant à peu près dans le même état que dans le cas précédent, avec cette différence feulement qu'elle étoit defcendue plus bas, & que l'occiput étoit au-deffous de *l'ifchium* du côté droit. Je reconnus encore fort diftinctement l'endroit du concours de la future lambdoïde avec la fagitale; j'apperçus en même tems que la tête étoit allongée, que les parietaux étoient chevauchés l'un par-deffus l'autre, & que la fontanelle répondoit vers le milieu de *l'ifchium* du côté gauche. Pendant que je procédois à cet examen, il lui furvint un accès qui dura près d'une minute, & qui fit à peu près l'effet des douleurs ordinaires, avec cette différence qu'il fit defcendre la tête tant foit peu plus bas, mais elle remonta enfuite par

degrés à sa premiere place, à mesure que
cette convulsion vint à se ralentir. La Sage-
femme n'avoit point fait attention à cette
circonstance pendant les accès précédens :
au contraire, elle m'avoit dit que la tête
avoit toujours resté dans la même position
sans avancer aucunement pendant deux ou
trois heures. Comme le pouls de la malade
étoit vîte & plein, j'ordonnai qu'on lui tirât
sur le champ huit onces de sang, puis je me
retirai, en priant la Sage-femme de me renvoyer chercher en cas que les convulsions
revinssent & que l'Accouchement tardât
trop long-tems. Pour lors la malade devint tout-à-fait insensible & ne répondoit ni
ne donnoit aucun signe de connoissance,
même lorsqu'on l'appelloit à haute voix :
enfin on m'envoya chercher une seconde
fois environ sur les neuf heures, & pour lors
la Sage-femme me dit que les convulsions
avoient repris bien plus fréquemment &
avec plus de violence. Je retrouvai encore
la tête dans la même position, mais descendue d'environ un pouce davantage, & pour
lors je trouvai une des oreilles contre le
pubis. J'essayai de dilater l'orifice externe
par degrés de tems à autre, dans l'espérance
que cela pourroit exciter les douleurs, mais
ce fut inutilement. Environ vingt minutes
après, la malade fut prise d'un autre accès qui

Nn iv

fût très-violent, qui dura plus long-tems que le précédent , & fit à peu près les mêmes effets. Pour lors je fis attention que quoiqu'il fût probable que ces accès ainfi réiterés pourroient opérer de la même maniere que les douleurs,& délivrer l'enfant ; néanmoins il y avoit à craindre que la continuation de ces convulfions ne mît de plus en plus la vie de la malade en danger. En conféquence, je dilatai l'orifice externe, ce qui me fut affez aifé pendant que la malade étoit couchée fur le côté, puis j'introduifis les forceps comme dans l'Obfervation précédente ; & comme je m'étois apperçu que la tête étoit groffe, j'attachai auffi les manches des forceps & je fis mettre la malade fur le dos. Lorfque j'eus amené le front dans la cavité de l'os *facrum* , & que je vins à commencer à délivrer la tête doucement , elle fut prife d'un autre accès, & comme l'orifice externe prêtoit aifément , elle fut bien-tôt & heureufement délivrée. Les convulfi ns ne revinrent point ; il furvint à la malade des fueurs copieufes qui diffiperent peu à peu fon appefantiffement : le lendemain matin elle reprit connoiffance, & fut agréablement furprife de fe trouver délivrée & d'avoir un enfant en vie.

OBSERVATION IV.

EN 1750. un de mes amis me pria d'aller au secours d'une pauvre malheureuse déja fort avancée en âge, & en travail de son premier enfant. Elle étoit fort affoiblie, ce qui venoit en partie du chagrin & de l'inquiétude qu'elle avoit de se voir dans une pareille situation, & en partie de ce qu'elle avoit été fort fatiguée par une Sage-femme qui avoit eu besoin de dépêcher son Accouchement le plus vîte qu'elle pourroit. Les membranes s'étoient rompues le jour précédent, & il étoit pour lors environ cinq heures du matin. Je trouvai la tête qui se présentoit & qui étoit descendue jusqu'à la partie inférieure du bassin, mais cependant encore trop peu avancée pour repousser les parties exterieures en forme de tumeur. Je ne pus reconnoître quelle étoit la vraie position de la tête, par la disposition des sutures, tant le cuir chevelu étoit gonflé; je jugeai cependant que le front devoit être au côté gauche du bassin, parce que je sentois une portion de la tête fort comprimée contre la partie inférieure de l'*ischium* du côté droit, & qui montoit de biais vers le milieu du pareil os de l'autre côté. Du reste je ne pouvois atteindre avec le bout de mon doigt que fur l'extrêmité du bord de l'oreille qui étoit contre le *pubis*, tant la tête étoit groffe & fortement comprimée contre ces os.

J'appris que dans les commencemens, les douleurs avoient été très-fortes, quoiqu'elles fuffent alors affez foibles & fort éloignées. La malade avoit le pouls bas ; d'un autre côté il lui furvint des défaillances & des maux d'eftomac, qui lui faifoient faire de violens efforts pour vomir. Il eft vrai que ces accidens fuppléoient au défaut des douleurs, & qu'ils favorifoient l'Accouchement, d'autant qu'ils faifoient defcendre la tête davantage. Sur ces entrefaites je lui fis boire de tems à autre un peu de vin chaud & d'eau, en partie pour favorifer ces efforts, & en partie pour lui donner plus de force à les foutenir. Tel fut l'état des chofes pendant une heure ou environ ; pour lors m'étant apperçu que la tête n'avoit avancé que très-peu, & craignant d'un autre côté que la malade ne vint à s'affoiblir trop, je jugeai qu'il étoit fort à propos de recourir à l'ufage des forceps. Pour cet effet, après que j'eus dilaté par degrés l'orifice externe pendant que la malade étoit couchée fur le côté gauche, je fis quelques tentatives pour introduire mon doigt, entre la tête & le *pubis*, jufqu'à l'orifice de la matrice, pour fervir de guide à la pointe de mes forceps ; mais voyant qu'il n'y avoit pas aſſez de place pour tous les deux, & craignant d'un autre côté de bleſſer la véſſie, je fis mettre la malade ſur le dos de maniere qu'elle y fût dans la même poſition , & ſoutenue de même qu'il a été dit précédemment, Recueil X X V. Article premier, Obſervation premiere ;. avec cette différence que comme la ſaiſon étoit très-rude, je fis mettre ſous le bord de ſon lit un vaiſſeau plein d'eau chaude , afin que les vapeurs qui en partoient puſſent corriger le froid auquel la malade étoit plus expoſée dans cette poſition que dans l'autre.

Après que j'eus amplement dilaté l'orifice externe, je tournai le dos de ma main en bas vers l'os *ſacrum* , & je fis remonter doucement la tête juſqu'à la partie ſupérieure du baſſin : pour lors, je ſentis avec mes doigts l'oreille droite en arriere, & la partie poſtérieure du col, du côté droit ; je reconnus encore que le baſſin n'étoit point mal conformé , mais que la tête étoit très-groſſe & fort allongée. Lorſque je fus ainſi aſſuré de l'état des choſes, j'introduiſis une branche des forceps par la partie poſtérieure du baſſin, avant que de retirer ma main , puis ayant inſinué l'autre, d'abord du côté gauche vers l'aîne, je la fis gliſſer doucement en avançant vers le deſſous du *pubis* & par-deſſus l'oreille de l'enfant: en-ſuite ayant fermé mon inſtrument, je repouſ-ſai l'occiput de l'*iſchium* du côté droit, avec deux doigts, pendant que d'un autre côté je tournois par degrés le front en arriere vers l'os *ſacrum*, à meſure que je tirois. Par ce moyen je vins à bout de délivrer cette femme, en obſervant du reſte les mêmes précautions que j'ai indiquées dans la ſeconde Obſervation de ce Recueil.

OBSERVATION V.

EN 1745. je fus appellé entre onze heu-res & minuit, au ſecours d'une femme en couche, de la part d'une Sage-femme, qui me dit que la malade étoit en travail depuis deux jours; que les eaux étoient écoulées du jour précédent; que cette femme étoit barrée, circonſtance qui avoit empêché la tête de ſon enfant de deſcendre, & qui l'avoit miſe précédemment dans le cas de perdre deux autres enfans dont elle n'avoit pû ſe délivrer: enfin que comme elle avoit vû les douleurs s'affoiblir & la malade fort fatiguée, elle avoit averti les parens de recourir à moi. Je trouvai la tête à peu près dans la même poſition que dans le cas pré-cédent, peut-être ſeulement un peu plus haute dans le baſſin. Du reſte comme je ne

voyois point la malade en grand danger , &
que d'un autre côté j'apprenois par différens
rapports que cette femme avoit été mise
trop tôt en travail , ce qui l'avoit extrêmement fatiguée , je la fis rester tranquillement
dans son lit, l'avertissant de ne point pousser
à moins que la violence de ses douleurs ne
l'y contraignit. Elle se plaignoit d'une grande douleur antérieurement dans la symphise
des os *pubis* , & postérieurement à la jonc-
tion des os innominés avec l'os *sacrum*
D'un autre côté elle avoit le pouls foible ,
& les douleurs étoient véritablement assez
légeres : en conséquence je lui ordonnai la
potion cordiale & anodine suivante.

ℤ *Eau de cannelle simple* , ℥ v. ſ.

　　Caſtoreum *en poudre* , ℈ x.

　　Sel volatil de corne de cerf , ℈ v j.

　　Syrop de dyacode , ℥ ſ. *m. ſ. p.*

dont la malade prendra ſur le champ deux
cueillerées, en réitérant de même de demi-
heure en demi-heure.

L'effet de cette potion rendit la malade
plus tranquille, elle dormit même dans l'intervalle de ses douleurs , de maniere que
quand on revint me chercher ſur les ſix
heures du matin, je la retrouvai en bien
meilleur état. La tête me parut pour lors être
assez petite, quoiqu'elle fût néanmoins
chaſſée en forme de cône applati : or com-

me je sçavois qu'elle avoit perdu précédemment deux enfans, j'entrepris de sauver
celui-ci, d'autant plus volontiers que je lui
trouvois déja une oreille contre les *pubis*.
Après avoir dilaté doucement l'orifice externe avec ma main gauche, la malade
étant couchée aussi sur le côté gauche, je
repoussai la tête jusqu'au bord du bassin, &
pour lors je reconnus avec mes doigts que
tout l'obstacle venoit d'une saillie que faisoit en avant la partie supérieure de l'os
sacrum, conjointement avec la derniere
vertebre des lombes ; j'apperçus en même
tems que la nuque ou la partie postérieure
du col étoit située du côté droit.

Lorsque j'eus retiré ma main, je patientai
pendant quelque tems, dans l'espérance que
les douleurs, toutes foibles qu'elles étoient,
pourroient peut-être faire baisser la tête davantage : mais voyant qu'elle n'avançoit
point, j'introduisis une des branches des forceps du côté de l'os *sacrum*, le long de la partie postérieure de l'oreille droite de l'enfant,
afin d'éviter la saillie de la derniere vertebre
des lombes, puis j'insinuai la seconde branche au-devant de l'oreille du côté de l'aîne
gauche de la mere, & je travaillai ensuite
à retourner le front vers l'os *sacrum*,
à mesure que je faisois descendre la tête.
Lorsque j'en fus venu à bout, je désapareil-

lai les forceps, que je plaçai enfuite par-
deffus les oreilles, de crainte qu'ils ne blef-
faffent la tête fur les tempes, puis en tirant
doucement à chaque douleur, je vins enfin
à bout de délivrer heureufement cette
femme d'un enfant vivant.

OBSERVATION VI.

En 1751. je fus appellé à un Acccuche-
ment tout femblable à ce dernier En même
tems que la malade entra en travail, il lui
furvint une violente perte de fang; mais cette
évacuation s'arrêta dès que les membranes
furent rompues: comme la malade en fût
néanmoins fort affoiblie, je la délivrai à peu
près de la même maniere que je viens de le
dire dans l'Obfervation précédente.

OBSERVATION VII.

En 1753. on me pria d'affifter dans fes
couches une femme qui avoit été rachitique
dans fa jeuneffe & qui étoit toute contrefaite. Le travail commença d'abord affez
doucement, de maniere que les membranes en baiffant par degrés, dilaterent fucceffivement l'orifice interne, puis l'externe,
avant que de fe rompre: mais après que les
eaux furent écoulées, les douleurs cefferent
pendant quelque tems. En examinant ferieu-

sement son état, je trouvai que le bassin étoit
étroit & mal conformé, & je sentis avec mon
doigt la saillie de la derniere vertebre des
lombes. Cependant les douleurs revinrent
par degrés, elles se renforcirent même
de maniere que la tête de l'enfant avança
tant soit peu, quoiqu'assez doucement. Du
reste je ne jugeai point à propos de prescrire
à la malade aucune position particuliere.
On m'avoit appellé à dix heures du soir, les
membranes se rompirent environ sur les
quatre heures du matin; à six heures du soir
la malade commença à se trouver fort fatiguée : pour lors la tête étoit allongée &
descendue en forme de cône applati jusqu'à
la pattie inférieure des *pubis*, & je reconnus
par la disposition des sutures, que le front
repondoit à l'*ischium* du côté droit: sur ces
entrefaites je commençai à faire rester la
malade dans son lit, de crainte qu'elle ne se
fatiguât davantage, & depuis ce moment
elle essuya ses douleurs couchée, tantôt sur
le dos, tantôt sur le côté.

Environ sur les trois heures du matin je
trouvai que la tête s'étoit considérablement
allongée, & qu'elle avoit avancé jusqu'à
la partie inférieure du bassin où elle étoit
resserrée si étroitement, que je ne pus
insinuer mondoigtpar-dessous les *pubis*,
pour reconnoître la position de l'oreille.

Pour

Pour lors voyant la malade épuiſée de fatigue, j'introduiſis les forceps de la maniere que j'ai dit ci-deſſus Obſervat. V. & j'eſſayai par leur moyen de mouvoir & de dégager la tête de maniere à pouvoir tourner le front vers l'os *ſacrum*. Comme cette entrepriſe ne répondoit point à mon attente, je retirai mon inſtrument, & je patientai juſque vers les ſix heures du ſoir que la tête ſe trouva pouſſée un peu plus bas; enfin j'eus une ſeconde fois recours aux forceps, mais avec un meilleur ſuccès, de maniere que je délivrai heureuſement cette femme à peu près comme dans les Obſervations précédentes I I. & V. néanmoins elle ſe plaignoit encore beaucoup à cauſe de la grande diſtenſion & des contuſions des parties baſſes. Quant à l'enfant il étoit mort, & ſa mort avoit été occaſionnée probablement par la longue compreſſion du cerveau, d'autant plus qu'il avoit la tête conſidérablement allongée, circonſtance qui me fit juger d'abord que la tête étoit deſcendue dans le baſſin, plus bas qu'il ne le paroiſſoit enſuite.

OBSERVATION VIII.

UNE Sage-femme qui avoit aſſiſté dans ſes premieres couches une femme d'une petite taille, dont le travail avoit été fort ennuyeux à cause de la difficulté qu'elle avoit trouvée à délivrer la tête de l'enfant qui vint mort, la tête prodigieusement allongée, & dont la mere avoit de son côté couru un grand danger, cette Sage-femme, dis-je, eût recours à moi pour l'aider dans un second Accouchement, afin d'éviter par ce moyen la censure, & de prévenir autant qu'il étoit en son pouvoir les mauvaises conséquences qui en auroient pû résulter. Comme la malade étoit une pauvre femme, je fus chez elle accompagné de trois de mes Eleves: nous trouvâmes la tête de l'enfant chassée à la vérité, mais fort peu avancée dans le bassin, ou plutôt le front étoit resté sur le côté gauche de la partie supérieure de l'os *sacrum*, & le derriere de la tête contre l'aîne droite ; nous reconnûmes encore la suture sagitale qui s'étendoit du côté gauche depuis l'os *pubis* jusqu'à l'os *sacrum*. Du reste le cuir chevelu étoit fort tuméfié.

La malade étant couchée sur le dos, les fesses approchées au bord de son lit, je dilatai doucement l'orifice externe, & en avançant ma main le long des parties latérales & postérieures du bassin, je sentis l'oreille de l'enfant, au moyen de quoi je reconnus que le front étoit tourné en arriere, mais tirant un peu vers le côté gauche de la mere : je sentis en même tems la partie supérieure de l'os *sacrum* & la der-

hiere vertebre des lombes, qui failloient
tellement en avant, qu'il ne reftoit pas plus
de trois pouces de diftance entre eux & les
os *pubis*. Comme les douleurs étoient encore affez fortes, je patientai pendant quelque tems pour voir fi la tête n'avanceroit
point, mais elle ne fit pas le moindre progrès ; au contraire, les douleurs & la malade elle-même ne firent que s'affoiblir de plus
en plus, & la matrice fe contracta & fe refferra confidérablement. Or, comme le premier enfant avoit péri à caufe de la grande
compreffion du cerveau, je réfolus de tenter
d'abord la délivrance de celui ci avec les
forceps, & en cas que cet expédient ne réuffit
pas , comme j'avois tout lieu de l'appréhender, d'ouvrir la tête & d'en faire l'extraction
avec le crochet. En conféquence j'introduifis des forceps d'acier, qui dans ce cas me parurent préférables à ceux de bois , je les plaçai le long des côtés des oreilles, puis je tirai
d'abord en bas avec beaucoup de force ; enfuite, lorfque j'eus fait defcendre la tête jufqu'à la partie inférieure du baffin , je tournai
le front dans la cavité de l'os *facrum*, de maniere que le derriere de la tête fe dégagea
de deffous l'arcade des os *pubis* : pour lors
je recommandai à un de mes Eleves d'appliquer fa main à plat fur le périnée, qui
étoit confidérablement diftendu , enfuite

O o ij

je relevai les manches des forceps, & par ce moyen je délivrai la tête, moyennant un demi tour que je fis faire à mon inftrument de devant en haut & par-deffus les *pubis* : je procédai tout de fuite à l'extraction du corps de l'enfant qui étoit d'un très-petit volume, & dont les parties inférieures fe trouverent néanmoins toutes gâtées de *meconium*. Il y avoit une des branches des forceps qui avoit été appliquée le long de la partie antérieure de l'oreille du côté droit & qui étoit arrêtée fur la tempe, & l'autre de l'autre côté, derriere la partie poftérieure de l'oreille jufqu'à la joue ; du refte, les impreffions qu'elles avoient faites étoient très-peu de chofe. Quant à la mere elle fe rétablit beaucoup mieux que je ne l'aurois crû. Lorfque je l'eus délivrée de fon enfant, j'introduifis tout de fuite ma main dans la matrice pour la délivrer du *placenta*, qui vint avec beaucoup de facilité, & pour lors je me confirmai dans l'opinion où j'étois, qu'il n'y avoit pas plus de trois pouces de diftance entre la faillie de la derniere vertebre des lombes & les os *pubis*.

Avant cette avanture, j'avois fait faire une paire de forceps de bois, dont je m'étois fervi très-fouvent dans des Accouchemens difficiles, mais depuis ce tems-là je préfere les forceps d'acier recouverts de cuir, parce que ceux de bois ne font pas fi folides.

RECUEIL XXX.

Des Accouchemens laborieux, parce que la tête préſente le front ou la face, dans leſquels les femmes ont été délivrées avec les forceps. Voy. vol. 1. Livre III. chap. III. ſection 4ᵉ art. IV. & table XXII. XXIII. XXIV. XXV. & XXVI.

OBSERVATION PREMIERE.

En 1748. je fus appellé par une Sage-femme auprès d'une femme en couche, *in Windmill - Street*, qui juſqu'alors avoit toujours accouché très-promptement, mais pour cette fois elle eut un travail très-long, à cauſe que ſon enfant préſentoit mal ſa tête. La Sage - femme me dit qu'elle avoit ſenti quelque choſe qui lui parût être les yeux vers l'aîne gauche de la malade, & véritablement lorſque je vins à examiner l'état des choſes par moi-même dans le tems d'une douleur, je reconnus que cette Sage femme avoit rencontré juſte, d'autant que l'enfant préſentoit le front, la face tournée du côté gauche & la fontanelle du côté droit. J'appris de plus que la tête avoit été long-tems dans cette ſituation ſans faire le moindre progrès, quoique les douleurs euſſent été fortes & aſſez fréquentes.   O o iij

La malade essuya plusieurs douleurs, couchée comme elle étoit sur le côté, & pendant ce tems-là j'examinai l'état des choses à loisir : sur quoi, comme le bassin étoit assez grand, je résolus de corriger, s'il étoit possible, la mauvaise position de la tête, ou bien de retourner l'enfant pour le délivrer par les pieds, en cas que ce premier expédient ne me réussît point. Mais lorsque j'eus dilaté l'orifice externe autant qu'il le falloit pour y introduire ma main, j'éprouvai que tous mes efforts étoient infructueux, soit que je voulusse relever le front vers le côté gauche du bassin, afin que le *vertex* pût descendre de l'autre côté, soit que je voulusse faire remonter la tête dans la matrice & y retourner l'enfant, afin de le délivrer par les pieds : en effet, la matrice étoit si fortement contractée qu'elle résista à tous mes efforts.

Me voyant ainsi déchu de mes entreprises, j'introduisis une des branches des forceps du côté du *pubis*, le long de l'oreille gauche, & l'autre du côté de l'os *sacrum* le long de l'oreille droite. Je commençai ensuite à tourner la face en arriere, vers le côté gauche de l'os *sacrum*, afin que le *vertex* eût plus de facilité à se dégager de dessous les os *pubis*; mais je me rapellai sur ces entrefaites que dans cette position le *vertex* seroit remonté si haut entre les épau-

les, que l'Accouchement pourroit en devenir plus difficile, & pour y rémédier je
remis la face dans sa premiere situation du
côté gauche, puis ayant fait descendre la
tête par degrés de plus en plus bas, je vins
fort aisément à bout de tourner la face &
le menton vers l'espace qui se trouve au-
dessous des *pubis*; pour lors en relevant les
manches des forceps vers le ventre de la
femme, je la délivrai de son enfant, dont
le front s'élevoit en forme de cône, au lieu
que la partie postérieure des parietaux &
de l'occipital se trouvoit toute applatie,
tant elle avoit été fortement comprimée.
Je voulus essayer de réparer avec mes mains
cette mauvaise conformation; mais cette
tête avoit été ainsi comprimée pendant un
si long-tems que je ne pus venir à bout d'y
rien corriger.

OBSERVATION II.

EN 1749. j'assistai dans ses couches une
femme dont l'enfant présentoit la face. Il y
avoit déja plusieurs heures que les eaux
étoient écoulées lorsque j'y arrivai, & la
Sage-femme me dit que la tête étoit depuis
long-tems dans la même position, sans
qu'elle eût avancé en aucune maniere. En
examinant l'état des choses je trouvai le
menton à la partie inférieure du *pubis* & le

front contre l'os *facrum*. Comme la malade étoit fort fatiguée & que fes douleurs s'étoient déja ralenties confidérablement, je réfolus d'avancer cet Accouchement le plus qu'il me feroit poffible, en l aidant avec les forceps, afin de délivrer & de fauver l'enfant que je fçavois bien être encore vivant; parce qu'en examinant la fituation de la tête, mon doigt avoit gliffé dans fa bouche, & que j'avois fenti alors fa langue & fa machoire inférieure remuer. Cependant je ne jugeai point à propos de donner aucune connoiffance de cette circonftance à fa mere, de peur que s'il eût arrivé par hazard qu'il fût mort depuis, cette mort ne lui eût caufé trop d'inquietude.

Les oreilles répondant aux deux côtés du baffin, je fis coucher la malade fur le dos en travers de fon lit comme il a été dit précédemment, Recueil XXV. Article premier, Obfervation premiere, puis ayant dilaté par degrés l'orifice externe, je fis quelques tentatives pour introduire les doigts de ma main droite au travers de l'orifice de la matrice, par le côté gauche du baffin: mais je ne pus venir à bout, ni d'atteindre jufque dans cet endroit, ni de relever la tête pour donner plus de jeu à mes doigts. Je voulus enfuite infinuer une branche des forceps entre la tête & mes doigts, dans la direction d'une ligne imaginaire avec le creux du cœur ; mais je trouvai une réſiſtance conſidérable, & comme j'avois peur que cette branche ne déviât hors l'orifice de la matrice, je retirai mon inſtrument. Je fis néanmoins par après deux ou trois autres tentatives dans leſquelles je tins la pointe de mon inſtrument plus ſerrée contre la tête de l'enfant, de maniere que je vins à bout de mon deſſein : j'introduiſis enſuite l'autre branche de l'autre côté, moyennant les mêmes précautions. Pour lors je fermai mon inſtrument, j'en attachai les branches avec un ruban, puis je commençai à tirer pendant chaque douleur, obſervant à meſure que je tirois avec ma main droite, d'appuyer ſur le menton avec deux doigts de ma main gauche. Le périnée & les parties baſſes ſe trouverent repouſſés en forme de groſſe tumeur, & la partie antérieure du col étant deſcendue juſqu'à la partie inférieure du *pubis*, je relevai les manches des forceps vers cet os, & je fis par ce moyen remonter la tête de maniere que je dégageai les parietaux & l'occipital de deſſous les *pubis*, & que je les amenai doucement en leur faiſant faire un demi-tour en haut au travers de l'orifice externe ; j'obſervai ſoigneuſement pendant tout ce tems-là d'appuyer ferme avec ma main contre le périnée, pour empêcher qu'il ne fût déchiré. Je délivrai enſuite le corps de l'enfant dont la face étoit livide & fort gon-

flée; du reste cette échimofe fe paffa à
mefure que le gonflement & la tuméfaction
cefferent. Je corrigeai tant foit peu la mauvaife conformation de la tête qui étoit fort
allongée, en comprimant légerement le
vertex & le front entre mes mains.

OBSERVATION III.

EN 1746. je fus appellé environ fur les
neuf heures du matin, par un Accoucheur
qui avoit affifté précédemment à mes Cours,
pour l'aider en faveur d'une femme en travail, dont l'enfant préfentoit la face; il me
dit que la malade avoit fa Sage-femme,
mais qu'on l'avoit prié d'avance de l'aider
en cas qu'il furvint quelque chofe d'extraordinaire, qu'on l'avoit demandé voyant
cette pofition contre nature de la tête, &
qu'il venoit de faire plufieurs tentatives
inutiles pour la faire remonter dans la
matrice, afin de retourner l'enfant & de
l'amener par les pieds.

Comme je ne pus point y aller tout de
fuite avec lui, la Sage-femme fit appeller
fur ces entrefaites un autre Accoucheur,
qui propofa à mon arrivée de délivrer la
malade avec le filet monté fur une tige de
baleine. En examinant l'état des chofes je
trouvai que l'enfant préfentoit la face,
qu'il y avoit environ les deux tiers de la tête
defcendus dans le baffin, & je conclus que

cette tête devoit être groffe, d'autant que fes premiers Accouchemens avoient été prompts & aifés, & que le menton étoit defcendu jufqu'à la partie inférieure de l'*ifchium* du côté droit. Voyant les chofes dans cet état, je prononçai que felon mon opinion on pourroit aifément délivrer cette femme avec les forceps. Cependant je priai cet autre Accoucheur d'exécuter fon projet s'il le jugeoit plus convenable; mais il s'en défifta. D'un autre côté celui qui m'étoit venu chercher, me fit de nouvelles inftances; en conféquence je fis approcher la malade les feffes au bord du lit, couchée comme elle étoit fur le côté, puis je lui fis mettre un oreiller entre les genoux, que je lui avois fait approcher de fon ventre. Ces précautions prifes, j'introduifis les doigts de ma main droite le long du vagin, entre la tête de l'enfant & l'os *facrum*, je les avançai jufqu'à l'orifice de la matrice, j'infinuai enfuite une branche des forceps le long de l'oreille, obfervant de tenir le manche en bas vers le menton, afin que le cuilleron pût monter directement fur le *vertex* qui étoit au-deffus du bord du baffin du côté gauche; puis lorfque la pointe de mon inftrument eût dépaffé l'orifice interne, je retirai ma main gauche afin d'avoir plus de jeu pour pouffer le manche en arriere vers le périnée, & de pouvoir en-

fuite avancer fa pointe plus aifément, &
fuivre la convexité de l'os *facrum*. Pour lors
je pris avec ma main gauche le manche
de ce forceps, puis j'introduifis les doigts
de ma main droite entre les *pubis* & la tête
de l'enfant, jufqu'à l'orifice de la matrice,
après quoi j'introduifis l'autre branche du
forceps entre la tête & mes doigts, & je les
infinuai doucement de cette maniere jufqu'au dedans de l'orifice de la matrice;
j'eus cependant d'abord un peu de peine à
réuffir, mais j'en vins à bout en retirant
mes doigts pour avoir plus de place, &
avec la précaution de ferrer davantage
la pointe contre la tête en avançant doucement, afin de ne point bleffer la veffie ni
l'orifice interne.

Lorfque j'eus ainfi introduit les deux
branches de mon inftrument, que je les
eus affujetties dans la même direction, & que
j'eus fermé les manches, je tirai doucement
en remuant la tête d'une oreille à l'autre,
jufqu'à ce que je l'euffe faite defcendre tout-
à-fait dans le baffin, & pour lors moyennant
que j'appuyai deffus avec deux doigts, je
tournai le menton & la gorge antérieurement, de la partie inférieure de l'*ifchium* du
côté droit, vers l'efpace qui eft au-deffous
de l'arcade des os *pubis*; de maniere que
le front fe trouva en même tems tourné de
l'*ifchium* du côté gauche vers la partie inférieure de l'os *facrum* & du coccix. Enfin

je relevai les manches vers les *pubis*, &
par ce moyen je délivrai cette femme d'un
enfant dont la face étoit toute tuméfiée,
& qui avoit la tête comprimée de même
que celui de l'Observation précédente :
cette longue compreſſion rendit les bras
de cet enfant paralitiques, mais on remédia
bien-tôt à cet accident au moyen des fric-
tions & des embrocations qu'on lui fit.

OBSERVATION IV.

ENVIRON deux mois après le cas qui
a donné lieu à l'Observation précédente, je
fus appellé par une Sage-femme, au ſecours
d'une femme en travail, dont l'enfant préſentoit la face que je trouvai ſi extraordinairement gonflée, que je crus d'abord que
c'étoient les feſſes ; cependant en examinant les choſes de plus près, je reconnus
que la bouche & le menton étoient vers
l'os *ſacrum*, & la fontanelle contre les *pubis*.

La Sage-femme me dit qu'il y avoit long-
tems que les eaux étoient écoulées, que
malgré une longue ſuite de fortes douleurs,
la tête n'avoit point du tout avancé depuis
pluſieurs heures, & que comme elle s'étoit
apperçue que les douleurs s'étoient conſidérablement aſſoiblies, elle avoit averti les
parens de demander du ſecours ; elle me
donna encore à entendre que dans ſes premieres couches la malade avoit toujours
eû de travaux également prompts & aiſés.

Comme la malade n'avoit plus ni forces ni courage, je tâchai de la ranimer en lui donnant quelques efpérances, & pour la foutenir je lui fis prendre un verre de vin chaud; enfuite je la fis placer comme dans le cas de la feconde Obfervation de ce Recueil, après quoi je travaillai à dilater par degrés l'orifice externe. Lorfque j'en fus venu à bout, j'introduifis les doigts de ma main droite entre l'os *facrum* & le menton, & je fis remonter la tête vers la partie fupérieure du baffin, mais la matrice étoit tellement contractée, & m'oppofa une fi grande réfiftance qu'il ne me fut pas poffible de retourner l'enfant pour l'amener par les pieds. Sur ces entrefaites, j'introduifis le long des oreilles les branches des forceps, dont j'eus foin de retenir les manches autant en arriere que le périnée pouvoit me le permettre, afin que ces branches étant dans la direction d'une ligne droite, prolongée jufqu'à l'efpace mitoyen entre le nombril & le creux du cœur, puffent donner davantage fur le *vertex*, & avoir une meilleure prife fur la tête. Lorfque j'eus fermé les manches de mes forceps, je fis quelques efforts pour amener la tête, mais je ne pus pas feulement venir à bout de la remuer. Je voulus enfuite tourner le menton, premierement d'un côté puis de l'autre; mais je ne fus pas plus heureux dans cette feconde entreprife, fur

quoi j'avifai de faire rem.nter ... ete en la
remuant d'une bran.h. 'u. 'autre, & par
ce moyen je tournai le m.....n vers la partie fupérieure de l'*ifchium* du côté gauche :
je fis enfuite une feconde tentative pour
faire defcendre la tête, mais le menton tenoit fi fort que j'eus peur de défarticu-
ler la machoire inférieure, de forte que
pour éviter cet inconvénient je fus obligé
de repouffer une feconde fois la tête avec
les forceps. J'introduifis enfuite deux
doigts au-deffus du menton, puis en tirant
les forceps avec ma main gauche, je la fis
defcendre jufqu'à la partie inférieure de
l'*ifchium*, puis je le tournai conjointement
avec la gorge dans cet efpace qui eft au-
deffous des *pubis*, après quoi je me levai,
& en dirigeant les manches des forceps
vers le bas-ventre de la femme, je délivrai
la tête qui étoit confidérablement tuméfiée. Enfin après que le corps fût délivré,
l'enfant refta long-tems fans refpirer, ni
fans donner aucun figne de vie.

OBSERVATION V.

En 1752. je fus appellé au fecours d'une
femme qui avoit été long-tems en travail, &
dont l'enfant préfentoit la face, de maniere
que le menton répondoit à la partie inférieure de l'os *facrum*, tirant tant foit peu
du côté gauche. Enfin la tête étoit defcen-

due si bas dans le bassin, que le visage repoussoit extérieurement les parties basses
de cette femme en forme de grosse tumeur,
& dès-lors les douleurs étoient beaucoup
affoiblies. Comme le tems étoit extrêmement froid, je lui permis de rester couchée
sur le côté, quoiqu'il eût été plus avantageux qu'elle eût été couchée sur le dos : je
lui fis ensuite approcher un peu les fesses
du bord de son lit, de maniere cependant
qu'elle eût la tête & les épaules de l'autre
côté, après quoi j'introduisis les forceps
comme dans le cas précédent ; mais comme
je ne pus venir à bout de relever la tête, je
fus obligé de l'attirer pendant chaque douleur dans la situation qu'elle se présentoit.
Les parties molles situées entre le coccix &
l'orifice externe, se trouverent insensiblement dilatées par la compression de la face
& du front de l'enfant, de maniere que ces
parties prêterent enfin assez pour permettre
au *vertex* de passer par-dessous l'arcade des
pubis, après quoi je relevai les manches
des forceps vers cet os, & moyennant toutes ces précautions je vins enfin à bout de
délivrer heureusement cette femme d'un
enfant mort, & qui avoit péri probablement
à cause de la longue compression que sa tête
avoit souffert dans le bassin.

F I N.

TABLE
DES CHAPITRES.

RECUEIL X.

RECUEIL X.

DES CHAPITRES. 597

RECUEIL XII.

RECUEIL XIII.

RECUEIL XIV.

Pp iv

RECUEIL XX.

RECUEIL XXI.

RECUEIL XXII.

RECUEIL XXIII.

RECUEIL XXIV.

RECUEIL XXV.

RECUEIL XXVI.

RECUEIL XXVII.

Fin de la Table du second Volume.

APPROBATION
Du Censeur Royal.

J'Ai lû par ordre de Monseigneur le Chancelier *la Traduction des Observations de M. Smellie, sur les Accouchemens*, pour le second Volume de la Théorie & Pratique des Accouchemens, du même Auteur ; & je crois que l'impression en sera très-utile. A Paris ce 15 Octobre 1755.

LOUIS.

ERRATA.

Pag. 14 ligne 1. réuffi, *lif.* il réuffit.
pag. 26. l. 13. & 247. l. der. N°. . *lif.* Art.
33 l. der. recouvré, *lif.* recouvert.
44 l. 24. pût, *lif.* put.
55 l. 10. ducifié, *lif.* dulcifié.
57 l. 17. *ulterina*, lif. *uterina.*
68 l. 15. dixième *lif.* neuvième. l. der. parce qu'elles *lif.*
parce qu'elles ne les.
75 l. 15. d'avrange, *lif.* d'aurange.
83 l. 23. *Nevvport - Marxel*, lif. *Nevvport - Marxet*
92 l. 12. *Middlelon*, lif. *Middleton.*
94 l. 9. quelques tems, *lif.* quelque tems.
97 l. 1. qu'elles étoit auparavant, *lif.* qu'auparavant.
ibid. l. 16. ilium, *lif.* à l'ilium.
123 l. 21. fortant, *lif.* fortants.
127 l. 18. reconnu, *lif.* reconnut.
132 l. 29. après de fon col, *un point au lieu de la virgule.*
151 l. 7. la femelle, *lif.* la catheter femelle.
159 l. 3. & 15. leinperamment, *lif.* tempéramment.
215 l. 16. préven, *lif.* prévenir.
234 l. 20 précedé, *lif.* précedée.
243 l. 15. fi bons effets, *lif.* de fi bons effets.
244 l. 17. neuf mois qu'elle, *lif.* neuf mois après lefquels elle.
251 l. der. l'exiftoit, *lif.* l'exiloit.
252 l. 14. elle avoit, *lif.* avoit.
262 l. 26. commença, *lif.* commençât.
270 l. 12. grolle, *lif.* groffeffe.
289 l. der. éette, *lif.* cette.
291 ppouffer, *lif.* pouffer.
298 l. 15. unies & roignées, *lif.* unis & roignés.
313 l. 11. mas, mais.
339 l. 3. de faire, *lif.* de lui faire.
344 l. 4. opiat, *lif.* opiate.
ibid. l. 19. pomade, *lif.* pommade.
373 l. 13. fouffertes, *lif.* foufertes.
386 l. 3. me communique, *lif.* m'a communiqué.
409 l. 25. réuffit. *lif.* reuffi.
414 l. 29. capable, *lif.* capables.
423 l. 8. paffée, *lif.* paffé.
440 l. 6. je le coupai, *lif.* je coupai.
451 l. 9. coupé, *lif.* couper.
ibid. l. 12. au rais, *lif.* au rez.
452 l. 6. le matrice, *lif.* la matrice.
411 l. 17 reconuus, *lif.* reconnus.

www.ingramcontent.com/pod-product-compliance
Lightning Source LLC
LaVergne TN
LVHW021920170726
843501LV00001BA/100

9 782329 369488